临终关怀与姑息医学

HOSPICE CARE AND PALLIATIVE CARE

祝墡珠　江孙芳 ● 主编

U0258377

复旦大学出版社

编 委 会

主 编
祝墡珠　江孙芳

副主编
杨 华　方力争　竺 琼

秘 书
虞 莹

编者名单

祝墡珠	复旦大学附属中山医院
江孙芳	复旦大学附属中山医院
杨 华	复旦大学附属中山医院
方力争	浙江大学医学院附属邵逸夫医院
竺 琼	上海市徐汇区康健街道社区卫生服务中心
吴玉苗	上海市普陀区卫生健康事务管理中心
史 玲	上海市普陀区卫生健康事务管理中心
徐东浩	上海市徐汇区康健街道社区卫生服务中心
段学燕	深圳市龙华区中心医院
于德华	同济大学附属杨浦医院
易春涛	上海市徐汇区卫生健康委员会监督所
占伊扬	江苏省人民医院
方宁远	上海交通大学医学院附属仁济医院
陈陶建	上海市社区卫生协会
陈海英	上海市奉贤区中心医院
虞 莹	复旦大学附属中山医院
虞智杰	上海市徐汇区康健街道社区卫生服务中心

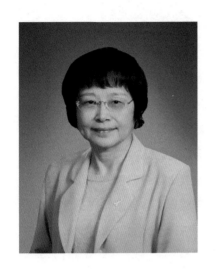

祝墡珠 主任医师，复旦大学上海医学院全科医学系教授，世界家庭医生组织（WONCA）评估专家顾问、WONCA亚太区五星级医生。曾任中华医学会全科医学分会主任委员、中国医师协会全科医师分会副会长。现任海峡两岸医药卫生交流协会全科医学专业委员会会长、中国医师协会全科医生教育培训专家委员会副主任、上海市全科医学教育与研究中心主任、《中华全科医师杂志》总编辑。

长期从事全科医学临床实践、全科医学教育及培训，先后完成多项省市级课题。2013年和2014年分别作为第一完成人获上海市教育委员会高等教育上海市级教学成果奖特等奖及教育部教学成果奖二等奖；2016年获宝钢教育基金优秀教师奖特等奖和上海市住院医师规范化培训杰出贡献奖；2019年获第三届"国之名医·卓越建树"荣誉。主编或副主编10余部国家级规划教材。SCI收录及在国内核心期刊、杂志发表论文100余篇。

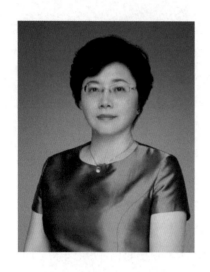

江孙芳 主任医师，复旦大学上海医学院全科医学系主任，复旦大学附属中山医院全科医学科副主任、健康管理中心主任。中华医学会全科医学分会常委、海峡两岸医药卫生交流协会全科医学分会常委、上海市医学会全科分会前任主任委员、上海市医师协会全科医师分会会长。担任《中华全科医师杂志》《中国全科医学》等杂志编委。

从事全科医学临床和教学工作30余年。荣获2013年高等教育国家级教学成果奖二等奖，2019年吴阶平全科医生奖，2023年国家级教学成果奖一等奖。主编《全科医生临床实践》第3版（国家卫生和计划生育委员会住院医生规范化培训教材）、《社区常见健康问题处理》，副主编《全科医学概论》第5版和第6版（全国高等学校五年制本科生教材）等多部教材。SCI收录及在国内核心期刊发表论文数百余篇。

序
Foreword

近年随着经济的发展和人民生活水平的提高,居民的疾病谱也发生了明显的改变,慢性非传染性疾病已成为危害人们健康的主要危险因素。据统计,2021年我国城市居民的前三位死因依次是心脏病、恶性肿瘤和脑血管病,合计占城市居民死亡人口的72%左右,表明癌症和脑血管疾病对城市居民健康构成了重大威胁。

截至2022年末,我国60岁及以上的老年人口数量为28 004万人,占总人口的19.8%;65岁及以上的老年人口数量为20 978万人,占总人口的14.9%。到2035年左右,60岁及以上的老年人口预计将突破4亿,在总人口中的占比将超过30%,届时我国将进入重度老龄化阶段。随着我国老年人口及高龄老人数量成倍增长,平均期望寿命延长的同时,老年终末期疾病、老年癌症发病率和高龄老衰临终者也随之增加,给我国医疗卫生事业带来巨大的压力,也使整个社会面临严峻的考验。

临终关怀学是一门新兴的交叉学科,是一种专注于提高严重疾病末期患者生活质量的医疗护理方法。它旨在为患者提供身体上的舒适、情感上的支持及精神上的安宁,帮助他们以尊严和平静的方式度过生命的最后阶段。临终关怀不以治愈疾病为目的,而是通过减轻痛苦、缓解症状、提供心理和精神支持,帮助患者和他们的家庭面对即将到来的死亡。我国在临终关怀领域虽然起步较晚,但近年来已逐渐认识到其重要性,并开始在政策层面给予关注和支持。

临终关怀服务的本土化发展是满足我国社会需求的关键。通过借鉴国际经验,结合中国的文化背景和社会实际,编者团队撰写了本书,它可以进一步丰富缓和医学的内容和形式,为建立符合中国城市实际情况的本土化服务模式提供参考。

愿本书的出版能为推动我国临终关怀事业的发展发挥积极的作用。

施永兴

2024年12月9日

前言
Preface

　　临终关怀作为一种尊重生命、关爱患者的医疗服务模式,其核心是对临终患者进行全面的生理、心理、社会和精神照护,以减轻其痛苦,提高其生活质量,帮助患者平静、有尊严地度过生命最后时光。

　　随着社会对生命质量关注度地提高,临终关怀学作为一门综合性学科应运而生,并逐渐成为医疗卫生领域的重要组成部分。本书旨在为临终关怀领域的专业人员、学生及对临终关怀感兴趣的读者提供一本全面、系统的参考书。书中不仅介绍了临终关怀的基本概念、历史沿革、伦理原则,还详细论述了临终关怀的具体实践方法、症状管理和心理社会支持等内容。在编写本书时,我们力求做到以下几点:

　　系统性:全面介绍临终关怀学的理论知识和实践技能,使读者能够系统地了解该领域的全貌。

　　实用性:结合临床实践,提供具体的操作方法和案例分析,增强书籍的实用性和可操作性。

　　可读性:以通俗易懂的语言阐述复杂的医学概念,使非专业读者也能理解临终关怀的相关知识。

　　前瞻性:探讨临终关怀学的未来发展趋势,以及面临的挑战和机遇。我们相信,本书的出版将对推动临终关怀学的发展、提高临终关怀服务质量、促进相关专业人员的教育和培训发挥积极作用。

　　在编写本书的过程中,我们得到了来自不同领域的专家学者的大力支持和帮助。他们的经验和智慧为本书的丰富性和实用性提供了坚实的基础。同时,我们也参考了大量的国内外文献,力求使内容更加全面和前沿。我们希望本书能够成为临终关怀领域的教育和培训教材,为相关专业人员提供理论指导和实践参考。同时,我们也希望本书能够帮助患者家属更好地理解临终关怀的意义,使他们能够给予患者更加贴心地陪伴和支持。

　　由于时间仓促和编者水平有限,书中可能存在疏漏和不足之处,敬请读者批评指正。

祝墡珠

2024 年 12 月 9 日

目 录
Contents

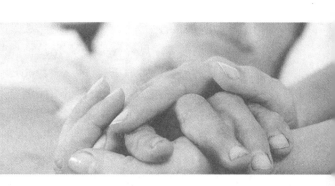

第一章
绪　论

　　临终关怀来源于人类对年老体衰者或者病入膏肓者的关怀和供养，在中西方都有悠久的历史。而现代临终关怀的概念形成于 20 世纪，强调对临终者身体、心理和精神的全方位关怀和照护，并对临终者家属开展心理抚慰和居丧照护。20 世纪 60 年代，现代临终关怀运动兴起，并逐渐发展成为一个新的科学研究领域，形成一门新兴交叉学科——临终关怀学。

第一节　临终关怀学概述

一、临终关怀的历史沿革

　　"临终关怀"译自英文"hospice care"，"hospice"一词有双重含义，既指临终关怀服务，亦指提供此种服务的医疗机构。

　　临终关怀的发展经历了以下三个阶段。

（一）临终关怀的起源

　　古代临终关怀主要是探究如何消除人们对于死亡的焦虑和恐惧。

　　远在古埃及，人们有着根深蒂固的"来世观念"，即死亡不会让人毁灭，人会继续活在另一个世界中。因此古埃及人活着的时候，就诚心备至、充满信心地为死后做准备，他们并不是对死亡充满向往，而是向往死亡之后的永生。

　　在古希腊，人们信奉的是"活在当下"，信仰生命之喜悦之意义。古希腊人一方面重视生活，努力寻找在世间时的幸福快乐，当无法抗拒的死亡来临时，他们也尽量找寻死亡的慰藉；另一方面，古希腊人带着理性的眼光审慎地看待生存和死亡。

　　古罗马人对死亡有着与古希腊人大致相同的看法，但并没有全然照搬古希腊人的观点。古罗马时期，杰出的唯物主义者卢克莱修认为死亡是自然的厄运，他从自然生灭变化的永恒规律出发来考察死亡的自然性、不可避免性和终极性，提出了"应当顺从自然的厄运"的著名理论。卢克莱修认为，人们尤其是老年人不应该迷恋人生，人和自然万物一样都免不了一死。因此，如果害怕死亡或因死亡而悲哭是应当受到谴责的。

古印度时，"印度外科鼻祖"苏斯拉他和"印度内科鼻祖"科拉加提出，对临终者的照护应以减轻身体上的痛苦为主。佛教在公元前6—公元前5世纪产生并流行于印度，佛教中因果报应、布施得福的思想充分体现了古印度在生死问题上对生命本身的尊重。

我国古代的临终关怀主要贯穿于敬老爱老的优良传统上。《礼记·王制》记载，夏后氏养国老于东序，养庶老于西序；殷人养国老于右学，养庶老于左学。据考证，这种"序"和"学"即是最初的具有临终关怀含义的养老机构。唐代设于长安、由佛教寺院负责具体管理的"悲田院"，专门收养贫穷、没有依靠的老年乞丐。北宋时期，政府曾在汴京（今河南开封）设有东西两个"福田院"，也是专门供养孤独有病的老年乞丐的临终关怀机构。元代忽必烈曾下令设立"济众院"，专门收留鳏寡孤独、残疾不能自养的老人。明朝政府曾颁布收养孤老的法律，诏令各府县设置"养济院"。清朝康熙年间，政府在北京设立"普济堂"，收养老年贫民，病故还能得到殡葬服务。这些机构是我国古代临终关怀机构的雏形。此外，早在两千年前，祖国医学就用望、闻、问、切四诊法总结了一整套临终的征兆。《宋史·庞安时传》记载，庞"为人治病……其不可为者，必实告之，不复为治"，体现了类似今日临终关怀中不做无谓救治的理念。

（二）中世纪临终关怀的发展与衰落

英文hospice的原意是"客栈""驿站"，最初出现于中世纪的欧洲，是指设立在修道院附近、为朝圣者和旅行者提供中途休息和获得补给的场所，多隶属于宗教团体，是一种慈善服务机构。在此居住的教士、修女不仅无偿地为长途跋涉的朝圣者和旅行者提供食宿，而且精心照顾患者，为逝者祈祷，并提供妥善的安葬。由此可见，hospice充分体现了原始的人道主义精神和强烈的宗教慈善意识。

此后随着西方宗教的改革，许多修道院关闭，修女被驱散，对朝圣者、贫病者不再提供帮助，hospice也随之衰败下来。新教的牧师们把人们遭受的痛苦和疾病，看作是对违背上帝意志罪行的惩罚，所以不必开设hospice给予帮助。在此期间，即使有少数hospice坚持下来，也是步履维艰。

（三）临终关怀的复兴

直至17世纪，临终关怀在欧洲重新兴起。法国牧师文森特·德·保尔曾被海盗掠去，作为奴隶卖掉，经历了沉重的劳役和非人的生活。他在获得自由后回到法国，四处募捐、开辟院舍，专门收容孤寡老人、贫困者及濒死无助的患者。法国珍妮·加尼尔夫人在走访里昂贫民区时，看到街道上不少濒死的癌症患者无人过问，场面惨不忍睹，于是创建了一个专门照护临终患者的机构，并以"hospice"命名。

19世纪70年代末和80年代初，hospice的含义已经演变成为社区里需要照顾的贫困晚期患者和为临终者提供帮助的慈善收容、照顾机构。这些机构并不只接收晚期肿瘤患者，还服务其他晚期疾病患者，尤其是贫穷者。显而易见，早期的临终关怀机构已经具备了养老、救助和医疗等多重功能。

第二次世界大战以后，随着经济的发展，人们的生活水平不断提高，现代医疗制度不断完善，医疗界人士认识到给予临终患者人文关怀的重要性。20世纪60年代，英国的西塞莉•桑德斯(Cicely Saunders)博士创办了世界上第一家现代临终关怀护理院——圣克里斯托弗临终关怀院,标志着现代临终关怀运动(hospice movement)开始兴起。桑德斯也因此被誉为"点燃世界临终关怀运动灯塔的人"。此后,美国、加拿大、日本、澳大利亚、法国、荷兰、挪威、以色列及南非等许多国家相继开展了临终关怀的工作。随着临终关怀运动在世界上越来越广泛深入地开展,临终关怀已发展成为一个新的科学研究领域,并逐渐形成一门新兴交叉学科——临终关怀学。

二、临终关怀学的基本概念

(一) 临终

《现代汉语词典》对"临终"的解释是"人将要死(指时间)"。一般认为医学不能医治的疾病,自医生宣布无效治疗到患者临床死亡的这段时间即可以视为临终。根据这一定义,任何晚期绝症患者都可以看作临终患者,也就是说,临终患者并不仅仅指那些在死亡线上挣扎的垂危者。虽然临终的过程可以短暂、可以漫长,但临终的结局必然是死亡。

目前世界上各个国家尚未对临终时限有统一的界定标准。在美国,将临终时限定义为患者已无治疗意义,预估存活时间为 6 个月以内;在日本,以患者只有 2～6 个月存活时间为终末阶段;在英国,以预计存活时间小于或等于 1 年为临终期。而我国有学者指出,当患者处于疾病终末期、在 2～3 个月内不可避免会发生死亡则属于临终阶段。

(二) 临终者

临终者也称为临终患者,是指所有晚期临终阶段及濒死状态的患者,包括老年人、成年人和儿童。临终关怀的临终者主要指患有医学上已经判明在当前医疗技术水平条件下治愈无望的疾病,且病情不断恶化、估计在短期内将要死亡的患者,包括"老死"。

临终者因身体器官功能日渐衰竭,身体会发生一系列变化,如进食少、吞咽困难、视物模糊、听力下降、皮肤苍白湿冷及出现瘀点瘀斑、大小便失禁、神志不清或烦躁不安、不规律呼吸等。但并不是每位患者都会有同样的变化,也不是所有的症状都会在同一时间出现,有些症状可能不出现。

临终者大部分是晚期肿瘤患者,也包括其他一些预后不良疾病的晚期患者,如艾滋病,运动神经元疾病,心、肺、肝、肾、脑等重要脏器晚期疾病,以及老年慢性疾病患者。

(三) 临终关怀

美国国家生物技术信息中心(National Center for Biotechnology Information,NCBI)的"医学主题词"索引中将临终关怀(hospice care)定义为"对临终患者提供的专业支持性卫生保健服务,通过整体照护的方法,在满足患者当前生理需求的同时,还为患者及其家属提供法律、经济、情感和精神上的咨询,并包含了对已故患者家属的丧亲支持。临终关怀可在家中、医院、专门机构(临终关怀院)或长期照护机构的专门指定区域实施"。

1988 年,天津医学院(现天津医科大学)临终关怀研究中心建立时,"hospice"被译为中文"临终关怀",并在我国大陆正式采用。此后,"临终关怀"一词逐渐被我国大陆多数专家、学者所接受。目前,在不同国家与地区使用的相关词汇还有很多,如英、美等国家的"终末照护(terminal care)",我国台湾地区的"安宁疗护"及香港地区的"善终服务"等。虽然这些名称不尽相同,但它们的根本目的都是为帮助临终患者能够平静、安宁地度过生命的最后阶段。

(四) 临终关怀学

临终关怀学是一门以临终患者及其家属的生理、心理特征和社会实践规律为主要研究对象,并与多学科领域的知识与方法密切相关的新兴交叉学科。它主要研究如何为临终患者及其家属提供全面的照护,以便使临终患者能够在没有病痛折磨的情况下安宁舒适地离开人世。家属也能够较为平静地度过居丧期,重新面对今后的生活。因此,临终关怀学充分体现了现代生物-心理-社会医学模式的特点。

综上所述,临终关怀学的兴起与发展,反映了人类对自身和社会环境认识的提高,是历史发展和社会进步的必然产物,是人类随着社会物质文明与精神文明的进步自然而然提出的需求。

三、临终关怀的原则与特点

(一) 临终关怀的原则

1. 照护为主的原则 对于临终患者的治疗和护理,以提高其临终阶段的生命质量为目的,尽量按照患者及家属的期望来照护,而不是千方百计地利用医疗手段去延长患者的生存时间。

2. 舒适原则 临终关怀给患者提供的服务是综合性的姑息服务,从医疗上"治愈"患者转向安慰、帮助、对症治疗,以控制疼痛和其他痛苦的症状。其目的是让患者尽可能舒适,但不是弃之不理。

3. 全方位照护原则 为患者及家属提供全方位照护,包括对临终患者生理、心理、社会、灵性等方面的照护与关心,以及帮助患者家属尽快摆脱居丧期的痛苦、顺利恢复正常生活。

4. 人道主义原则 临终患者是活着的人,他们有权利知道自己的病情、参与进一步治疗讨论。对临终患者应给予足够的理解、同情和爱心,尊重他们自身的权利与尊严,满足每位患者不同的临终需求。

(二) 临终关怀的特点

1. 特定的服务对象

(1) 临终者。临终关怀的首要对象是临终者,即那些处于临近死亡阶段,但尚未进入临床死亡期和生物学死亡的人,这是依据疾病终末期患者的生命发展阶段或状况来确定的。因此,临终者可能是老年人,也可能是中青年人或婴幼儿,这与医学中按病种、年龄、性别等的分科明显不同。

(2) 临终者家属。临终者家属也是临终关怀服务的重要对象。在面对亲人处于濒死状态时,他们对死亡的认识、对患者的病情或者治疗方案的态度往往直接关系到患者的病情和情绪。因而,对患者家属的帮助实质上会间接影响到对患者的照护。此外,在临终患者离世之后,家属经历着丧失亲人的悲痛,身心健康受到摧残,而哀伤抚慰可以帮助他们尽快适应新的生活,从身体和心理方面加强自我保护和自我调节。

2. 临终关怀的本质 现代临终关怀的创始人西塞莉·桑德斯提出了专门针对临终患

者需求的关怀模式,即全人照顾模式,揭示了临终关怀的本质。在此照顾的模式中,包含了对临终者的生理、心理、社会与灵性4个层面的照顾,使临终者的人性得到充分的关怀。

(1)生理层面:临终者常见的症状有疼痛、呼吸困难、厌食、吞咽困难、恶心、呕吐、便秘、无力、昏迷和压疮等。其中,疼痛是临终者最普遍、最突出的症状。长时间的躯体疼痛不适,不仅让患者痛苦不堪,还会增加其精神压力,甚至导致抑郁、焦虑等心理问题。处理疼痛需要主动防治,详细了解疼痛发生的部位、频率和强度,评估患者的疼痛程度,制订用药方案,不断调整药物剂量。镇痛药物的应用按照三级阶梯止痛疗法,提供定时、定量和个体化的治疗。与此同时,还可以采用非药物治疗方法,如音乐、按摩、针灸等,帮助控制患者疼痛。对于临终者身体的全面照顾,还包括改善营养状况、防治压疮及确保安全等,如此才能使临终者真正拥有良好的临终质量。

(2)心理层面:一个人在知道自己不久于人世时,恐惧、惊慌、悲伤等情绪实属难免。美国精神科医生伊丽莎白·库伯勒·罗斯(Elizabeth Kubler Ross)曾提出"临终心理五阶段说",即否认期、愤怒期、协议期、忧郁期和接受期。临终者之所以恐惧死亡,不愿意接受死亡,一方面是由于临终过程太过痛苦;另一方面,临终者往往会因心愿未了而不甘心或有所遗憾。因此,医者需根据临终者不同的心理状态,实施不同的心理照护,帮助他们坦然面对死亡。

(3)社会层面:桑德斯认为,如果临终者的社会层面问题能够得到妥善处理,那么他就有机会获得善终。从社会角度来看,应该给予临终者的协助包括:①帮助患者及其家属寻找相关的经济资源,以解决其经济问题;②提供相关的丧葬资源;③信息交流的维系,使临终者了解外在世界的变化;④需要主动询问患者的人际来往情况,并加以联络,以维系其人际关系;⑤需要协助临终者处理其已经无法完全处理的个人事务;⑥帮忙照顾家属;⑦当临终者家属无法提供充分照顾时,志愿者的服务尤为重要。

(4)灵性层面:桑德斯认为,临终时需要处理的、最重要的灵性问题包括两个,一个是生命意义的问题,另一个是死后生命归宿的问题。生命意义的问题属于现世的问题,从灵性关怀的角度,要协助临终者发现他一生中的成就或者一些正面的作为,进而肯定其生命本身的价值,让其坦然地接受死亡的来临。死后生命归宿的问题是属于来世的问题。在西方国家中,宗教信仰是一个很重要的问题,一个有着宗教信仰的人临终时,在宗教信仰的引领下就不会担心自己死后没有归宿。

3. 临终关怀的"五全"照顾

(1)全人照顾:对临终者提供以症状控制为基础的生理、心理、社会和灵性的整体照顾。

(2)全家照顾:除了照顾患者外,也照顾患者家属,包括照顾家属的"身、心、社、灵"需求。

(3)全程照顾:从患者接受临终关怀开始,覆盖死亡前期、濒死期、死亡、遗体处理(死亡礼仪),其后在居丧期(约死亡后半年时间)应对遗属进行哀伤辅导。

(4)全队照顾:临终关怀是一种团队式服务,提倡组建一支由多专业人员组成的专业团队(multiprofessional team,MPT)来实施照顾,以满足多维度的需求。临终关怀团队成员包含了全科医生、全科护士、药剂师、肿瘤科医生、疼痛科医生、心理医生、营养师、医务社工、宗教人士和志愿者等。

（5）全社区照顾：全社区照顾有两层含义。一方面，临终关怀不应仅限于临终关怀机构内，应延伸至社区，如居家照顾；另一方面，接受服务的患者及家属往往有社会需求，如想见多年未见的亲友、想接受社会团体的捐赠，或者预备捐赠遗体等，临终关怀团队中的社工应充分链接社会资源，助其达成心愿。

（三）实施临终关怀的意义

临终是人类生命的必经阶段，而临终关怀在于让濒死者安详、舒适、有尊严且无憾地走到生命的终点。同时，为临终者的家属提供社会和心理乃至精神上的支持，以使他们的健康处于适应状态，送走亲人，做好善后。可以说，临终关怀的实践和发展与社会中每个人的生命质量都息息相关。

1. 尊重临终者的生命尊严和权利　人都有被肯定、受尊重的欲望，希望自己的尊严和权利得到别人的尊重，临终阶段患者的尊严和权利不应随病情恶化而被削弱。临终关怀强调临终者直到生命的最后一刻还是一个社会的人，其权利应受到尊重，其尊严应得到维护，不应把他仅仅看作是需要别人照顾而失去一切的人；同时临终关怀强调不论家属、亲友或医护人员，都应该以对待常人的方式来对待临终者，尊重其合理要求，让其选择自己喜欢的生活方式，让他活得有意义，死得有尊严。

2. 提升临终者的生命质量　临终关怀团队对临终者照顾的重点不是如何延长其生命，而是如何丰富、提高其生命质量，突出作为社会主体的人对自己生命质量的满意度和满足感。不仅是尽最大努力帮助患者从疼痛等不适症状中解脱出来，从心理和精神的不安与痛苦中解脱出来，而且要在经济、文化等条件允许的范围内尽量满足其生理、情感等多种需求。因此，通过临终关怀团队的爱心关怀，使临终者在身体、心理、生活和社会状况等方面感到相对满意。让临终者享受着最后的人间温暖，在一个相对舒适的环境中满足地度过人生的最后一段时光，提升临终者的生命质量。

3. 有利于完善医疗服务体系　临终关怀对适应老龄化社会、满足人们对临终阶段的需求具有重要意义。现有的医疗服务体系在满足临终者及其家属的需求方面还存在着一些缺陷，而临终关怀恰恰是对现有医疗服务体系的完善和补充。

4. 体现社会的文明进步　临终关怀反映了人类文明的时代水平，它是社会精神文化中信仰、价值观、伦理道德、宗教、风俗习惯、社会风气等的集中体现。临终关怀倡导接纳死亡的观点，人们从长辈、亲友经历的临终关怀过程中得到充分体验，从而对死亡的接纳变得顺理成章，使得人类在生命的发展上，对自身和外部世界的认识发展到一个新的水平。

第二节　临终关怀学国内外发展现状和趋势

一、国外临终关怀学发展现状

（一）英国

如上所述，现代临终关怀起源于英国。20 世纪 60 年代，作为护士的西塞莉·桑德斯在长期工作中看到濒死患者的痛苦景象,开始着手研究如何使患者舒适地度过这一阶段。她先后获得了医学学士和社会学学士学位,在充实的理论和实践基础上,她把护理学和医学、社会学等结合起来,创建了临终关怀学,运用临终关怀知识积极地为临终患者服务。1967年,她在英国伦敦创办了世界上第一所临终关怀护理院,即著名的圣克里斯托弗临终关怀院,标志着现代临终关怀运动的开始。在临终关怀院里,临终者的症状得到有效控制,心理和精神上得到慰籍,痛苦得到最大限度地减轻,从而获得了人生的满足,临终者生命的最后一段历程变得平静、安详而有尊严。

继圣克里斯托弗临终关怀院之后,临终关怀院在英国各地纷纷建立起来。临终关怀院作为慈善组织在最初设立时主要依靠捐赠维持,后来逐渐获得政府资金支持,并实现与英国国家医疗服务体系(National Health Service,NHS)的接轨,从而为其持续性发展提供了根本保障。

英国的临终关怀经历了半个多世纪的发展,取得了重要成就。其基本特点是服务机构数量多、覆盖广、专业水平较高、普通民众参与度高,目前已经进入良性化的运转轨道。机构设置模式基本有 4 种:独立的临终关怀院、附属于综合医疗机构的临终关怀病房、在此基础上发展起来的社区病房和居家临终关怀。形式上以常规住院为主,日间住院和上门服务是重要的补充形式。2004 年,英国首先提出把每年十月的第二个星期六作为世界临终关怀和姑息照护日。这一倡议得到了欧洲、非洲、亚洲、美洲和大洋洲的数十个国家临终关怀和姑息照护组织的积极响应与大力支持。通过这一天的全球性活动,提高了人们对临终关怀重要性的认识。

姑息医学(palliative medicine)起源于临终关怀,它是临终关怀理念和模式的扩展及延伸,因此,国外倾向把临终关怀和姑息医学结合在一起。为了加强临终关怀学科建设,促进临终关怀学的发展,英国陆续成立了临终关怀/姑息医学的学术组织,如英国姑息医学协会(Association for Palliative Medicine of Great Britain and Ireland,APM)等。1987 年,英国将姑息医学纳入医学专科领域。1989 年,英国华尔士大学医学院率先开展姑息医学教育,设立相关学习课程。20 世纪 90 年代早期,APM 建立核心课程,并设立了姑息医学的培训标准。英国临终关怀和姑息医学教育课程 90% 以上主题是死亡和濒死的态度、与濒死患者及其家属沟通、疼痛和症状管理、悲伤与丧亲之痛及伦理问题。目前,英国所有医学本科院校的课程中都包含了临终关怀的内容。

(二)美国

美国的临终关怀源自英国。1963 年,耶鲁大学护理学院院长邀请西塞莉·桑德斯进行临终关怀的系列演讲。1974 年,在康涅狄格州建立了美国首家临终关怀机构,除了拥有住院式照护外,还兼有居家照护服务。1978 年,美国国家临终关怀组织(National Hospice Organization,NHO)成立,它是一个非营利性机构,宗旨在于改善和维持临终者的生命质量。1982 年,美国国会颁布法令,在医疗保险计划中加入临终关怀内容,这为患者提供了享受临终关怀服务的财政支持,同时也为美国临终关怀产业的发展奠定了基础。

美国临终关怀的对象是那些濒临死亡的人,即通常诊断生命时限只有 6 个月或不足 6 个月的患者。按照规定,临终关怀医院不向患者提供治疗。临终关怀的目的既不是治疗疾病或延长生命，也不是加速死亡，而是通过提供缓解性照护、疼痛控制和症状处理来改善生命质量。临终关怀主要在患者家中提供，当患者无法选择家庭照料时，临终关怀可以在医院、护理院或其他机构中进行。1991 年，临终关怀纳入保险给付的对象从晚期恶性肿瘤患者，逐渐转向更多的慢性疾病患者，如慢性心力衰竭、慢性阻塞性肺疾病（chronic obstructive pulmonary disease，COPD）、痴呆、肾衰竭等。医疗照护保险补助分为定期居家照护、危急时替代医院照护的持续性居家照护、症状管理的一般住院照护及给予家属 5 天喘息的短期住院照护 4 种。

1988 年，美国临终关怀医师学会（Academy of Hospice Physicians）成立。受到临终关怀与姑息医学整合的影响，1996 年更名为美国临终关怀和姑息医学学会（American Academy of Hospice and Palliative Medicine，AAHPM）。2000 年开始 NHO 也更名为国家临终关怀和姑息照护组织（National Hospice and Palliative Care Organization，NHPCO）。2006 年，美国医学专业委员会认可临终关怀及姑息医学成为一门临床亚专业，拥有独立的知识和实践体系。2008 年，正式开始了由美国医学专业委员会（American Board of Medical Specialties，ABMS）批准的资格认证考试，有志于服务临终关怀和姑息医学的医生都可以参加资格认证考试。2013 年起资格认证考试只接受在毕业后医学教育认证委员会（Accreditation Council for Graduate Medical Education，ACGME）认证的专科培训基地完成一年全职培训的医生。由于临终关怀和姑息医学是一个多学科交融的专业，因此十大临床学科均可申请，其中最多的申请者来自内科和家庭医学科，其他还有康复科、精神神经科、麻醉科、儿科、放射科、妇产科、外科和急诊科等。申请临终关怀和姑息医学专科培训的申请人需要完成其基础学科的住院医师培训，然后通过与其他专科一样的标准化申请和筛选程序，最终得到培训机会。在为期一年的临终关怀和姑息医学全职专科培训中，每位受训医生都会从 4 个方面接受严格的培训，包括：①临床诊疗技能。疼痛缓解和症状管理是临终关怀和姑息医学的核心，培训内容包括对患者进行整体状况照顾、症状甄别，对症治疗及临终疗护。②交流技能。包括谈话技巧、如何交代负面病情、如何帮助患者及家属作出复杂的医疗决定、预后告知，以及对丧亲家属的抚慰。③了解临终关怀和姑息医学系统的具体运作模式，包括多学科的协调与合作、会诊服务，医养规划、临终关怀的规章制度及管理等。④受到医生教学及科研能力。最后，需要通过每年一次的认证考试直至拿到资格认证。通过这样的培训和认证，不仅把临终关怀理念融入各自专业中，而且从各自专业方面促进了临终关怀教育、科研和政策的发展，从而达到提高照护质量、以患者为中心的目标。

经过几十年的发展，美国的临终关怀教育培训已在医学界得到广泛的认同，并形成了核心教学内容。临终关怀教育联盟（End-of-Life Nursing Education Consortium，ELNEC）所推出的跨学科沟通培训课程是美国影响力最大的临终关怀培训课程。该课程以高质量姑息照护临床实践指南（clinical practice guidelines for quality palliative care）的 8 个领域为框架，由多名跨学科师资组成教学团队，包括医学、护理、沟通、社会工作和宗教人士等方面专家。其核心课程内容包括临终关怀概述、疼痛管理、症状管理、相关道德问题、文化和精神护理、交流沟通，丧亲和悲伤的安抚及终末护理。目前，该课程已被翻译成多国语言，并在全球范围内得到广泛应用。

(三) 日本

在位于东方的日本,死亡是忌讳讨论的话题,民众普遍认为药物可以治好一切疾病,日本传统社会被称为"忘记死亡的社会"。日本的临终关怀观念源自美国,其第一个临终关怀计划于 1973 年(昭和 48 年)在淀川基督教医院开展。1981 年于圣隶医院建立的第一个临终关怀和姑息照护病房,是亚洲第一个临终关怀机构。

日本结合传统文化,探索了具有自身特色的临终关怀模式。日本临终关怀方面的道德规范与西方国家不同,医生通常不会告诉临终者诊断与预后的严重性,将"不伤害"的伦理标准作为医护界的基本原则,其重要性甚至超过向患者提供真相。日本临终关怀之父——大阪大学柏木哲夫教授用 hospice 七个英文字母作字头,引申出七组词,展示了临终关怀的内涵。①hospitality(亲切):以亲切的态度面对患者及家属,乃至所有的工作人员。在临终关怀病房里特别强调要医护人员不慌不忙地坐在病床边,视线尽量与患者同高,亲切地交谈沟通。②organized care(团队照顾):包括医生、护士、社工、宗教人士、心理师、药剂师、营养师、行政人员、义工等。③symptom control(症状控制):癌症末期患者最需要控制的症状,包括疼痛、恶心、呕吐、食欲不振、便秘、腹胀、咳嗽、失眠、排尿障碍、焦虑、沮丧等,这些都需要工作人员全心对待,以减少患者的痛苦为先,而不是以治愈疾病、延长生命为目标。④psychological support(精神支持):患者及家属的沮丧、忧郁、失眠或愤恨、怨怒等情绪,都需要团队的协助,而灵性的照顾及宗教的熏陶,往往更能帮助患者及家属缓解心理问题,以摆脱困境。⑤individualized care(个体化照顾):以患者为中心的照顾,不但要减少患者的痛苦,同时设法完成其心愿。⑥communication(沟通):医疗人员、工作人员与患者及家属要经常沟通,交换意见。家属与患者更需要亲密地沟通,交代后事,乃至珍重道别。⑦education(教育):不但患者家属及社会人士,甚至医疗人员,都需要教育,让更多的人能够了解、认同与支持临终关怀的工作。希望整个社会都能接受临终关怀,患者安详往生,及临终时不做无意义的心肺复苏等创伤性急救措施的理念。

1991 年,日本国家健康保险开始给医院里通过认证的临终关怀和姑息照护单元予以补助。此后,保险逐渐涵盖到一般病房和居家临终关怀照护,整个临终关怀服务均由全职的医生及护士提供。日本的医疗法和健康保险法都以减少医疗费用、早期出院或者是削减医院病床的观点来鼓励民众居家医疗或居家疗护,政府发布了多部临终关怀与姑息照护领域的详细指导手册,如《姑息照护团队活动手册》《姑息照护指导手册》《终末期医疗决定程序的相关指导方针》等。

2008 年,日本实施了症状管理与持续医学教育评估的临终关怀强化教育项目,向所有参与癌症照护的健康照护提供者教授基本的姑息照护技巧,如症状管理和沟通技能等。该项目促进了大众对临终关怀的认识,加强了从业人员相关知识和技能,对提高临终关怀质量有较好的作用。

二、我国临终关怀学发展与前景

(一) 香港

20 世纪 80 年代初,hospice 的概念传入香港,被译为善终服务。1982 年,香港九龙圣母医院首先成立了临终关怀小组,为晚期癌症患者及家属提供善终服务。为统筹推动善终服务,1986 年香港善终服务促进会创立,积极推行善终服务活动,包括宣传教育、举办课程和研讨会、开设电话咨询、为公众印制参考资料、招收与训练义工参加服务、协助当地医疗机构或服务团体建立善终服务机构等。1992 年,第一个独立的临终关怀机构——白普理宁养院在香港沙田落成,该院除照顾临终者住院服务外,还开展了居家临终关怀服务。如今,香港的公立医院中已有一半开展了善终服务。香港的善终服务模式也更加多样化,包括独立的善终院舍、善终服务单位、咨询顾问队伍、居家善终服务及日间善终院舍等。

1997 年,香港舒缓医学学会(Hongkong Society of Palliative Medicine,HKSPM)成立,成员由执业医生和对姑息医学感兴趣的其他保健专业人员组成。HKSPM 定期举行学术会议,包括每 2 个月一次的姑息医学医生会议,让对姑息医学感兴趣的专业人士分享他们的临床经验,主办单位提出选定的主题和案例说明以供讨论;每 4 个月举行的临终关怀多学科会议,让多学科小组成员分享他们在照顾临终患者及家属方面的经验;以及其他学术研讨会、工作坊和国际会议等。

（二）台湾

临终关怀在台湾被译为"安宁疗护"。1981 年,台北荣总医院癌症治疗中心主任陈光耀引入"hospice care"概念,当时译为"安终照顾"。1990 年,马偕纪念医院淡水分院成立了台湾地区第一家拥有 18 张床位的安宁疗护住院机构。2000 年,台湾通过《安宁疗护医疗条例》地方立法,对安宁疗护医疗的定义为"为减轻或免除末期患者之生理、心理及灵性痛苦,实施缓解性、支持性之医疗照护,以增进其生活质量"。2006 年,台湾安宁居家及住院均正式纳入健康保险(以下简称"健保")给付,开始以癌症患者为给付对象,逐渐加入运动神经元萎缩病及艾滋病患者。2009 年,健保署公告增列八大非癌症末期安宁疗护医疗疾病,将所有重大器官衰竭的末期患者皆纳入健保给付,使临终患者的照护更加完善。2014 年起,社区安宁疗护医疗纳入健保给付,服务范围包含住家及赡养机构患者。由基层诊所、卫生所和地区医院团队介入服务,更贴近社区居民生活模式及风俗习惯,及时提供安宁疗护医疗,形成安宁疗护医疗网络。2015 年,台湾正式将安宁疗护医疗列入医院评价项目。目前,台湾的安宁疗护医疗有多种组织模式,包括:①以社区为基础的照顾,提供居家照顾为主;②以医院为基础的服务,即在医院内设置安宁病房或日间照顾、短期调整休息或附设护理之家等;③医院医疗小组作业方式,即在医院中设立安宁小组,以提供照护意见的会诊方式进行,无固定床位;④非医院支持的安宁照顾机构,即专门为从事安宁疗护而设立的机构,配有医护人员及疗护团队,可提供入院、居家或日间照顾等多项服务。

1999 年,台湾成立安宁疗护医学学会(Taiwan Academy of Hospice Palliative Medicine)。2000 年,制订了《安宁疗护医学专科医师制度》。申请安宁疗护医学专科医师资格需具备以下条件:临床专科医师资格;曾在安宁疗护医学专科医师训练医院完成 3 个月的安宁疗护专科医师临床训练项目,内容包括参与实际照顾病患、团队会议及查房、安宁居家访视等,持有训练期满的证明,并获得台湾安宁疗护医学学会认可的安宁疗护继续教育 100 点以上的积分。具备申请资格后须通过安宁疗护医学专科医师评审,含笔试和口试。笔试内容包括癌症及相关末期疾病的症状、治疗和评估,患者的心理、社会及灵性困扰症候的处理原则和相关伦理及法律原则。口试除了上述笔试内容外,还包括临床个案评估与处置。2001 年,台湾大学医学院开设临终关怀本科课程,以帮助学生理解临终患者和家庭的需求,加强学生关于姑息照护的知识。课程为期 1 周,开课时间在 3 年级医学生进入临床实习前,教学形式包括系列教学讲座、床旁患者照护和小组讨论等。

(三) 中国大陆

1986 年,大陆学者张燮泉首先在《医学与哲学》杂志上刊登译文《垂危患者医院》,介绍 hospice 及其概念。孟宪武在《国外医学·护理学分册》中介绍具有临终关怀含义的“终末护理的概念”。此后,我国医学伦理学界从生命伦理学角度,开始对安乐死及临终患者所引发的种种问题给予关注并展开广泛热烈的讨论。这些理论上的引进与探讨,对我国当代临终关怀事业的创立起到了重要作用。

1988 年,美籍华人、时任美国俄克拉荷马大学副校长的黄天中访问中国,与天津医学院崔以泰探讨开展临终关怀研究工作,两人决定将“hospice”译为“临终关怀”,随后成立了中国大陆第一家临终关怀研究机构——天津医学院临终关怀研究中心。它的建立标志着中国迈入世界临终关怀事业的行列。1988 年 10 月,中国大陆第一家机构型临终关怀医院——上海市南汇老年护理医院诞生。1990 年,天津医学院建立了国内第一家临终关怀病房。1997 年,上海市闸北区临汾路街道社区卫生服务中心成立了国内第一个临终关怀医学专科。2006 年 4 月,由李家熙发起与倡导的中国生命关怀协会(Chinese Association for Life Care)正式成立,旨在协助政府有关部门开展临终关怀的立法和政策研究,实施行业管理,推进临终关怀学规范化、标准化、系统化的发展。协会的成立标志着我国临终关怀事业迈出了历史性的一步,是我国临终关怀事业发展的里程碑。2012 年,上海市政府在 17 个区(县)的 18 家社区卫生服务中心设立舒缓疗护病房,为肿瘤晚期患者提供居家和住院相结合的临终关怀服务。

经过二十余年的发展,大陆的临终关怀机构数量仍然较少,相关服务主要集中于北京、天津、上海、广州等东部沿海地区,且服务对象绝大多数为晚期癌症患者。对非恶性疾病患者,如心脑血管疾病、慢性呼吸系统疾病者等较为忽视,且服务人群偏重于老年人。为了进一步推进安宁疗护发展,满足人民群众健康需求,2017 年,国家卫生和计划生育委员会发布了《安宁疗护中心基本标准(试行)》《安宁疗护中心管理规范(试行)》和《安宁疗护实践指南(试行)》,上述文件的出台有助于指导各地加强安宁疗护中心的建设和管理。同年 12 月,国家卫生和计划生育委员会家庭司完成了国家安宁疗护试点工作骨干培训班的培训工作,并铺开了在上海普陀区、北京海淀区、四川德阳、河南洛阳、吉林长春五个地区的安宁疗护试点工作。截至目前,先后有三批国家级安宁疗护试点已覆盖全国 185 个市(区)。

大陆临终关怀教育起步较晚,目前仅有部分高等医学院校开设了临终关怀相关课程,且大部分为选修课。1992 年,天津医学院护理学必修课将“临终关怀”纳入。2005 年,四川大学华西第四医院为本科生开设了姑息医学选修课,课程安排为 24 学时理论课和 6 学时临床实践。2014 年,北京协和医学院开设了研究生舒缓医学选修课程,包括课堂讲授、角色扮演和实习等模块,总计 40 学时。然而,大陆至今尚无统一的临终关怀工作人员专业认证机制,临终关怀教育的滞后亦影响了临终关怀学科的发展和专业人才的培养。

(祝墡珠)

参考文献

［1］李义庭,罗冀兰.临终关怀医疗服务体系建设研究［M］.上海:上海交通大学出版社,2018.

［2］邸淑珍.临终关怀护理学［M］.北京:中国中医药出版社,2017.

［3］周逸萍,单芳.临终关怀［M］.北京:科学出版社,2018.

［4］曹西友,施永兴,吴颖.临终关怀学概论［M］.2版.上海:复旦大学出版社,2023.

［5］SEPULVEDA C, MARLIN A, YOSHIDA T, et al. Palliative care: the World Health Organization's global perspective［J］. J Pain Symptom Manage, 2002,24(2):91-99.

［6］WRIGHT M, WOOD J, LYNCH T, et al. Mapping levels of palliative care development: a global view［J］. J Pain Symptom Manage, 2008,35(5):469-485.

第二章
临终关怀学的基本理论及服务模式

第一节 临终关怀理论概述

临终关怀学理论是在临终关怀实践中产生并经过临终关怀实践检验证明的理论体系，是对临终关怀领域中现象、活动的本质及规律的系统总结。临终关怀学理论是以临终关怀理念和实践为基础，借鉴其他学科的理论原理及原则，阐明了临终关怀现象的本质及其相互间关系，能用于指导临终关怀实践，并运用于解决临终关怀服务实践中的问题。

一、临终关怀学理论的分类

按抽象程度及其对实践的指导意义，临终关怀学理论可分为三种类型。

(一) 临终关怀模式

临终关怀模式是以笼统而较为抽象的方式阐述临终关怀现象的本质及各现象之间的关系。它是临终关怀学理论的雏形，需要用科研、实践不断地检验、总结和明确，进而发展为完善的临床关怀学理论。

(二) 临终关怀理论

临终关怀理论是用以描述临终关怀现象，解释临终关怀现象之间的关系，预测临终关怀结果或说明临终关怀照护事实的概念化。

(三) 临终关怀理念

临终关怀理念是指临终关怀服务团队工作人员应用逻辑分析、推理等抽象方法，阐述各种临终关怀现象之间的联系而形成的价值和信念体系，为临终关怀学理论和模式的发展奠定基础。

二、临终关怀学理论的特征

（1）通过对临终关怀相关概念的有机组合，说明各临终关怀现象之间的关系，用以描述、解释临终关怀现象,从而提供一个全新的观察临终关怀的方法和角度。

（2）具有一定的逻辑性。

（3）简单易懂,并容易推广应用。

（4）可作为假设的基础而经受检验。

（5）通过实践和研究,增加姑息医学和临终护理学科的知识。

（6）对临终关怀实践具有指导作用,这也是临终关怀学理论最重要的特征。

（7）与其他已证实的理论和规律相一致,但又留有进一步探讨和发展的空间。

三、临终关怀学理论的目的与作用

（一）临终关怀学理论的目的

1. 对临终关怀现象的描述　临终关怀学理论能用来描述一些临终关怀现象、阐述其表征,进而加深医护人员对临终关怀现象的认识。

2. 解释临终关怀的规律　临终关怀学理论能明确阐述两个或多个临终关怀现象之间的相互关系,并解释其规律。

3. 评估临终关怀服务模式及效益　临终关怀学理论能根据所收集的临终关怀资料评估各种临终关怀服务模式及效益,并判断某种临终关怀服务模式是否可进一步推广。

4. 预测临终关怀事业的趋势和发展　临终关怀学理论能清晰地说明临终关怀现象产生所必备的条件。当对相对变量进行干预后,可根据临终关怀学理论,预测临终关怀事业的发展趋势。

5. 操作临终关怀实践　根据临终关怀学理论,在了解某些临终关怀现象发生的原因、相关因素、程度及后果等情况后,通过人为地施加干预,使结果向预测的方向发展,以达到操作临终关怀实践的目的。

6. 控制和提高临终关怀服务质量　应用临终关怀学理论有助于提高临终关怀服务团队与服务对象间的互动效果,并通过记录临终关怀服务内容、开展临终关怀服务的效果评价,有效地控制临终关怀服务各环节质量,进而提升临终关怀的服务水平。

（二）临终关怀学理论的作用

1. 提供临终关怀专业知识基础　临终关怀学理论为临终关怀服务团队和临终关怀实践提供了科学的理论依据和知识基础,能促进团队成员质疑临终关怀服务中的价值和假设,进一步澄清对临终关怀的认识,帮助团队成员确立专业信念;为临终关怀服务团队解决目前临终关怀实践中的热点问题,并提供有效的解决方法。

2. 增进交流　临终关怀学理论为临终关怀服务团队提供了交流的共同术语,使团队成员拥有相同的理论基础,同时也便于与其他专业人员进行沟通、交流。

3. 增强临终医学专业的自主性　临终关怀学理论的发展和应用,提高了临终关怀实践的独立自主性。表现在以下四方面。①当临终关怀学科拥有自己独特的知识体系后,将赋予临终关怀服务团队执行临终关怀的自主权利。②以坚实理论为基础的专业行为受到人们的信赖和尊敬。③临终关怀学理论使临终照护变得清晰可见,提高临终关怀服务团队对内部的管理。④临终关怀工作的开展证明临终照护确实能产生与众不同的效果,临终关怀服务是有价值的,因此临终关怀学就变得更加独立和自主。

四、临终关怀学理论的实践运用

临终关怀学理论的重要意义在于,它为临终关怀实践、科研、管理及教学等方面提供了理论基础和科学依据。

1. 临终关怀学理论与实践　临终关怀学理论来源于临终关怀实践,并用以指导实践。通过指导临终关怀服务团队对临终患者进行评估,拟定临终关怀计划并实施临终关怀服务,来达到满足临终患者身心需要的目的。反之,实践又能对临终关怀学理论进行不断地验证和完善。

2. 临终关怀学理论与科研　临终关怀学理论可以作为科研的理论框架,用于指导临终关怀科研的开展。同时,以临终关怀学理论为基础的研究对丰富和发展临终关怀知识体系又具有非常重要的促进作用。

3. 临终关怀学理论与管理　临终关怀学理论可为临终关怀管理提供正确的方向,使管理者明确临终关怀的工作目标和工作重点,促使临终关怀管理向专业性、科学性的方向发展,进而保证和提高临终关怀服务的质量。

4. 临终关怀学理论与教学　临终关怀学理论及模式为临终关怀教学提供了理论依据和指导思想。在临终关怀教学中,指导老师可根据学生的学习需求选择不同的教学方法,并顺应国家、社会对临终关怀学人才的需求,及时补充和调整教学内容和方式,从而使临终关怀教学更具目的性、计划性和有序性。

第二节　临终关怀学的相关理论

在临终关怀学理论形成和发展过程中,对其影响较大的相关学科理论包括系统理论、人类基本需求层次理论、中国传统医学"天人合一"的整体观、罗伊适应模式、华森关怀科学模式、奥瑞姆自理理论和金的达标理论等理论。

一、系统理论

系统理论是由奥地利生物学家鲁特维·贝塔朗菲提出的。系统理论奠定了临终关怀的理论基础,并促进了临终护理的整体发展。

系统理论在临终关怀实践中的运用是要求用系统理论的观点看待临终患者,而临终关怀的对象不仅限于患者,还包括患者家属,他们是多个要素组成的一个整体系统。

临终关怀是一个具有复杂结构的系统,它包含临终医学、临终护理学、临终心理学等子系统,各子系统内部又有若干层次的子系统。因此,要运用系统的方法,不断地优化和调整临终关怀各系统之间的关系,使之协调发展。临终关怀又是一个开放的、动态的系统,随着外界事物的改变和社会、科技的发展,临终关怀也在适应上述变化和发展,以满足临终患者及其家属和社会对临终关怀的服务需求。

二、人类基本需求层次理论

人的基本需求是人体对生理与社会要求的反应,包括生理需求、社会需求、情感需求、认知需求及精神需求。临终关怀的对象是患者及家属,他们有着最基本的需求,医护人员只有充分地认识到临终患者及家属的基本需要和特点,才能为其提供高质量的临终关怀照护。

在人类基本需要层次理论中,以美国心理学家马斯洛的人类基本需要层次理论对临终关怀学的影响最为深远,它从 5 个层次描述了人的基本需要,按其重要性和发生的先后顺序,由低到高分为生理需要、安全需要、社交需要、尊重需要和自我实现需要。

马洛斯的人类基本需求层次理论对临终关怀服务的重要指导意义在于:①帮助临终关怀服务团队识别临终患者未被满足的需要,早期识别、及时发现问题并予以解决;②更好地领悟和理解临终患者的行为和情感;③预测临终患者可能出现的需求,以便及时采取措施提前预防,进而更好地为临终患者提供全面的临终照护。

三、中国传统医学的整体观

我国传统中医学强调"天人合一"的整体观。人体是一个统一的有机体,由脏腑、经络等许多器官、组织构成,它们的功能活动是整体活动的一部分,以经络为联系通道,气血、津液环周于全身形成一个协调统一的整体。同时,中医治疗也始终把患者作为整体的人,对每位患者进行辨证论治,根据其年龄、性别、体质、精神状态、生活习惯等采用不同的治疗方法,即因人施治,因时、因地制宜治疗。

在中医学"天人合一"整体观的指导下,临终关怀学应把人与疾病放到自然、社会和心理的大环境中加以考察。"天人合一"的整体观有助于临终患者更加敢于面对疾病和死亡,也更有助于医护人员关注临终患者及家属的心理需求,为临终患者及家属提供更切合实际需求的临终照护。中医学还注重临终患者与自然社会环境的相互联系,它长于辨证论治、扶正培本,着眼于临终患者全身状态的调节,改善临终患者的生存质量。同时,由于中医体系形成的特殊性、包容性和交融性,中医伦理具有一定的哲学思维和宗教观点。在开展临终关怀时,不仅能运用中医的调摄手段,也可以利用中医与哲学、宗教的交叉性,在运用中医理论对临终患者进行照护时,尽可能消除其恐惧,减少临终患者家属的心理痛苦。

四、罗伊适应模式

罗伊适应模式是 20 世纪 70 年代美国护理理论家和思想家卡莉斯塔·罗伊提出的,其主要内容为围绕人的适应性行为来组织护理活动,通过护理活动促进个体适应能力的提高,以达到帮助个体恢复和维持健康的目的。罗伊认为接受护理的对象可以是个人、家庭、团体、社区或社会人群,均应被视为一个整体的适应系统。

罗伊适应模式是围绕人的适应性行为,即人对环境的应激原进行适应的过程而组织其行为,包括刺激、适应水平、应对机制、效应器和适应反应 5 个方面。该模式中,刺激和人的适应水平构成了适应系统的输入。应对机制用于说明适应系统的控制过程。效应器包括人的生理功能、自我概念、角色功能和互相依赖。适应系统的输出是指人体的行为反应,分为适应性反应和无效性反应,其内容包括内部和外部可以被观察、测量并记录的行为。人对变化能否适应取决于输入的刺激和人的适应水平的综合效应,若输入的刺激在适应水平范围内,个体将输出适应性反应;若输入刺激超过适应水平,则输出无效反应。

罗伊适应模式探讨了人作为一个适应系统,面对环境中各种不同刺激的适应过程,通过评估临终患者的适应能力及各种刺激,采取有效的临终关怀措施。它应用于临终关怀实践,其工作方法可分为 6 个步骤。

1. 一级评估　是收集临终患者与生理功能、自我概念、角色功能及相互依赖的相关行为。

2. 二级评估　是评估影响临终患者行为的刺激因素,包括疼痛评估、灵性需要评估、死亡准备备忘录和家属对临终关怀服务工作评估等。

3. 临终关怀工作诊断　通过一级和二级评估,明确临终患者的适应状态,推断临终关怀问题和临终关怀工作诊断。

4. 制订临终关怀工作目标　根据评估情况制订个体化的临终关怀工作目标。如针对癌痛患者,有效镇痛应是工作目标之一。

5. 干预制订和落实临终关怀工作措施　根据临终关怀工作目标制订工作计划和开展具体工作。如针对癌痛患者,可以通过使用镇痛药物、舒适护理、健康宣教等多种方法有效镇痛。

6. 评价医护人员　比较干预后临终患者的行为改变和目标行为,评估临终关怀服务是否达标,并根据评估结果调整或修订临终关怀计划。

五、华森关怀科学模式

美国吉恩·华森教授于 1979 年创立了关怀科学模式理论。她认为关怀是两个个体间的人际关系体验,是一种道德法则,关怀活动的双方能进入对方的内心世界,进而形成一种超越语言的超越式文化关系。华森教授提出了护理和照护的一种哲理关系,强调了关怀的过程和结果,并将关怀的双方是否达到人格的升华作为衡量关怀结果的具体标准。

华森关怀科学模式理论是建立在对自我和他人仁慈、关心和爱及尊重的基础上,临终关怀服务团队运用其理论帮助患者达到自我实现和有尊严死亡的目的。华森关怀科学模式理论的核心内容是治疗性护患关系,它认为护理的重心是护患关系的形成,护士在护理活动中需要以人性利他主义价值体系作为行动的指导。在提供照护的过程中,护士需要关心患者的内心世界,使护理成为护患间在精神层面的一种联系,建立起真正的护患信任关系,为深层次人的整体治愈创造潜在的可能。

依据华森关怀科学模式理论,临终关怀的中心思想是关怀,是以临终患者及家属为中心,临终关怀服务团队必须熟练地应用沟通技巧与患者及家属互动,为患者提供人性化照护,做好对临终患者的基础照护、控制患者的疼痛,提高生命质量,并关注临终患者的心理需求,为临终患者家属提供情感关怀服务。

六、奥瑞姆自理理论

美国护理理论家罗西娅·奥瑞姆在 20 世纪 50 年代提出了自理理论,包括自我护理理论结构、自我护理缺陷理论结构和护理系统理论结构共 3 个理论结构,通过评估临终患者的自理需求和自理能力,对其采取相应的护理系统。自我护理理论结构又称自理,是指个人为维护生命和健康,需要自己进行的按一定形式连续完成的活动。自我护理的特点为:①自护是人类的本能、是连续而有意识的活动;②正常成年人都能进行自护活动;③完成自护活动需要智慧、经验和他人的指导及帮助。

奥瑞姆认为,人的自理需要包括普遍性的自理需要、发展性的自理需要和健康状况欠佳的自理需要。当个人不能进行或不能完全进行连续有效的自我护理时,就需要被给予护理照顾和帮助。护士应根据患者的自理需要和自理能力的不同,采取不同的护理活动模式。奥瑞姆自理理论明确了临终护理专业的工作内容和范畴,并依赖护理程序进行临终护理,对临终护理实践具有极为重要的指导意义。同时,它强调了临终患者在健康死亡促进中的主体作用,这对医护人员的职业素养提出了新的要求。该理论进一步揭示了临终关怀的本质,丰富了临终关怀学的理论体系。

七、金的达标理论

金的达标理论源于概念结构中的人际间关系,患者与护士间经协商制订共同护理目标,并通过沟通和相互作用,实现计划目标。金的达标理论为发展护理概念和运用护理知识提供了一种方法,现已广泛地应用于临终关怀相关领域。

金的达标理论从个人系统、人际间系统、社会系统的感知和评估角度,强调护理人员应深入评估临终患者的社会背景、角色期待的重要性。将临终患者及家属作为一个人际间系统,并与临终关怀服务团队彼此相互沟通、相互影响,根据评估临终患者的问题,共同制订和实现临终关怀目标。

第三节　临终关怀的服务模式

临终关怀服务模式是指在临终关怀实践中发展起来的,一种向临终患者及其家属提供照护的标准形式和总体看法,它对临终关怀实践有着重要的指导作用。2002 年,世界卫生组织(World Health Organization,WHO)修订了临终关怀的定义:"通过早期识别,积极评估,控制疼痛和治疗其他痛苦症状,包括躯体、社会心理和宗教的(心灵的)困扰,来预防和缓解身心痛苦,从而改善面临威胁生命疾病的患者和他们的亲人的生命质量。"由此,确定了临终关怀的服务宗旨,即缓解患者的症状,为其提供情感、精神及灵性层面的人文关怀,消除临终患者对死亡的恐惧和焦虑,使其坦然面对死亡。

目前,临终关怀的服务模式主要有独立的临终关怀医院、综合医院或社区卫生服务机构的临终关怀病房、护理院、家庭病床和综合模式等。临终关怀的服务模式常与本国国情和医疗体制相关,如英国的临终关怀服务以医院照护为核心,而美国的临终关怀服务以家庭照顾为核心。我国内地临终关怀工作虽然起步晚,但发展却较为迅速,服务模式亦日趋完善,逐步探索出一条符合我国国情的临终关怀服务模式。

一、国外临终关怀服务模式

国外临终关怀服务模式主要分为以家庭照顾为核心的服务模式和以临终关怀医院照顾为核心的服务模式。

(一) 家庭照顾的服务模式

美国的临终关怀以家庭照顾为主,即开展社区服务,患者在家中接受临终照料,当家庭照料无法满足患者需求时,可以在医院、护理院或其他临终关怀机构中进行。美国政府在20世纪70年代将临终关怀内容加入医疗保险计划,为临终关怀患者提供了相应的经费支持。经过多年发展,现已成为一种全新的社会保障制度,显著地缓解了人口老龄化所带来的医疗费用和人力资源负担。

(二) 临终关怀医院照顾的服务模式

20世纪60年代,英国成立了圣克里斯托弗临终关怀学院,这是世界上首家临终关怀护理学院,也标志着现代临终关怀运动的开始。英国的临终关怀机构属于非营利性医疗机构,主要包括独立的临终关怀服务机构、隶属普通医院或其他医疗保健机构的临终关怀病房和家庭临终关怀病床,并作为公民基本医疗服务被纳入国民医疗保险体系。受助者在临终关怀机构接受医疗护理和生活照料,政府承担基本诊疗费用。此外,英国还有专门面向晚期癌症患者的临终关怀机构,如主要服务对象为晚期癌症患者的玛丽·居里癌症照护中心等。

二、我国临终关怀服务模式

我国最先开展临终关怀工作的是香港、台湾地区,经过30多年的发展,临终关怀事业得到了较快发展。我国内地临终关怀的发展源于理论的引进。1988年5月,天津医学院临终关怀研究中心的成立,标志着我国跻身于世界临终关怀事业的行列。此后,各地纷纷因地制宜创办了临终关怀服务机构。1988年10月,我国首家机构型临终关怀医院——上海市南汇区老年护理院成立。1997年,上海市闸北区临汾路街道社区卫生服务中心成立了国内第一个临终关怀医学专科。2006年,中国生命关怀协会成立,实施行业管理,进一步促进临终关怀学向规范化、标准化、系统化方向发展。

我国现有的临终关怀形式可分为三类:①机构照料,即相关临终关怀组织人员提供的照料或非亲属提供的有偿照料;②社区照料,即在社区卫生服务中心的临终关怀病房或社区卫生服务中心医护人员为所辖社区居民提供的长期、短期或日间等形式的医疗护理和生活照料;③家庭照料,即由患者家属或非亲属提供的无偿照料,不与任何组织或机构有关。

1988年,我国建立临终关怀医院之初,秉承着"全痛"治疗理念,开展临终关怀工作。国内现有比较公认的临终关怀服务模式有PDS(one-point, three-direction, nine-subject)模式、施氏模式、家庭-社会-医护人员模式。

(一) PDS模式

PDS模式是首都医科大学李义庭教授提出的,以"一个中心,三个方位和九个结合"为框架体系的专业护理模式。"一个中心"是以解决临终患者的病痛为中心。"三个方位"指服务机构及场所、服务主体和服务费用负担。"九个结合"分别指在三个方位上采用不同的结合方式,即在服务机构及场所上,临终关怀家庭、社区、医院相结合;在服务主体上,国家、集体、民营相结合;在服务费用的承担上,国家、集体、社会相结合。

PDS 模式结合了我国社会老龄化的特点,为一部分临终关怀对象提供了全面照料,提高了他们的生存质量,取得了一定的社会效益和经济效益。但它是趋于理想化的模式,由于参与机构和人员有限,在具体实施上缺乏可操作性。

(二) 施氏模式

施氏模式是上海中医药大学施榕教授提出的,针对农村临终患者的家庭及社区临终关怀照护模式。施氏模式主要由专业医护人员为临终患者制订照护计划,并进行专业培训、指导,每周提供电话跟踪、上门送药服务,对临终患者施以全方位的临终照护。施氏模式的主要着眼点在农村,是将家庭临终照护与社区临终关怀相结合作为临终关怀的主要形式。

施氏模式倡导以家庭为核心的临终关怀形式,为减轻临终患者心理压力起到了积极作用,但现阶段其临终关怀照护质量的高低与经济投入、支付能力及地区医疗条件等相关,且存在医护力量匮乏、护理目标模糊、护理内容单一、工作程序散乱、药品配送低效等缺陷。此外,随着人们工作环境、思维观念及价值观的改变,受父母子女分开居住,农村"空巢老人"现象增多等因素的影响,施氏模式的家庭临终关怀模式面临着严峻的考验。

(三) 家庭-社会-医护人员模式

2005 年,西藏军区总医院陈春燕教授等在吸取 PDS 模式和施氏模式优点的基础上提出了家庭-社会-医护人员模式。家庭-社会-医护人员模式是由家庭为临终患者提供全部或部分医疗费用,用以创造患者满意的临终环境,家庭成员作为临终关怀团队主要成员对其进行生活护理、精神抚慰及其他帮助;社区组织、安排志愿者组成临终关怀服务团队进行资金筹集,协助落实保险金、贫困人口医疗补助金,募捐、成立临终关怀基金,并监督家庭中临终关怀服务的实施。由社区医疗机构或综合医院的临终关怀中心医务人员进行专业的临终关怀服务咨询、现场指导或改进护理方式等。

家庭-社会-医护人员模式覆盖面广,能节约社会、医疗资源,在一定程度上弥补了 PDS 模式和施氏模式的不足,减轻了社区在人力、技术等方面的负担,具有较强的实用性和可行性。但鉴于我国国民素质和经济的局限性,家庭-社会-医护人员模式的实施尚面临着较大困难。

随着社会、经济的不断发展,经众多学者和临终关怀实践工作者的不懈努力,我国临终关怀事业在理论和实践上都取得了一定的成果,但仍无法满足社会的需要。因此,加快推进临终关怀理论和实践的发展,探索出一条符合我国国情的临终关怀发展道路已迫在眉睫。

(江孙芳)

参考文献

[1] 王惠婷,龚国梅,李辉,等.华生关怀科学模式与实证护理观研究[J].中华现代护理杂志,2017,23(17):2316 -

2319.

［2］宋岳涛,刘运湖.临终关怀与舒缓治疗［M］.北京:中国协和医科大学出版社,2014.

［3］施永兴.临终关怀学概论［M］.上海:复旦大学出版社,2015.

［4］袁义厘.罗伊(Roy)的适应模式与应用［J］.中华现代护理杂志,2005,11(11):844－845.

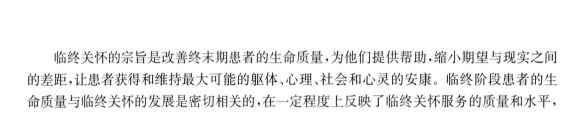

第三章

生命质量

临终关怀的宗旨是改善终末期患者的生命质量，为他们提供帮助，缩小期望与现实之间的差距，让患者获得和维持最大可能的躯体、心理、社会和心灵的安康。临终阶段患者的生命质量与临终关怀的发展是密切相关的，在一定程度上反映了临终关怀服务的质量和水平，是社会进步和精神文明的标志。

第一节　生命质量的概述

一、生命质量

(一) 定义

生命质量（quality of life，QOL）又称生活质量、生存质量、生命素质，是人们根据不同的社会、文化背景及价值取向，对自身的身体状态、心理、社会功能等综合体验得出的评价。生命质量是一种主观的价值体验，反映了个人期望与实际生活之间的差距，该差距越大，生命质量就越差。

WHO 把生命质量定义为：不同文化和价值体系中的个体，对与其目标、期望、标准及所关心事物有关的生存状态的体验，包括个体生理、心理、社会功能及物质状态四个方面。

多年来，国外许多学者从不同角度、不同侧面、不同专业阐述了生命质量的概念，但大体上可概括为两种情况，即社会领域生命质量和医学领域的健康相关生命质量。前者指一般人群生活条件好坏的综合评价，后者则主要指患者对其疾病及治疗造成的身心功能和社会功能损害的一种主观体验。

(二) 产生背景

生命质量的研究始于 20 世纪 30 年代，其作为一个专业术语是由美国经济学家约翰·肯尼斯·加尔布雷思（John Kenneth Galbraith，1908—2006）于 20 世纪 50 年代首次以社会学概念提出的。20 世纪 70 年代后期逐渐受到医学界的关注，将 quality of life 作为医学主题词取代 philosophy，收入医学主题词表（medical subject headings，MeSH）。20 世纪 80 年代后期，医学界已研制出针对疾病的特异性测定量表，如肿瘤、慢性疾病等测定量表用于判断疾病的现有状态和预后，评估其生命和生存质量。1992 年，出版了第一本国际性的《生命质量研究》杂志（*Quality of Life Research*）。1994 年，成立了国际生活质量研究协会（International Society for Quality of Life Research，ISOQOL）。我国医学界在 20 世纪 80 年代中后期开始涉足生命质量领域，目前主要集中在癌症方面的生命质量研究。

（三）特点

生命质量作为一个综合、抽象的概念，具有以下特点。

（1）是一个多维度的概念，是对健康概念的升华，涵盖了机体功能、心理状态和社会环境等多方面的健康质量评估，同时也包括物质生活的质量。它既评价了健康状况，也评价了社会生活质量。

（2）既包括客观状态，又包括主观感受，但评价主体是被测者，更加注重被测者个体的主观评价或主观体验。

（3）是有文化依赖性的，它以个体的价值观念和所处的经济、文化、社会背景为基础，因此必须建立在一定的文化价值体系上。

（4）测量终点不同，不仅测量健康的正方向，同时也测量健康的负方向，更需注重疾病造成的后果。

生命质量是根据一定的社会标准来衡量个体生命的质量状态，是对人生命的自然素质的社会性衡量和评价。它衡量的既是生命存在的生理性功能状态，同时以社会性标准来衡量个体是否处于一种愉悦、健康、有意义的生活状态。

（四）应用

对生命质量的研究伴随着人们对健康、疾病及生命意义的不断深入认识而产生，研究目的或用途主要在以下方面。

（1）测量个别患者及人群的健康状况。

（2）定量比较患者及人群健康状况的变化。

（3）评价由于疾病带来的负担和对生活质量造成的影响。

（4）对治疗进行临床及经济学的评价，选取最佳方案。

（5）通过了解生命质量，为卫生政策制定和卫生资源的合理利用提供依据。

二、影响生命质量的因素

生命质量是对个人或群体所感受到的生理、心理、社会各方面良好适应状态的一个综合测量，它是一种多维结构。因此，个体或群体的生理、心理状态及社会环境均对生命质量产生影响。

（一）生理因素

性别，年龄，健康状况，包括疼痛及其他生理症状（如疲劳、恶心、便秘、厌食等）、睡眠的质量、日常生活料理能力和活动状态、特殊损伤（如瘫痪），患者的实际需要等都会对生命质量产生影响。而病理性的因素，如衰老、慢性疾病的困扰对于个体生命质量的影响大于生理性因素的影响。

（二）心理因素

一般包括患者的情感与心理症状（如抑郁和焦虑等）、对癌症康复的心理适应与应对、既往与目前是否有精神疾病、病前的人格特征、兴趣爱好、性生活满意程度等。

（三）环境因素

1. 物理环境　指空气环境质量中与健康相关、舒适程度相关的因素，如空气、光、湿度、温度、被褥、食品、噪声、风等。

2. 社会环境　社会文化因素、社会经济因素、社会人际关系、社会支持、家庭和婚姻关系，如与家人、亲朋好友接触的频率和密切程度。

三、健康相关生命质量

健康状态的好坏直接影响个体的生命质量，为了与一般意义的生命质量相区别，医学界将生命质量理论与医学实践相结合，形成了健康相关生命质量（health related quality of life，HRQOL），主要论述疾病对躯体、社会角色、心理、情绪和认知功能的影响程度。

（一）定义

健康相关生命质量是指在疾病、医疗干预、老化、意外损伤和社会环境变化等影响下，个人的健康状态，是与经济、文化背景和价值取向相联系的主观体验。

健康状态和主观体验构成了健康相关生命质量的核心内容。健康状态是从生理、心理和社会三方面来描述人们的功能状态，是生命质量中相对客观的部分。主观体验是指个体需求和愿望得到满足时所产生的主观反应，是生命质量中的主观成分。

（二）特点

（1）研究对象主要是患者，也包括健康者。

（2）研究内容是个人生活事件（确定因素）与主观健康状态和满意度（变化因素）之间的关系。

（3）健康相关生命质量多采用功能或行为术语来说明，即着重于具有某种状态的个体其行为能力如何，而不是临床诊断和实验室检查结果。

（4）在评价者方面，更多采用自我评价，即由个人对自己的生命质量作出评价。

（5）反映健康相关生命质量的指标常是主观评价指标，建立在一定的文化价值体系下，具有文化依赖性。

（6）健康相关生命质量具有时变性，随时间的变化而变化，能较容易反映疾病、治疗方法、老化和其他卫生保健措施的作用，因此常用作卫生保健的效果指标，且常比一些客观健康指标敏感。

四、生命质量的评估

生命质量评估是指具有一定生命数量的人在一定时间点上的生命质量表现。其中死亡表示生命质量和生命数量的全部消失。健康或疾病是一个连续变动且不能截然分开的状态,生命质量随时间推移显示出平衡、改善和下降的三种状态(图3-1)。

(一) 评估内容

生命质量是一个综合性的概念,对其评估应该从多角度进行,一般从生理状态、心理状态、社会功能状态、个体对健康的总体感受这四个方面进行综合评估。在针对疾病的特异性量表中,还要增加疾病症状等维度。

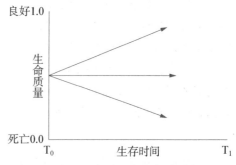

▲ 图3-1 生存时间和生命质量的关系

1. 生理状态 反映个体的体能和活动能力,是生命质量最基本的组成部分,也是个体生存的基本条件,包括以下三方面。

(1) 活动受限(activities limitation):指日常生活活动能力由于健康问题而受到的限制,包含三个层次:①正常躯体活动受限,如伸腿、弯腰、行走等困难;②迁移受限,如卧床、室内活动受限,不能利用交通工具等;③自我照顾能力下降,如不能自行穿衣、进食、洗澡和上厕所等。

(2) 社会角色功能受限(social role limitation):指社会身份,承担相应的社会义务,执行相应的社会功能受限,表现为不能适应持家、娱乐、学习、工作等。角色功能受限不仅反映患者的生理状态,还受心理状态和社会生活状态的影响,是反映生命质量的一个综合指标。

(3) 体力适度(physical strength):指个人在日常生活活动和工作中所表现出的疲劳、无力和虚弱感等。

2. 心理状态 包括个性特征和情感反应两个方面。所有疾病都会给患者带来不同程度的心理变化,主要是情绪和认知。

(1) 情绪反应(emotion response):是个体感知外界事物后所产生的体验,包括正性情绪(如愉快、兴奋、满足、自豪等)和负性情绪(如恐惧、抑郁、焦虑、紧张等),常常是生命质量测量中最敏感的部分。情绪直接受疾病和治疗措施的影响,还可以间接反映个体的生理功能和社会功能状态。

(2) 认知功能(cognitive function):是个人完成各种活动的基本能力,包括时间地点定位、方向识别能力、机智思维、注意力和记忆力的损失等。认知功能障碍一般见于疾病晚期及老年人,在生命质量评估中不是一个敏感的指标,却是评估心理状态不可缺少的内容。

3. 社会功能状态 包括社会交往和社会支持两个方面。一般而言,社会交往功能的下降,最终会导致社会支持能力的下降,心理上的孤独感和无助感,以及个人机会的丧失。

(1) 社会交往:是人的一种基本需要,有无能力满足社交需要是衡量一个人能否正常生活的标准之一。强调社交的范围和数量、社会资源的充分程度。根据社会交往的深度可分为三个层次:①社会融合(social integration),指个人的社会网络和社会联系;②社会接触(social contact),指人际交往和社区参与;③亲密关系(close relation),指个人关系网中最具亲密感和信任感的关系,如夫妻关系。

(2) 社会支持:指社会交往和社会资源对个人的支持程度,包括情感支持和物质支持。

4. 主观判断和满意度 个人对其健康状态、生活状况作出的自我评判,是生命质量评估中较为主观的指标,与个人的文化程度以及价值观念密切相关。

(1) 自身健康和生活判断(judgment of the self health and the life):指患者对疾病、生活状态、人生价值的综合测定。反映疾病在治疗的影响下,患者生命质量的总变化,由于指标影响因素较多,因此敏感性较低。

(2) 满意度与幸福感(satisfaction and happiness):两者同属于当个人需求得到满足时的良好情绪反应。满意度用来测定患者需求的满足程度,幸福感是对全部生活的综合感觉状态,测定患者整个生命质量水平。

(二) 评价量表

生命质量评价多采用量表的方法进行,一般是对健康相关生命质量进行评测。各种量表的适用对象、范围和特点各异,但都是从生命质量的基本概念和内容出发,提出问题、构建问卷。目前,根据量表适用对象的不同,可将量表分为两大类,即通用型量表和特异型量表。

1. 通用型量表 又称普适性量表,适用于所有人群,但主要适用于一般人群的生命质量测定,通常反映人们生命质量中共同的特性。

(1) 良好适应状态指数(quality of well-being index,QWB):死亡的生命质量为"0",功能与感觉的良好状态为"1",生命质量反映为1~0连续频谱时点状态。QWB量表能概括各种功能或症状水平,包括有关患者日常生活活动方面的内容和21个症状及健康问题综合描述,是一个从正向角度反映患者特定健康状态效用的量表。

(2) 健康调查简表(the MOS-item short from health survey,SF-36):包括36个条目、8个维度,适用于普通人群的生命质量测量、临床试验研究和卫生政策评价等,是一个被国际上普遍认可的生命质量测评量表(表3-1)。

表3-1 SF-36各维度的解释

维度	英文名称及缩写	相关性		含 义
		生理健康	心理健康	
生理功能	physical functioning, PF	强	弱	因健康原因生理活动受限
社会功能	social functioning, SF	中	强	因生理或情感原因社会活动受限
生理职能	role-physical, RP	强	弱	因生理健康原因角色活动受限
躯体疼痛	bodily pain, BP	强	弱	疼痛程度及其对日常活动的影响
精神健康	mental health, MH	弱	强	心理压抑和良好适应
情感职能	role-emotional, RE	弱	强	因情感原因角色活动受限
活力	vitality, VT	中	中	个体对自身精力和疲劳程度的主观感受
总体健康	general health, GH	中	中	个体对自身健康及发展趋势的评价

(3) WHO生命质量测定量表(the WHO quality of life assessment instrument,WHOQOL):是WHO组织20多个国家和地区共同研制的跨国家、跨文化并适用于一般人群个体与健康有关的生命质量的量表,已经研制成的量表有WHOQOL-100(表3-2)及其简表WHOQOL-BREF。

表 3-2　WHO 生命质量测定量表的结构

Ⅰ. 生理领域	Ⅳ. 社会关系领域
1. 疼痛与不适	13. 个人关系
2. 精力与疲倦	14. 所需社会支持的满足程度
3. 睡眠与休息	15. 性生活
Ⅱ. 心理领域	Ⅴ. 环境领域
4. 积极感受	16. 社会安全保障
5. 思想、学习、记忆和注意力	17. 住房环境
6. 自尊	18. 经济来源
7. 身材与相貌	19. 医疗服务与社会保障:获取途径与质量
8. 消极感受	20. 获取新信息、知识、技能的机会
Ⅲ. 独立性领域	21. 休闲娱乐活动的参与机会与参与程度
9. 行动能力	22. 环境条件(污染/噪声/交通/气候)
10. 日常生活能力	23. 交通条件
11. 对药物及医疗手段的依赖性	Ⅵ. 精神支柱/宗教/个人信仰
12. 工作能力	24. 精神支柱/宗教/个人信仰

(4) 欧洲生命质量测定量表(EuroQoL five-dimension questionnaire，EQ-5D):由欧洲生命质量组织发展起来的一个简易通用型生命质量自评量表,由在 5 个方面存在问题的程度和在视觉模拟尺度(visual analogue scale，VAS)上标记总的健康感觉构成。

2. 特异型量表　一般分为疾病特异型量表和特定人群的生命质量量表。前者以癌症生命质量量表为主,又可分为测定癌症患者生命质量共性部分的量表和专门针对不同癌症患者的特异型量表。详见癌症患者生命质量评估量表。

3. 我国自主研制的量表　生命质量评价是扎根于本民族文化土壤中的,带有明显的文化烙印,因此,研制和应用具有中国文化特色的生命质量评价量表尤为重要。

(1) 中国人生命质量通用量表(the 35-item QOL questionnaire，QOL-35):包括 35 个条目,适用于我国一般人群生命质量测评。

(2) 癌症和慢性疾病患者生命质量测定量表系列(quality of life instruments for cancer patients，QLICP;quality of life instruments for chronic diseases，QLICD):包括我国常见癌症和慢性疾病的生命质量评估量表。

(3) 2 型糖尿病患者生命质量量表(quality of life scale for patients with type 2 diabetes mellitus):包含疾病、生理、社会、心理、满意度 5 个维度,共 87 个条目。

五、临终生命质量

生命质量概念被引入临终关怀服务后,对于终末期患者的医疗、护理和人文关怀从观念和内容上都发生了重大变化。临终关怀服务更多地从社会角度认识和尊重临终者的生活价值,维护和尊重他们的尊严,改善他们的生命质量。

(一) 主要内容

临终生命质量是生命的一个组成部分,是一个多维结构,主要由六个方面组成。

(1) 临终机体的功能:疼痛与不适、精力与疲倦、睡眠与休息等。

(2) 心理状态:意识、定向、记忆力、自尊、相貌及消极感受等。

（3）心灵状态：心灵的慰藉、精神痛苦感等。

（4）生活环境：居住环境、经济来源、医疗服务和维持日常的生活形态。

（5）社会人际状况：个人关系、社会支持和所需社会生活满足程度等。

（6）宗教信仰和精神寄托。

（二）终末期患者生命质量的影响因素

终末期患者因病情的进展和死亡的临近，身、心、灵等方面也进一步发生明显变化，影响生命质量的因素包括社会支持、生活满意度、焦虑抑郁、疼痛程度、日常生活活动指数，而且疾病的种类、年龄、生活方式、工作状况、文化程度、医疗负担、体育锻炼、复发频率、治疗措施的选择等都是影响因素。

（三）终末期患者生命质量的评定量表

终末期患者的精神状态是整个生命质量的主要决定因素，评估这类人群需要用适当的工具。

1. Missoula-VITAS 生活质量指数（Missoula-VITAS quality of life index，MVQOLI）专门设计了用于对疾病终末期患者生命质量的评估。它是基于 Byock 的人生成长发展的理论概念。Byock 医生描述了人在死亡之前完成目标和任务的概念（表 3-3），并假定完成目标和任务，即为生命质量的提高。在生命末期的患者中使用生活质量指数的研究结果支持这一概念，换言之，疾病终末期患者的生命质量主要不是由身体或功能状态确定。

表 3-3 生命末期时感受和任务

感 受	任 务
完成世俗事务的感觉	转移财政、法律和正式的社会责任
社会关系的成就感	停止了多重的社会关系（雇员、商业、组织、教会），其中包括表达遗憾、表达感激之情和接受的宽恕 生命末期告别
关于个体生命的意义感	生命的回顾 "个人故事"的讲述 知识和智慧的传输
自我的爱情经历	自我确认 自我宽恕
对他人的爱	接受的价值
结束与家人和朋友关系的感觉	在重要关系的结束中得到充分的交流 任务，包括表达遗憾、接受宽恕、感激和欣赏 告别；告别的话
接受生命的终结	确认个人死亡和消失的痛苦经历，代表个人整体的丧失 垂死代表个人悲剧深度的表达 从世俗事务和有持久连接的感情投注中撤出 接受依赖心理
超越个人失落的新自我（人格）的感觉	

（续表）

感　　受	任　　务
对一般生活意义的感受	实现敬畏感 超然境界的识别 发生/达到混沌的舒适感
对超越和未知的放弃	

Missoula-VITAS 生活质量指数是为患者自我评估设计的问卷调查，收集与患者生命质量有关的五个方面，包括症状、功能、人际关系、情感幸福感与超越中的三类信息。在每一方面，患者被问到的问题包括评估他们的主观感受、对感受的反应和对生命总体质量的需求。

2. 疾病晚期患者生命质量的评估［the measure of quality of life at the end of life（QUAL - E）］ 基于对患者、家属和卫生保健工作者的定性研究，对"安详的死（good death）"的定义设计的。Karen Steinhauser 及其同事认为：疼痛和症状处理、对死亡的准备、实现完美的感觉，以及被视为一个"整体的人"，对所有群体都很重要。患者也确认在精神上意识到不是负担、帮助他人、平安地归属于"神"非常重要。

（四）改善临终生命质量的主要方法

临终也是生活，是一种特殊类型的生活，为改善生命质量，要尽可能设法缩小期望与现实之间的缺口（图 3 - 2）。临终关怀的目标就是要缩小期望与现实之间的差异，以便最大化地改善生命质量。

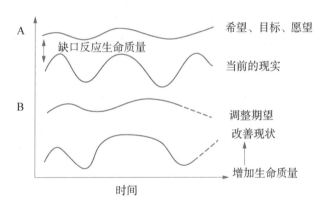

▲ 图 3 - 2　生命质量与现实、期望值的关系

注：A. 代表现实与期望间的缺口；改善生命质量反映在要么降低期望，要么改善当前的现状（B）。

（1）疼痛及身体不适症状减至最低。

（2）身体清洁完整。

（3）有活动的空间。

（4）有选择的自由。

（5）解除恩怨情结。

（6）准备交代后事。

（7）可以选择不做急救。

（8）体会自己的存在是有意义的。

（9）有信仰，不畏死亡。

（10）开展"四道人生"：道谢、道歉、道爱、道别。

六、生命质量论

（一）定义

生命质量论（the theory of quality of life）是指依据一定的社会标准对个体生命的自然素质的质量状态进行评价，是衡量生命对自身、他人和社会价值的伦理观，通常以人的体能和智能等自然素质的高低、优劣等为依据。

（二）内涵与外延

生命质量与个体的身体、智力及人际交往状态密切相关。生命质量论通常根据个体的自然素质的优劣不等来评判其生命的存在对自身、他人及社会的真正价值。

自 20 世纪 50 年代以来，分子生物学和人类遗传学等学科的兴起及人口的迅速增长，在此背景下，产生了生命质量的价值观点和理论。个体的生命质量作为其生命价值的基础和内在决定要素，对生命价值产生影响。但生命质量论因其本来存在的相对局限性，在评价个体生命价值时，既要关注其生命质量，还应关注其社会价值。

（三）意义

生命质量论的出现，使得人类对生命的态度由相对较低层次的"繁衍和维系生存"状态过渡到高层次的"提高生命质量"，为人们认识和处理生命问题提供了重要的决策依据。其作用主要体现在以下方面。

（1）根据人类生存和发展的现实需要，为人口、环境、生态等社会政策的制定提供相应的理论根据。

（2）为医务人员因客观需要而采取避孕、流产、节育、遗传咨询等行为提供了道德支持。

（3）为医务人员针对不同生命质量的患者采取特定的治疗方案提供了相应的取舍标准，指引其在诊疗实践中将追求生命质量作为主要参考依据。

第二节　癌症患者生命质量评估方法

癌症患者的生命质量已成为医学领域生命质量研究的主流，世界各国都非常重视癌症患者的生命质量问题研究，几乎所有的癌症都有相关的生命质量评价研究，而且癌症患者生命质量评估在抗癌药物选择、治疗方法的评价等方面得到广泛应用。

一、影响癌症患者生命质量的因素

(1)癌症患者生命质量是由多方面因素决定的,主要由患者的身体、心理、社会和精神状态四方面的健康水平所决定。

1)身体方面:癌症患者的病情直接影响其生命质量,尤以疼痛及疲劳最常见。

2)心理方面:如情绪、疾病恐惧感、心理压力,且晚期癌症患者表现为对濒死和死亡的恐惧等。

3)社会方面:包括社会生活的各个方面,如各种各样的社会角色、社会关系、工作、家庭等,良好的社会支持系统有利于癌症患者的身心健康。

4)精神状态:个人的宗教信仰及精神支持可以提高患者的生命质量。

(2)生命质量是癌症患者的主观体验,主要依靠患者的判断。认为癌症是可以治愈的患者,一般不产生明显的心理压力;认为癌症意味着死亡的患者,往往会出现严重的不良情绪。这就要求在测量生命质量时,一定要让患者根据自己的体验亲自完成问卷。

(3)生命质量随着癌症患者生活时间的改变而改变。如癌症患者对化疗的反应,治疗初期不良反应比较突出时,患者会因忍受不了而丧失信心。经过一段时间的治疗,效果显现出来,患者会出现信心大增,对不良反应的耐受也可增强。因此,生命质量问卷要求患者回答的每一个问题,都是指在一段时间内的综合体验。

二、癌症患者生命质量评估量表

癌症患者生命质量测评量表主要有两大类,即普适性量表和特异性量表。

(一)普适性量表

适合各种癌症患者使用,它测定的是癌症患者生命质量的共性部分。常见量表有以下几种。

1. 卡式功能状态评分(Karnofsky performance scale,KPS)(表3-4) 是最早应用生活自理能力和活动情况来评估癌症患者预后和选择姑息治疗方法的量表,每10分一个等级,共分为11等级,100分代表正常,0分代表死亡。若评分在40分以下,治疗反应常不佳。KPS量表可用作生命质量评定的总指标,曾广泛用于应试患者的分层分析。

表3-4 Karnofsky功能状态评分量表

序号	体力状况	评分(分)
1	身体正常,无任何不适	100
2	能进行正常活动,有轻微不适	90
3	勉强可进行正常活动,有一些不适	80
4	生活可自理,但不能维持正常生活或工作	70
5	有时需人辅助,但大多数时间可自理	60
6	常需人照料	50
7	生活不能自理,需特别照顾	40

（续表）

序号	体力状况	评分（分）
8	生活严重不能自理	30
9	病重,需住院积极支持治疗	20
10	病危,临近死亡	10
11	死亡得分越高	0

2. 癌症患者生命功能指标(functional living index cancer scale，FLIC)　用于癌症患者生命质量的自我测试,也可作为鉴定特异性功能障碍的筛选工具,包含 5 个领域、22 个条目,每个条目的回答均在一条 1～7 的线段上划记,比较全面地描述了患者的活动能力、执行角色功能的能力、社会交往能力、情绪状态、症状和主观感受等(表 3-5)。FLIC 量表尤其适用于预后较好的癌症患者。

表 3-5　FLIC 量表各领域及计分方法

领域	条目数	计分方法（相应的条目得分相加）
躯体良好和能力(physical well-being and ability)	9	4+6+7+10+11+13+15+20+22
心理良好(psychological well-being)	6	1+2+3+9+18+21
因癌造成的艰难(hardship due to cancer)	3	8+12+14
社会良好(social well-being)	2	16+19
恶心(nausea)	2	5+17
总量表	22	全部条目

3. 癌症患者生命质量测定量表　由欧洲癌症研究组织(European Organization for Research and Treatment of Cancer，EORTC)历时 7 年推出的跨文化、跨国度的生命质量量表(quality of life questionnaire C30，QLQ-C30)。第 3 版的 EORTC QLQ-C30 由 5 个功能维度(躯体、角色、情绪、认知和社会功能)、3 个症状维度(疲劳、恶心呕吐、疼痛)、1 个总体健康状况和 6 个单一条目(呼吸困难、睡眠障碍、食欲下降、便秘、腹泻和经济状况),共 30 个指标组成(表 3-6)。该量表简易,有较好的可行性和特异性,能全面反映生命质量的多维结构,是癌症患者的核心量表,适用于所有恶性肿瘤患者,应用时,需要与癌症特异性量表一起使用。

表 3-6　QLQ-C30(V3.0)各领域的计分方法(粗分 RS)

领域/亚量表	代码	性质	条目数	得分全距(R)	计分方法
躯体功能(physical functioning)	PF	功能型	5	3	(Q1+Q2+Q3+Q4+Q5)/5
角色功能(role functioning)	RF	功能型	2	3	(Q6+Q7)/2
情绪功能(emotional functioning)	EF	功能型	4	3	(Q21+Q22+Q23+Q24)/4

（续表）

领域/亚量表	代码	性质	条目数	得分全距(R)	计分方法
认知功能(cognitive functioning)	CF	功能型	2	3	(Q20＋Q25)/2
社会功能(social functioning)	SF	功能型	2	3	(Q26＋Q27)/2
总健康状况(general health status/QoL)	QL		2	6	(Q29＋Q30)/2
疲倦(fatigue)	FA	症状型	3	3	(Q10＋Q12＋Q18)/3
恶心与呕吐(nausea and vomiting)	NV	症状型	2	3	(Q14＋Q15)/2
疼痛(pain)	PA	症状型	2	3	(Q9＋Q19)/2
气促(dyspnoea)	DY	症状型	1	3	Q8
失眠(insomnia)	SL	症状型	1	3	Q11
食欲丧失(appetite loss)	AP	症状型	1	3	Q13
便秘(constipation)	CO	症状型	1	3	Q16
腹泻(diarrhea)	DI	症状型	1	3	Q17
经济困难(financial difficulties)	FI	症状型	1	3	Q28

4. 中国癌症患者化学生物治疗生活质量量表(quality of life questionnaire for Chinese cancer patients with chemobiotherapy，QLQ - CCC)　由国内学者罗建、孙燕研制，主要涉及患者躯体、精神、心理、社会人际关系及总体主观感觉 5 个方面，共 35 个条目构成，可用于采用化疗方式的各种患者。

5. 癌症康复评价系统(cancer rehabilitation evaluation system，CARES)　包括 139 个项目，用于全面评价癌症患者的生命质量。1991 年，Schag 等将其简化为含 59 个项目的简表(CARES - SF)，由躯体、心理、医患关系、婚姻和性功能 5 个维度组成。2006 年，胡雁、Ken Sellick 采用"WHO - QOL 跨文化生命质量研究问卷翻译法"对 CARES - SF 进行系统翻译和评价，结果显示该量表能区分出不同类型的癌症患者生命质量之间的差异，以及同一患者生命质量在 6 个月中的纵向变化。

6. 癌症治疗功能评价系统(functional assessment of cancer therapy，FACT)　是由美国 Rush-Presbyterian-St. Luke 医学中心研制的，第 4 版面向所有癌症的共性量表(functional assessment of cancer therapy-general version，FACT-G)由 5 个维度和 27 个条目构成(表 3 - 7)。特定癌症的量表由普适性模块加各自的特异模块构成，因此，FACT - G 可用于各种癌症的生命质量评价。

表 3 - 7　FACT - G(V4.0)的各领域及总量表计分(粗分)方法

领域	条目数	得分	计分方法(相应条目得分相加)
生理状况(physical well-being, PWB)	7	0～28	GP1＋GP2＋GP3＋GP4＋GP5＋GP6＋GP7
社会/家庭状况(socail and family well-being, SFWB)	7	0～28	GS1＋GS2＋GS3＋GS4＋GS5＋GS6＋GS7

（续表）

领域	条目数	得分	计分方法（相应条目得分相加）
情感状况（emotional well-being，EWB）	6	0～24	GE1+GE2+GE3+GE4+GE5+GE6
功能状况（functional well-being，FWB）	7	0～28	GF1+GF2+GF3+GF4+GF5+GF6+GF7
量表总分（TOTAL）	27	0～108	PWB+SWB+EWB+FWB

（二）特异性量表

主要针对某种特定的癌症患者。较为著名的是 EOTRC QLQ 系列及美国 FACT 量表（表 3-8）

表 3-8　部分癌症生命质量相关量表

癌症种类	DFACT 系列	EORTC QLQ 系列	其他量表
食管癌	FACT-E	QLQ-OES24	
胃癌		QLQ-ST22	
肝癌		QLQ-LC	
胰腺癌	FACT-Pa	QLQ-PAN26	
直肠癌	FACT-C	QLQ-CR38	
乳腺癌	FACT-B	QLQ-BR23	Priestman LASA，Selby LASA，Levine BCQ
卵巢癌	FACT-O	QLQ-OV28	
宫颈癌	FACT-C		
膀胱癌	FACT-BI	QLQ-BLM30	
前列腺癌	FACT-P	QLQ-PR25	
头颈癌	FACT-H&N	QLQ-H&N35	UWQOL
肺癌	FACT-L	QLQ-LC13	LCSS

1. QLQ 系列　是由针对所有癌症患者的核心量表（共性模块）QLQ-C30 和针对不同癌症的特异性条目（特异模块）构成的量表群。目前已开发出肺癌患者生命质量特异性问卷（quality of life questionnaire-lung cancer 13，QLQ-LC13）、胃癌患者生命质量特异性问卷（quality of life questionnaire-stomach cancer22，QLQ-ST22）、直肠癌患者生命质量特异性问卷（quality of life questionnaire-rectal cancer，QLQ-CR38）等多个特异性模块。

2. FACT　由一个测量癌症患者生命质量共性部分的共性模块（FACT-G）和一些特定癌症的子量表（特异模块）构成的量表群。目前开发出的特异性量表有肺癌治疗功能评价表（functional assessment of cancer therapy-lung cancer，FACT-L）、乳腺癌治疗功能评价表（functional assessment of cancer therapy-breast cancer）等。

三、癌症患者生命质量评估在临床中的应用

近 20 多年来，癌症患者生命质量评估在癌症治疗方面得到了广泛应用，疾病种类涵盖

绝大多数癌症,在癌症临床研究中的作用主要体现在以下几个方面。

1. 用于治疗方案的选择　　不同治疗方案对于患者生命质量的影响是选择的一个重要参考因素。

2. 用于药物疗效和不良反应的评价　　通过患者生命质量的评估,以判断药物的疗效和不良反应,作为治疗方案调整的依据。

3. 用于治疗或干预的影响因素评价　　对生命质量的评估,以判断其他因素对患者治疗效果的影响。

(方力争　张静)

参考文献

[1] 王俊,王丽丹,江启成.我国肿瘤患者生命质量评价研究现状及特点[J].中华疾病控制杂志,2017,21(04):422-424.

[2] 王海棠,寿涓,任利民,等.SF-12量表评价上海市社区老年人生命质量的信效度研究[J].中国全科医学,2019,22(09):1057-1061.

[3] 白琴.舒缓疗护[M].北京:人民卫生出版社,2013.

[4] 李鲁.社会医学[M].5版.北京:人民卫生出版社,2017.

[5] 邸淑珍.临终关怀学护理学[M].北京:中国中医药出版社,2017.

[6] 张堂钦,伍红艳,蔡一凡.基于EQ-5D-5L和SF-6D量表的我国普通人群生命质量现状及影响因素研究[J].中国卫生事业管理,2020,8(37):631-634.

[7] 施永兴.临终关怀学概论[M].上海:复旦大学出版社,2015.

[8] BARRY M. K, JOEL S. P. 生命末期关怀和治疗护理实用指导[M].孙静平,杨兴生,秦速励,译.北京:人民卫生出版社,2017.

[9] CAVALCANTI A G. Editorial comment: urorectal fistula repair using different approaches: operative results and quality of life issues [J]. Int Braz J Urol, 2021,47(2):413-414.

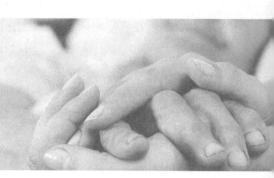

第四章

姑息医学

姑息医学是在临终关怀的基础上提出并发展起来的,也是近代医学中最年轻的一门临床分支学科。

第一节　姑息医学概述

一、姑息医学定义的历史演变

"姑息"译自英文"palliative",在牛津英文字典里定义为:掩饰、缓和、安慰、减少痛苦、暂时给予缓解等。1975年,加拿大医生 Balfour Mount 首次提出了"palliative care"这个专业术语,是针对患有无法治愈疾病的患者提出的一种新型的综合照护方法,其目的是希望将其整合入加拿大的卫生保健体系之中,为患有无法治愈疾病的患者提供医疗照顾服务。1982年,WHO 癌症小组在将临终关怀的理念整合入国家癌症控制项目时,未采用已有的"hospice care",而是选用了"palliative care",同时将这一术语向全球推广。此后,"palliative care"作为一种新型的照护服务模式,得到越来越多的认同和实践。

1986年,英国姑息医学协会(Association for Palliative Medicine of Great Britain and Ireland,APM)成立。1987年,姑息医学(palliative medicine)首先在英国被批准为一门医学专业,成为了最年轻的临床分支学科。APM 对姑息医学的定义是:为生命有限的及患有威胁生命疾病的患者提供临床指引、护理和支持,以预防和减轻他们的痛苦。其诊断和治疗的重点是通过与每个患者共同决策来满足他们的期望,提供个性化的、全方位的照护。

1988年,美国成立了临终关怀医师学会(Academy of Hospice Physician)。1996年,该学会更名为美国临终关怀和姑息医学学会(American Academy of Hospice and Palliative Medicine,AAHPM)。2006年,美国医学专业委员会认可临终关怀及姑息医学为一门临床亚专业,拥有自己专门的知识和实践体系。AAHPM 对于临终关怀和姑息医学的定义是:侧重于减轻严重疾病引起的疼痛、症状和压力,提供专业化的临终关怀和/或姑息关怀的医学专科,通常需要与其他专业人士组成团队开展工作。

从全球范围来说,尚未对"palliative care"和"palliative medicine"的定义进行严格区分,WHO始终采用"palliative care"这一表述。1990年,WHO首次正式提出了"palliative care"的定义,并得到了业内的广泛认同。2002年,WHO重新修订了姑息医学的定义:一种支持性照护方法,即通过早期识别、积极评估、控制疼痛及处理其他痛苦症状,包括躯体、社会心理和宗教(心灵)的困扰,以预防和缓解身心痛苦,从而改善那些患有威胁生命疾病的患者及其家属的生活质量。该定义包含了以下内容:①提供缓解疼痛及其他痛苦症状的照护;②维护和尊重生命,把死亡视为人生的正常过程;③既不刻意加速死亡,也不延缓死亡;④整合精神心理和心灵方面的患者照护;⑤提供支持系统,帮助患者尽可能积极地生活,直至死亡;⑥提供支持系统,帮助家属在患者的疾病过程中及其自身居丧期间能正确应对;⑦运用团队工作方式满足患者及其家属的需求,包括必要时的居丧服务咨询;⑧提高生活质量,并有可能对疾病进程产生积极影响;⑨在病程早期,可联合应用其他积极的、延长患者生命的治疗,如放疗和化疗,以及有助于解释和管理各种临床并发症所需的进一步检查。WHO树形图(图4-1)展示了姑息医学的内涵。

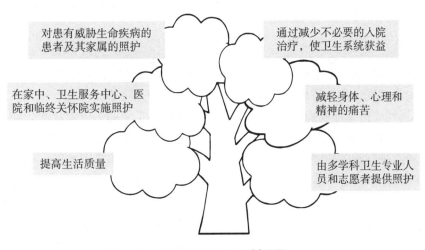

▲ 图4-1　WHO树形图

随着姑息医学的发展,2002年WHO定义也面临着许多挑战,如将姑息医学限制在与威胁生命疾病相关的问题上,而忽略了那些患有严重、慢性、复杂性疾病患者的需求。2019年,WHO正式协作组织之一——国际临终关怀和姑息医疗协会(International Association for Hospice and Palliative Care, IAHPC)在调查了88个国家的400多个IAHPC成员组织后,发布了基于共识的姑息医学定义,即姑息医学是一种积极且全方位的照护,针对各个年龄段、面临严重健康问题而处于痛苦中的人群,尤其是那些接近生命终点的患者,旨在提高患者、家属及其看护者的生活质量。该定义强调了以下几方面的内容:①姑息医学涵盖了对躯体症状(包括疼痛和其他不适症状)、心理障碍、心灵痛苦和社会需求的预防、早期识别、全面评估及管理,而且这些干预措施都应该尽可能地循证制订;②通过促进有效沟通,帮助患者及家属确定照护的最终目的,支持和帮助患者尽可能地享受生命,直至死亡;③在疾病全过程中,优先满足患者的需求;④在任何有需要的时候,都可以与能改变疾病进程的治疗方式并列使用;⑤能积极影响疾病进程;⑥不带有加速或推迟死亡的目的,重申生命的意义,将死亡看成一个自然的过程;⑦在病程中为患者的家属和看护者提供支持,并扶助他们度过丧亲之痛;⑧充分认可和尊重患者及家属的文化、价值观和信仰;⑨适用于所有健康照护场所(居家或医疗机构)和所有层级(基层医疗机构至三级医院);⑩由受过基本的姑息医学培训的专业人员提供;⑪对于转诊的复杂病例,需要姑息医学专家及多学科团队合作提供照护。

当前,姑息医学作为专业化学科的发展在全球各地尚不一致,仅有部分国家和地区把姑息医学作为医学专业或亚专业学科,如英国、爱尔兰、美国、德国、法国、芬兰、挪威、澳大利亚、新西兰等国家,以及中国的香港、台湾等地区。这与各国和地区姑息照护发展的特定历史背景及相关政策等有关。

姑息照护是综合性的、以人为本的健康服务的重要组成部分,没有什么比减轻患者的痛苦更能体现以人为本了。姑息照护已被视为一项基本人权,每个人在患病期间都享有获得高品质照护、在无痛中有尊严死去的权利。目前,全球每年有 4 000 万人需要姑息照护,其中 78% 来自中低收入国家,但在中低收入国家中,仅 10% 的患者接受了姑息照护。2014 年,世界卫生大会通过决议"加强姑息照护,将其作为整个生命周期综合照护的组成部分",并呼吁 WHO 和会员国将姑息照护作为卫生系统的核心部分,改善姑息照护的可及性。

二、姑息医学的服务对象

传统意义上,姑息照护主要用于那些身患绝症、身心极度痛苦的患者,以维护其生命尊严,帮助其安宁地度过生命的最后阶段。美国国立卫生研究院 Ann. M. Berger 认为,这种方法也适用于慢性非传染性疾病患者,即美国疾病预防中心定义的一组发病潜伏期长、一旦得病无法自愈且很难治愈的慢性非传染性疾病。事实上,临床工作中,姑息照护适用于任何年龄、任何需要这种特殊关怀的人群,既不限于癌症患者,也不限于是否处于临终状态。

WHO 指出,每年需要姑息照护的患者中,39% 患有心血管疾病,34% 患有癌症,10% 患有慢性肺部疾病,6% 患有艾滋病,5% 患有糖尿病。因此,目前认为下列患者应纳入姑息照护的范畴:①患有先天性损伤,或日常活动需要依赖他人提供生命维持治疗,或需要长期护理的儿童或成年人;②存在急性、严重危及生命的疾病(如严重创伤、白血病、急性脑卒中等),且因疾病本身及治疗对生活状况造成明显负担,导致生活质量降低的任何年龄患者;③慢性进展性疾病患者,如周围血管疾病、恶性肿瘤、慢性肾病、肝衰竭、有显著功能障碍的脑卒中、进展性心脏病或肺疾病、神经退行性疾病、痴呆、艾滋病等;④遭受意外事故或其他创伤引起的慢性疾病患者和活动受限的伤痛患者。此外,这些患者的家属也是姑息医学的服务对象。

三、姑息医学的服务理念

姑息医学强调了全人、全家、全程、全队和全社区的"五全"照顾理念。全人照顾是从患者"身、心、社、灵"层面给予全方位的照顾,减轻身体疼痛不适、满足终末期患者心愿,使患者坦然面对绝症和死亡,消除恐惧。全家照顾是指除了照顾患者外,也要照顾家属,帮助他们正视亲属即将离去的现实,减轻悲伤,同时解决因亲属即将离去所带来的身体、心理和精神等问题。全程照顾是从患者接受姑息照护开始一直到患者死亡,乃至家属居丧辅导的全过程。全队照顾是由一组训练有素的工作团队成员,分工合作,共同照顾患者及家属,这些成员包括医生、护士、营养师、心理师、宗教人士、社会工作者、志愿者等。全社区照顾是指由初始的临床治疗角色发展至社区照护，将姑息照护概念推广至社区，使民众能正确认知并参与生命教育。建立社会化的姑息照护体制，使患者不仅能在医疗机构获得姑息照护，而且在返回社区和家庭后都可以得到不间断的持续照护。

四、姑息医学与临终关怀的关系

姑息医学是伴随着临终关怀运动而逐步产生、发展起来的，两者在理论上和实践上均有着密切的联系。美国国家生物技术信息中心（National Center for Biotechnology Information，NCBI)的"医学主题词"索引中将临终关怀定义为"对临终患者提供的专业支持性卫生保健服务，通过整体照护方法，在满足患者当前生理需求的同时，还为患者及其家属提供法律、经济、情感和精神上的咨询，并包含了对已故患者家属的丧亲支持。临终关怀可在家中、医院、专门机构（临终关怀院)，或长期照护机构的专门指定区域实施"。这一界定与 WHO 对姑息医学的定义及内涵相比，在服务理念和内容上有相同之处，但两者也存在一定的差别。

（一）宗旨和理念同中存异

临终关怀和姑息医学的宗旨和理念具有共同点，即两者均强调全人、全家、全程、全队、全社区的"五全"照顾理念。将目标从治愈（cure)转向照护（care)，以患者、家属作为照顾中心，以需求为导向，通过团队的方式提供整体照护，不主张实施可能给患者增添痛苦或无意义的治疗或过度治疗，而是强调减轻各种痛苦，让患者平静、安然、有尊严地离开人世，优化生命末端的质量。

临终关怀和姑息医学的差异在于：临终关怀的照护宗旨主要是"优死"，患者一般已放弃积极治疗；姑息医学不但包括"优死"，更强调"优活"，即从诊断开始就综合考虑不同阶段患者及家属需求的变化、所患疾病的进展轨迹和照顾环境，在积极地、尽可能预防和减少痛苦的基础上融入延长患者生命的治疗，如化疗、放疗、支持治疗和照护等，强调提高患者及家属的生活质量。

（二）服务对象部分重叠

临终关怀的服务对象为患有任何疾病及自然衰老的临终者。但由于各国对于临终时限界定的不同，可以享受临终关怀服务的群体有所不同。如英国以预期生存期不超过 1 年为临终期，美国以预期生存期不超过 6 个月且不再接受延长生命的治疗为临终期，日本则将只有 2~6 个月存活期的患者划定为临终者。这种划分是以患者预期生存期，而不是以症状及机体实际功能作为准入标准，使很多预期生存期大于 1 年、很难估计临终期或不愿将自身归入临终期的患者无法享受临终关怀服务。

而姑息照护对预期生存期没有严格的限制，从诊断为不可治愈疾病开始到生命垂危，只要愿意接受姑息照护，随时可以成为服务的对象，受益的潜在群体则更广泛。由此可见，所有的临终关怀都是姑息照护，但不是所有的姑息照护都属于临终关怀。姑息照护扩展了临终关怀的服务界限，使得更多患者和家属在患病早期或疾病进程中能够受益。

（三）照护进程连续统一

姑息照护源自临终关怀，但不完全等同于后者，后者只是前者的一部分。从照护进程的连续统一性讲，患者从诊断为不可治愈疾病那一刻起，就不同程度地接受着以根治为目的及以舒缓症状为目的的干预。而随着疾病的进展，以根治为目的的干预方法会越来越少，以舒缓症状为主的干预性照护越来越多，到临终阶段，姑息照护则成为主要的干预手段。患者离世后，根治性干预终止，姑息照护依然为患者家属提供哀伤辅导。因此，姑息照护贯穿进展性疾病始终，由前期的姑息照护、患者临终阶段的姑息照护（临终关怀）及患者死后对家属的哀伤辅导三部分形成连续的统一体。

第二节　姑息医学的临床实践

姑息医学临床实践的核心是姑息照护，而广义的姑息照护则涵盖了医学和非医学的照护。

一、姑息照护的核心要素

2001 年，美国成立了高质量姑息照护国家共识项目（national consensus project，NCP）。NCP 对姑息照护的核心要素总结如下。

1. 服务对象　根据 WHO 对姑息医学定义，服务对象为患有危及生命疾病的任何年龄阶段的患者。

2. 以患者及家庭为中心　家属是为患者提供支持和与患者关系密切的人，作为照护小组成员之一，应尊重每位患者及家属的独特性，让患者及家属在医疗团队的决策支持和指导下共同参与制订照护计划。

3. 姑息照护时间　理想的姑息照护开始于"威胁生命"或"衰弱状态"诊断明确时，并延续至患者死亡及家庭的居丧期，临床上大多数需要姑息照护的为临终患者。

4. 全面照顾　姑息照护需采用多层面的评估，以确定患者生理、心理、社会及精神上的不适，并通过预防或缓解的手段来减轻其痛苦。医护人员应定期帮助患者及家属了解病情变化及这些变化的含义，及时调整医疗照护目标。姑息照护需要经过评估、诊断、计划、干预、监测等临床过程。

5. 跨学科团队（interdisciplinary team，IDT）　姑息照护团队必须精通与患者相关的医疗照护服务技能，其核心小组包含了来自医学、护理学和社会工作专业人士；还有心理医生、药剂师、护理人员助理和家庭服务员、营养师、语言治疗师、居丧协调员、宗教人士，以及涉及职业、艺术、戏剧、音乐和儿童生活等方面的治疗专家；还有个案经理、训练有素的志愿者等，该团队涵盖了基于服务需求的所有专业范围。跨学科模型基于每个拥有特定专长的团队成员之间的协同作用和相互依赖的互动。领导者根据不同任务来决策，团队成员紧密合作、积极沟通和分享信息，协作是成员之间互动的核心过程。

6. 注重减轻痛苦和沟通技巧　姑息照护的主要目标是预防和减轻不同疾病及伴随着

治疗所带来的痛苦,包括疼痛和其他症状的困扰。有效沟通技巧对姑息照护非常必要,沟通对象不仅是患者,还包括与患者和家属及其相关人员的沟通,主要内容包括信息共享、积极倾听、确定预设目标、协助医疗决策等。

7. 临终及丧亲者的护理技巧 姑息照护专家小组必须了解患者预后、濒死期的症状和体征,了解患者死亡前后相关的护理,以及患者和家属的支持需求,包括特定年龄的生理和心理综合征、正常和异常的悲痛等。

8. 连续性照护 姑息照护是所有医疗服务系统的整合,即医院门诊、急诊、疗养院、家庭照护、社区或是其他照护环境等。姑息照护团队与这些机构的专业和非专业照护人员合作,通过协调衔接不同的照护环境,以确保姑息照护的连续性,使得整个团队的服务工作正常运行;同时,通过主动管理,防止危机的发生和不必要的转介。

9. 公平地获得姑息照护 姑息照护团队应致力于使所有年龄阶段、所有地区(包括农村和边远地区)的患者,无论其诊断类别、所在的医疗机构,无论其民族、种族、性别取向及支付能力,都能公平地获得姑息照护的权利。

10. 质量评价与改进 姑息照护应致力于追求高品质,这就需要实施、保持和发展有效的质量评价和绩效改进计划。美国医学研究所确定了6项优质姑息照护的宗旨:①及时性。在正确的时间为正确的患者提供服务。②以患者为中心。以患者和家庭的目标及选择为基础。③有益和/或有效性。治疗照护过程、效果和结局对患者有明确的重要影响。④可行性及公平性。为所有需要并能从中获益的患者提供姑息照护。⑤科学性。以循证为基础。⑥效率。目的在于满足患者的实际需求,又不浪费资源。

二、姑息照护的实践模式

姑息照护的实践模式多种多样,各国根据本国的实际情况进行了创新与实践。根据姑息照护的专业水平,可分为专业姑息照护(specialty palliative care)和基本姑息照护(primary palliative care);根据姑息照护的实践场所,可分为住院姑息照护和院外姑息照护。

1. 专业姑息照护 是由专业从事姑息照护的健康保健人员所提供的姑息照护。提供服务的人员包括获得专业委员会认证的医生、姑息医学认证护士、获得姑息照护认证的社会工作者、药剂师和宗教人士等。

2. 基本姑息照护 也称为一般姑息治疗(generalist palliative care),是由非姑息专业的健康保健人员所提供的姑息照护。提供服务的人员包括基层卫生保健临床医生、以疾病为导向的专科医生(如肿瘤专家和心脏病专家)、护士、社会工作者、药剂师、宗教人士,以及其他从事姑息照护工作、但未获得姑息照护认证的人员。

3. 住院姑息照护

(1) 独立姑息照护医院模式:多为英国模式,独立的姑息照护医院硬件设施像家庭般温馨,病房类似于家中的卧室、会客厅、祈祷室等。所有的医疗服务内容、工作人员培训也都是针对患者的特殊需要,使患者身处家中一般。但缺点是运营成本昂贵。

(2) 医院姑息照护病房模式:在综合性医院中划出一个病房单元,作为姑息照护病房。其优点是容易设立,可利用现有的病房设备和专业人员。缺点是受限于原有的硬件设施,不一定能满足患者的特殊需要,工作人员受限于整个医院的体制,有时也难以达到姑息照护的需求,如病床数与护理人员的编制等。

(3) 医院姑息照护小组模式:即在综合性医院中设立姑息照护小组,以协助其他专业人员照顾分散在医院各病房的临终患者,包括姑息照护专业人员的会诊、咨询、暂时集中疗护等,以满足临终患者的特殊医护需求。缺点是只有在病房的医护人员主动咨询时,姑息照护小组才提供协助,否则患者也无法得到姑息照护。

4. 院外姑息照护

(1) 居家照护:对能回家且有家庭的患者而言,在急性症状控制稳定之后,宜转为居家照护,亦可延伸至护理院等,可大幅降低住院成本,且更贴近患者的需求。居家照护需要家中至少有一人能陪伴在患者身旁,专业人员定期随访,使患者能够安心地住在家中,在最熟悉的环境中度过人生的最后时光。

(2) 日间照护:有些患者因家属需白天上班而无人陪伴,则可在日间照顾中心接受姑息照护,傍晚返回家中,与家属共进晚餐、休息、就寝。

(3) 门诊照护:适合于通勤的姑息照护患者,经由门诊照护,患者除可接受专业团队咨询和姑息照护外,亦能享受舒适的居家环境。

三、姑息照护的质量控制

2004 年,为了推进姑息照护高质量的发展,NCP 发布了第 1 版《高质量姑息照护临床实践指南》(NCP's clinical practice guidelines for quality palliative care, NCP guidelines),该实践指南是由美国 AAHPM、姑息照护发展促进中心(The Center to Advance Palliative Care, CAPC)、临终关怀和姑息护理协会(The Hospice and Palliative Nurses Association, HPNA)、美国国家临终关怀和姑息照护组织(National Hospice and Palliative Care Organization,NHPCO)等机构在汇总大量文献综述和系统评价的基础上形成的专家共识。2018 年,NCP 实践指南进行了第 4 版修订,对质量控制的 8 个维度进行了更新。

(一) 照护的结构和流程

1. 跨学科团队　由跨学科的姑息照护团队提供整体性照护,包括医生、高级执业注册护士、助理医师、护士、社会工作者、宗教人士和其他需要的人员。姑息照护团队与其他临床医生和社区服务提供者合作,以确保在整个疾病过程中和所有场所下的连续性照护,特别是过渡期的照护。

2. 姑息照护的综合性评估　对患者和家庭进行跨学科的综合性评估,为发展个体化的患者和家庭姑息照护计划打下基础。

3. 姑息照护计划　IDT 与患者和家庭合作,制订、实施和更新照护计划,以预测、预防和治疗身体、心理、社会和灵性的需求。

4. 姑息照护的连续性　IDT 确保了照护的可及性、高质量和连续性,尤其是在照护过渡期。

5. 照护场所　姑息照护可以在任何照护场所提供,包括私人住宅、康复中心、急诊、长期照护医院、诊所、临终关怀院、惩戒所和无家可归者收容所等。

6. 跨学科团队教育　向 IDT 提供教育、培训和职业发展指导。

7. 照护和照护过渡的协调性　协调性照护的特征是在患者的整个病程中,在正确的时间给予正确的照护。IDT 认识到照护的过渡可以发生在照护机构内部,照护机构之间和照护提供者之间。对照护过渡进行预测、计划和协调,以确保达成患者的需求目标。

8. 对跨学科团队的情感支持　为重症患者及其家属提供姑息照护会对 IDT 的情绪产生影响,因此 IDT 需要营造一个有弹性、自我照顾和相互支持的环境。

9. 持续质量改进(continuous quality improvement,CQI)　在持续质量改进的承诺中,IDT 运用现有的质量改进方法,发展、实施和维护一个着眼于以患者和家庭为中心的数据驱动过程。

10. 稳定性、可持续性和成长性　认识到跨学科姑息照护的经费局限性,IDT 为长期、可持续性发展努力获取资金。

（二）身体方面的照护

1. 概述　姑息照护 IDT 通过安全、及时地减轻与严重疾病相关的躯体症状和功能障碍,努力减轻患者和家属所表达的痛苦,从而改善生命质量。

2. 筛查和评估　IDT 评估躯体症状及其对健康、生命质量和功能状态的影响。

3. 治疗　根据患者的照护目标、所患疾病、预后、功能限制、文化背景和照护场所,跨学科照护计划处理患者的躯体症状,最大化其功能状态,以改善生命质量。姑息照护的一个基本组成部分就是持续管理身体症状,预测健康状况的变化,监测与疾病相关的潜在危险因素和治疗方案的不良反应。

4. 持续照护　姑息照护小组为监测和管理躯体症状提供书面和口头建议。

（三）心理和精神方面的照护

1. 概述　IDT 包含一名具有专业知识和技能的社会工作者,能够为经历严重疾病而有预期反应的患者和家属进行评估,慰籍他们的精神健康问题、提供情感支持、解决情感困扰和提高生命质量。IDT 可以直接提供咨询,也可以转诊至专业级别的心理和/或精神照护提供者。

2. 筛查和评估　基于最好的和可及的证据,IDT 筛查、评估和记录心理和精神方面的照护,以最大限度地提高患者和家庭的应对能力和生活质量。

3. 治疗　IDT 管理和/或支持患者和家属的心理和精神方面照护,包括与经历的严重疾病及确诊的精神健康障碍相关的情感、心理或存在的困境。心理和精神服务可以通过咨询直接获得,也可以转诊给其他照护提供者。

4. 持续照护　IDT 为监测和管理长期的、新出现的心理和精神反应,以及精神健康问题提供建议。

（四）社会方面的照护

1. 概述　姑息治疗 IDT 具备特定的技能和资源来识别和解决影响患者和家属生活质量和福祉的社会因素。社会方面的照护可以直接提供,或是与其他服务提供者合作实施。

2. 筛查和评估　基于最好的和可及的证据,IDT 筛查和评估患者和家庭的社会支持、社会关系、资源和照护环境,以最大限度地提高患者和家庭的应对能力和生活质量。

3. 治疗　IDT 与患者、家属和其他照护提供者合作,根据患者的病情、期望目标、社会环境、文化背景和照护场所,制订社会服务和支持性的照护计划,最大限度地提高患者和家庭在所有照护场所中的应对能力和生活质量。

4. 持续照护 姑息照护计划处理患者和家庭照护的持续性社会问题,与他们的目标一致,并为所有参与持续照护的临床医生提供建议。

（五）灵性、宗教及生存哲学方面的照护

1. 概述 评估和尊重患者及家属的灵性信仰和习俗。姑息照护专业人员承认他们自己的灵性是他们职业角色的一部分,并通过教育和支持的方式来解决每个患者和家庭的灵性需求。

2. 筛查和评估 灵性评估过程有三个不同的组成部分:灵性筛选、灵性历史和全面的灵性评估。对每个患者和家庭进行灵性筛查,以确定灵性需求和/或困扰。通过灵性历史和评估,确定患者和家庭的灵性背景、偏好,以及相关的信仰、价值观、宗教仪式和习俗。识别和记录相关症状,如灵性困扰和灵性力量及来源。

3. 治疗 IDT 解决患者和家庭的灵性需求。

4. 持续照护 患者和家庭的灵性照护需求会随着照护目标或照护场所的改变而改变。

（六）文化方面的照护

1. 概述 IDT 提供的照护是在尊重患者和家庭的文化信仰、价值观、传统习俗、语言和沟通偏好的前提下,以患者和家庭的独特性为优先。IDT 成员努力减少个人偏见,并寻求机会学习如何提供文化敏感方面的照护。照护团队确保在环境、政策、程序和实践上体现对文化的尊重。

2. 沟通和语言 IDT 确保在所有互动中支持和促进患者和家属首选的语言和交流风格。

3. 筛查和评估 IDT 在循证的基础上,筛查和评估患者及其家庭的卫生保健方式、习俗、信仰和价值观、卫生知识水平和首选语言的文化偏好。

4. 治疗 制订具有文化敏感性的照护计划,并与患者和/或家属讨论。该计划反映了患者及家属希望作为合作伙伴参与照护决策的程度。在讨论和制订计划时,IDT 确保满足患者和家属的语言要求。

（七）临终照护

1. 跨学科团队 IDT 由接受过临终照护培训的专业人员组成,对症状进行评估和管理,与患者和家属就接近死亡的迹象和症状、照护过渡及丧亲之痛进行沟通。IDT 构建了照护框架和程序,以确保在生命即将结束时为患者及家属提供适当照护。

2. 筛查和评估 IDT 评估身体、心理、社会和灵性的需求,以及患者和家属对照护环境、治疗决策和死亡期间及身后愿望的偏好。与家属讨论的重点是尊重患者的意愿,关注家庭的恐惧和对生命结束的担忧。IDT 考虑到患者和家属的灵性需求和文化背景及偏好,在整个死亡过程中为家庭照顾者提供准备和支持。

3. 死亡前治疗 IDT 与患者、家属和其他临床医生合作,制订、实施和更新（根据需要）整套照护计划,以预测、预防和治疗身体、心理、社会和灵性症状。照护计划的重点是临终照护和治疗,以满足患者和家属的身体、情感、社会和灵性的需求。

4. 死亡过程中和死亡后的立即处置　在死亡过程中,患者和家属的需求得到尊重和支持。在提供死亡后护理时,应尊重患者和家属的文化和灵性信仰、价值观和习俗。

5. 居丧　家属和照护团队可以直接或通过转诊获得居丧支持。IDT 根据特定的评估需求确定或提供资源,包括居丧咨询、灵性支持或同伴支持。在患者死亡后启动生前准备的居丧照护计划,处理眼前和长期的需求。

(八) 伦理和法律方面的照护

1. 概述　自主、替代判断、慈善、正义和不伤害等核心伦理原则为姑息照护提供了支持。

2. 法律考量　姑息照护的提供符合法律法规,以及目前公认的照护标准和专业实践。

3. 筛查和评估　患者对医疗照护的偏好和目标是通过使用核心伦理原则来引出并被记录的。

4. 治疗和持续决策　在适用的法律、当前被接受的医疗照护标准和专业实践标准的限制下,以人为本的目标成为了照护计划和有关提供、放弃和停止治疗等决策的基础。

(杨华)

参考文献

［1］李义庭,罗冀兰. 临终关怀医疗服务体系建设研究［M］. 上海:上海交通大学出版社,2018.

［2］邸淑珍. 临终关怀护理学［M］. 北京:中国中医药出版社,2017.

［3］周逸萍,单芳. 临终关怀［M］. 北京:科学出版社,2018.

［4］曹西友,施永兴,吴颖. 临终关怀学概论［M］. 2 版. 上海:复旦大学出版社,2023.

［5］National Consensus Project for Quality Palliative Care. Clinical Practice Guidelines for Quality Palliative Care ［M］. 4th edition. Richmond VA: National Coalition for Hospice and Palliative Care,2018.

［6］RADBRUCH L,DE LIMA L,KNAUL F,et al. Redefining palliative care-a new consensus-based definition ［J］. J Pain Symptom Manage,2020,60(4):754 - 764.

第五章

晚期恶性肿瘤及非肿瘤终末期患者的姑息治疗

第一节　概述

20世纪60年代，姑息治疗起源于临终关怀，主要针对晚期恶性肿瘤患者及其家属，缓解肿瘤患者及其家属躯体和心理的痛苦，提高生命质量。20世纪80年代后期，非恶性肿瘤终末期患者，如慢性阻塞性肺疾病、充血性心力衰竭、慢性肾衰竭和阿尔茨海默病等慢性疾病，呈现出类似于恶性肿瘤疾病预后的特点，如不可治愈、症状进行性加重、危及生命等，治疗方法也类似，故而姑息治疗的范畴扩大至这部分非恶性肿瘤患者。

我国临终关怀中姑息治疗的实施机构主要是社区卫生服务中心，因此在社区卫生服务中心工作的全科医生，应熟悉和掌握晚期肿瘤及非肿瘤终末期患者姑息治疗的方法，为这些患者提供机构和居家姑息治疗。

一、临终关怀中姑息治疗的概念及内涵

临终关怀中姑息治疗是为临终患者提供以患者及家庭为中心的全面医疗照顾和关怀，特点是有效控制疼痛和其他不适症状，按照患者及其家属的需要、价值观、信仰和文化背景提供社会心理与精神帮助；通过全面评估和恰当治疗，缓解患者及其家属的身心痛苦，从而改善其生命质量，帮助患者积极生活，不人为加速死亡，不过度治疗，不以延缓死亡为目的，原则上不做有创的检查及治疗，尊重患者及其家属的意愿，尊重生命，患者善终，家属善别。获得缓解痛苦的姑息治疗是每一位疾病终末期患者的基本权利。

晚期恶性肿瘤及非肿瘤终末期患者的姑息治疗不仅涉及医学问题，还涉及患者生活基本需求与获取较高生命质量的权利、患者及其家属的尊严、家属在相关医疗服务中承担的角色和发挥的作用，以及社会卫生资源的公正分配等社会和伦理道德的问题。

二、临终关怀阶段姑息治疗的适用人群

适用于晚期恶性肿瘤及非肿瘤终末期且已处于临终关怀阶段的患者。

三、临终关怀阶段姑息治疗的原则

对晚期恶性肿瘤及非肿瘤终末期临终关怀阶段的患者,制订合理的、个性化的姑息治疗方案,需遵循以下几点原则。

(一) 全面评估

1. 全面评估病情 根据患者既往病史、目前临床症状、体格检查和实验室检查,一方面,全面、动态、准确评估病情;另一方面,根据患者的病情进展、恶化和对已实施的姑息治疗的反应,动态调整治疗方案。

2. 全面评估患者及其家属的心理状况 终末期患者及其家属心理复杂多变,准确评估患者及其家属的心理状况,有助于患者愉快地度过生命的最后阶段。

3. 全面评估患者家庭情况 与患者及其家属充分沟通,了解患者的家庭结构、家庭角色,提供以家庭为背景的姑息治疗。

4. 全面评估患者及其家属的需求 全面评估患者病情后,了解患者及其家属的心理状况,与患者及其家属充分沟通,分析威胁患者生存及生命质量的主要症状、疾病的预后转归、患者可能获得的医疗及社会支持资源,充分考虑患者及其家属意愿后,明确治疗目标,共同制订姑息治疗方案。

(二) 恰当治疗

制订终末期临终关怀阶段姑息治疗的临床方案的基本原则如下。

1. 遵循循证医学证据 依据循证医学证据,应用现有医疗条件,充分考虑患者舒适感,尽量避免应用使患者感觉不适和痛苦的诊疗措施,制订规范的姑息治疗方案。

2. 遵守伦理道德 符合伦理道德、当地风俗习惯、法规、经验。

3. 美德及公平性原则 尊重患者及其家属的意愿,同时考虑兼顾医疗的费效比、合理应用医疗资源和社会公平性。

4. 三全原则 即全程、全人、全体三项原则。

(1) 全程原则:指姑息治疗应贯穿不可治愈、危及生命疾病诊疗全过程,本章节主要针对进入疾病终末期患者从临终关怀开始直至死亡的全过程,提供缓解症状、减轻痛苦、改善生命质量的姑息治疗。

(2) 全人原则:指姑息治疗应以人为中心,而非以病为中心,用全科医学生理-心理-社会模式即"整体论"方法全面重视和缓解患者躯体与心理痛苦。

(3) 全体原则:指姑息治疗应以家庭为单位,将患者及其家属视为一个整体。一方面,强调家属陪护的重要性;另一方面,在为患者提供姑息治疗的同时,为患者家属提供帮助,尽力满足患者及其家属提出的愿望和诉求。

四、姑息治疗的常用方法

姑息治疗的目的是缓解临床症状,提高患者的舒适度和生命质量,强调每一项治疗措施的实施都应建立在患者及其家属的意愿之上。

（一）对症治疗

对症治疗的原则是减轻症状,提高患者的舒适感。终末期患者存在多脏器功能受损,临床症状较多且较重,严重困扰患者的饮食、睡眠及日常生活,给患者及其家属带来极大的痛苦。对症治疗的目的就是减轻痛苦,最大限度地使患者及其家属的生活接近正常状态。

（二）营养治疗

选择患者喜欢的食物,合理搭配,可提高患者的生命质量;不能进食者,予以侵入性的营养支持,可满足患者的营养需求。

（1）禁烟戒酒,勿食用刺激性饮食等。

（2）可进食患者,饮食宜清淡、易消化,营养丰富均衡、合理搭配。

（3）口服配方营养素。

（4）进食富含维生素及优质蛋白质的食物。

（5）不能进食者,予以静脉营养支持或置入鼻胃营养管或鼻肠营养管,必要时可行空肠造瘘术或胃造瘘术。

（6）严重营养不良患者,可予高蛋白、高脂肪和碳水化合物。

（三）氧疗

慢性阻塞性肺疾病、充血性心力衰竭及晚期肿瘤等疾病终末期,若患者认为吸氧可提高其舒适度,都应予以应用,常用方法是经鼻导管吸入和无创通气。

（四）中医中药治疗

中医治疗的原则是辨证论治,以人为中心,可在疾病终末期临终关怀的患者中,作为姑息治疗的重要手段。临床实践中发现,某些中药具有化痰、扩张支气管、免疫调节作用,减轻放疗、化疗的不良反应。

（五）综合治疗

晚期恶性肿瘤及非恶性肿瘤终末期患者,常合并多种疾病,症状多样,常需多学科综合评估,治疗方法涉及多学科、多领域,常需联合应用。

（1）既注重患者躯体疾病的治疗,缓解症状,又要注重患者的心理疏导,让其拥有愉快的心情。

（2）既要注重患者的身心舒适,又要关注家属的精神状态。

（3）既要注重临床治疗,又要注重临床护理。

（4）在临终阶段,全科医生还肩负着对患者及其家属开展死亡教育的重任,患者安息后,对家属做哀伤抚慰,做到患者善终,家属善别。

（六）人文关怀

循序渐进地开展死亡教育,帮助患者减轻痛苦,正确面对死亡,并进行持续性的心理、精神干预,同时注意患者家属的哀伤辅导。

五、临终关怀阶段姑息治疗中的注意事项

（1）注意观察姑息治疗中的各种不良反应。

（2）注意维持水、电解质平衡。

（3）指导正确的生活方式，注意防寒，防止受伤，预防感染、出血、穿孔等情况发生。

（4）指导饮食，做到既满足患者对食物的需求，又能最大限度地保证患者的营养。

（5）指导家属对患者的陪伴与交流技巧，彼此留下美好的回忆。

（6）尽最大可能满足患者及其家属的心愿，在患者离别后，让家属无遗憾。

（7）疾病终末期，患者肝、肾功能衰退，用药时注意调整剂量，注意避免使用对肝、肾功能毒性较大的药物。

第二节　常见恶性肿瘤姑息治疗

恶性肿瘤的姑息治疗是以晚期肿瘤患者为中心，针对疾病进展的不同阶段，进行及时诊断以及处理并发症，准确评估后，采取患者能承受的治疗方案，提供心理及营养支持并缓解患者疼痛的综合治疗。针对无法进行根治性手术的晚期肿瘤患者，可选择姑息性放疗和化疗、姑息性手术及中西医结合治疗、营养支持治疗等不同方式。

一、肺癌

（一）概述

2018 年癌症流行病学数据库（global cancer observatory）公布的数据显示，全球肺癌（lung cancer）的新发病例数达 209.4 万，死亡人数 176.1 万，发病率和死亡率在恶性肿瘤中均排第一位。WHO 定义肺癌为起源于呼吸道上皮细胞（气管、支气管和肺泡）的恶性肿瘤。发病原因与机制迄今不明确，吸烟是引起肺癌最常见的影响因素。终末期肺癌是指通常只有 3～6 个月生存期的肺癌。

（二）临床表现

终末期（Ⅳ期）肺癌患者可出现刺激性干咳、咯血、胸痛、发热和气促等症状。当肿瘤在胸腔内蔓延侵及周围组织时，可导致声音嘶哑、上腔静脉阻塞综合征、霍纳综合征、胸腔积液和心包积液等。远处转移至骨、脑、肝，出现头痛、恶心、呕吐、黄疸等相应器官转移的临床表现。另外，部分患者可出现包括库欣综合征、抗利尿激素分泌失调综合征、高钙血症、类癌综合征和继发增殖性骨关节病等副肿瘤综合征，甚至有少数患者以恶病质状态为首发表现。

（三）姑息治疗

肺癌是一种高度恶性的肿瘤，晚期（Ⅳ期）肺癌采用多学科综合治疗模式，以综合性的姑息治疗为主，最大限度地控制肿瘤，改善患者生命质量，延长生存期。

1. 对症治疗

（1）呼吸困难：主要目的是迅速缓解呼吸困难的症状，在吸氧的基础上寻找原因，大量胸腔积液者给予胸腔闭式引流；肿瘤压迫引起的可以使用激素或局部放疗；对于有精神症状者给予镇静治疗，以缓解症状。

（2）恶性胸腔积液：可应用胸腔穿刺抽取胸腔积液或闭式引流，亦可注入药物抑制胸腔积液形成。

(3) 祛痰：痰液多影响呼吸者，可适当吸取痰液，吸氧改善呼吸困难症状。

(4) 脑转移：出现头痛、恶心、呕吐等颅内压增高症状，可采用姑息性放疗抑制肿瘤生长，亦可使用药物降低颅内压，从而减轻症状。

(5) 疼痛：肺癌的胸痛及远处转移引起的骨痛等，可应用药物或非药物治疗，详见本书第五章第四节"对症治疗"。

2. 营养支持治疗　晚期肺癌常出现恶病质，应制订合理的饮食计划，给予营养支持，以满足机体需要。

3. 人文关怀　注意对肺癌伴随症状和抗癌治疗产生的不良反应的预防、诊断、评估和治疗，加强护理及心理辅导，注意家属的心理疏导，减少焦虑、抑郁的发生，让家属轻松地照护患者，改善照顾者生命质量。

4. 中医中药治疗　中医中药的早期介入并全程治疗是姑息治疗的一种表现，可控制患者症状，提高生命质量，延长生存期。

5. 姑息性化疗　采用姑息性化疗前，需要依据患者全身状况、病理组织类型及化疗药物耐药等情况，充分评估预期疗效与不良反应。姑息性化疗的目的是快速缓解肺癌导致的相关症状，可延长患者的生存时间。但在中晚期肺癌患者治疗中的应用尚未达成共识。

6. 姑息性放疗　一般用于对症治疗，可以缓解顽固性咳嗽、咯血、肺不张、上腔静脉阻塞综合征及骨转移的疼痛和脑转移的症状。

7. 姑息性介入治疗　对全身化疗无效的患者，可考虑支气管动脉灌注化疗；对出现完全阻塞或大咯血症状的患者，可应用血卟啉染料激光治疗和 YAG 激光切除治疗，或经支气管镜行腔内放疗或化疗。

8. 姑息性手术　终末期较少用，小细胞肺癌患者 90% 以上就诊时已发生转移，如 $T_1 \sim T_2$ 期，无纵隔淋巴结转移者，可应用肺叶切除和淋巴结清扫，并辅以含铂的两药化疗方案治疗 4~6 个疗程。脑转移患者可应用颅内肿瘤切除，减轻颅内压力。

9. 靶向治疗　首先获取肿瘤组织，明确病理分型和分子遗传学特征，然后根据检测结果决定治疗方案，针对携带驱动基因异常的肺癌患者进行治疗。具有很强的针对性，不良反应少。常用的靶点有表皮生长因子受体、血管内皮生长因子和间变淋巴瘤激酶等。

10. 免疫治疗　主要作用是抑制 T 细胞，阻止程序性细胞死亡分子及其受体通路的表达，从而起到抗肿瘤作用，对晚期肿瘤患者有益。

(四) 姑息治疗中的注意事项

全面评估患者病情，选择恰当的姑息治疗手段，以提高患者生命质量，加强护理，预防感染，对咯血、呼吸困难给予及时对症处理，避免过度临床诊疗带来的痛苦。

二、原发性肝癌

(一) 概述

原发性肝癌(primary liver cancer，PLC)，简称肝癌，指起源于肝细胞、胆管上皮细胞的恶性肿瘤，是常见的消化系统恶性肿瘤。肝癌预后很差，死亡率高。根据 2018 年癌症流行病学数据库公布的数据显示,我国肝癌死亡人数为30万。终末期肝癌是指已出现肝衰竭、多器官转移和/或合并严重并发症,无法行根治性手术及根治手术后出现转移和复发者,这部分患者生存期都很短,一般不超过3个月。

（二）临床表现

原发性肝癌终末期,表现为肝区肿痛、肝大、黄疸、腹腔积液及消瘦、发热、食欲下降等,少数出现低血糖、高钙血症、高脂血症等。

（三）姑息治疗

随着美国国立综合癌症网络（National Comprehensive Cancer Network, NCCN）肿瘤姑息治疗方案的推出,姑息治疗逐渐成为肝癌治疗必不可少的部分。对于终末期肝癌患者,主要采取以减轻患者痛苦、提高生命质量为目的综合性治疗。

1. 对症治疗

（1）腹腔积液:可交替使用多种利尿剂,注意监测电解质、注意补钾,大量腹腔积液可适当行腹腔穿刺抽出或放置引流袋,腹腔内注入化疗药物抑制腹腔积液生成。

（2）发热:可应用吲哚美辛退热治疗,必要时维持一定剂量。

（3）疼痛:可采用药物和非药物治疗,详见本书第五章第四节“对症治疗”。

（4）黄疸:以阻塞性为主,应手术切除病灶,改善症状。

（5）自发性低血糖:予以营养支持,注意饮食调整,预防低血糖发生。

2. 营养支持治疗　晚期肝癌患者极易出现恶病质,占癌症死因的5%~25%,应制订合理的饮食计划,加强营养支持治疗。

3. 中医中药治疗　在增强患者免疫力,促进肿瘤细胞再分化及凋亡,有效抑制甚至杀灭肿瘤细胞等方面,中医中药有其独特优势。

4. 姑息性化疗　是指对不能切除的肿瘤,通过化疗使其缩小的治疗方式。包括经皮导管肝动脉化疗栓塞术和无水乙醇注射术等。

5. 姑息性放疗　精确放疗可减少对残存肝组织的破坏,提高肿瘤局控率和生存率,延长患者生存期,常用伽马刀治疗。

6. 姑息性手术治疗　目前姑息性手术的方式有非根治的肝肿瘤切除术、减瘤术、肝动脉结扎术等。仅有30%~40%原发性肝癌患者能接受根治性手术治疗,不能手术患者的自然生存期仅3~6个月,因此,越来越多的学者提出以姑息性手术提高其生命质量。

7. 靶向和免疫治疗　目前已成晚期肝癌姑息治疗的热点,表皮生长因子、受体抑制剂、抗肿瘤血管生成制剂、多激酶抑制剂等逐渐应用于临床,并初见成效。

（四）姑息治疗中的注意事项

晚期肝癌患者以提高生命质量为前提,预防感染,加强护理,出现黄疸、肝昏迷、上消化道出血等情况时,结合患者及家属的意愿,进行转诊,使得患者在一个极度和谐的环境中有尊严地谢幕。

三、胃癌

(一) 概述

胃癌(gastric cancer)是最常见的消化道肿瘤,多由胃壁黏膜上皮细胞恶变所致,易穿孔引起急腹症。终末期胃癌是指不能手术根治和/或术后复发的胃癌,包括确诊时局部不可切除或已发生远处转移及术后复发的胃癌。终末期胃癌患者癌细胞已侵入浆膜下层或浸润周边器官组织或发生远处转移,无手术根治机会,5年生存率小于10%,总生存期中位数小于1年。通常出现恶心、呕吐、出血、疼痛及恶性肠梗阻相关表现,对患者生命质量影响严重。

(二) 临床表现

晚期胃癌患者常出现梗阻、穿孔、出血及疼痛等症状。浸润贲门、幽门造成局部梗阻引起恶心、呕吐、吞咽进食困难和腹胀;压迫胆总管出现梗阻性黄疸;局部浸润生长出现坏死和出血;侵袭腹腔神经出现剧烈疼痛;盆腔转移出现大量腹腔积液。

(三) 姑息治疗

终末期胃癌易发生扩散和转移,很难通过手术完全切除原发灶,姑息治疗包括对症治疗、营养支持治疗及心理、精神疗法等措施,可减轻疼痛、出血及梗阻等并发症,最终目标是提高生存质量。

1. 对症治疗

(1) 出血:终末期胃癌患者常出现消化道出血,严重时导致死亡,因此对于出血严重的患者,需要尽早在内镜下评估,准确获得出血原因以缓解症状。

(2) 疼痛:疼痛是恶性肿瘤的常见症状,严重影响患者的生命质量。晚期胃癌疼痛的姑息治疗包括药物和非药物治疗。主要目的是减轻患者的症状,提高患者的舒适度。根据患者的耐受性和疼痛程度,给予相应的镇痛措施,轻度疼痛,使用非甾体抗炎药进行治疗;中度疼痛,使用弱阿片类药物进行治疗;重度疼痛,使用强阿片类药物治疗。详见本书第五章第四节"对症治疗"。

(3) 梗阻:消化道梗阻常引起患者腹胀、恶心和呕吐等,容易导致营养不良。晚期胃癌患者一般情况差,无法耐受手术治疗,可在内镜下放置金属支架,改善梗阻症状。

2. 营养支持治疗　终末期胃癌患者由于治疗的不良反应会出现进食较困难、贫血严重等情况,应制订合理的饮食计划,必要时可通过留置胃管或静脉通道给予营养支持,以满足机体需要,但不以延长生命为目的。

3. 中医中药治疗　在治疗的不同阶段,多靶点、多途径地发挥作用,可以减轻放、化疗的不良反应,减少耐药性,降低术后复发转移和并发症的发生,有助于提高患者生命质量。

4. 姑息性化疗　晚期胃癌治疗以姑息性化疗为主,但治疗后患者中位生存时间仅为4~8个月。目前,晚期胃癌的姑息化疗,根据患者体能状态,选择两种或三种药物联合化疗方案。转化治疗是一种新辅助化疗模式,对于部分不能手术切除肿瘤的患者,在接受全身系统化疗后,增加手术根治及治愈机会,胃癌的转化治疗尚处于初期探索阶段。

5. 姑息性放疗　是一种无创的治疗手段,对于预期生存期短、预后差的终末期患者具有一定治疗意义。在终末期胃癌姑息治疗中,放疗是一种使用价值较高的疗法,通过局部姑息性放疗,使得肿块缩小,很好地缓解原发灶症状。但是目前对终末期胃癌患者原发灶的局部放射治疗,仍缺乏循证医学证据,尚未达成共识。

6. 姑息性手术治疗　终末期胃癌的姑息性手术是在无法根治切除肿瘤的基础上实施的,用以缓解患者的危重症状,包括短路手术、造瘘手术(非切除手术),以及姑息性胃切除手术。对发生转移的胃癌患者,原发性肿瘤及转移的脏器无法根治,出现出血、穿孔及肠梗阻等症状时,可通过姑息性手术,达到减轻患者病痛、提高生命质量的目的。

7. 靶向和免疫治疗　目前胃癌生物治疗中,取得较大进展的主要有靶向治疗和免疫治疗,其他基因治疗、细胞因子治疗和过继治疗等仍未取得较大进展。

(四)姑息治疗中的注意事项

(1)对终末期肿瘤患者应加强生活照顾,可按时翻身、叩背、局部按摩,避免压疮发生。

(2)注意保持口腔黏膜及皮肤清洁,避免感染等。

(3)为患者及其家属提供全面的照料,使临终患者的生命得到尊重,最大限度地减轻临终患者的心理和躯体痛苦。

四、食管癌

(一)概述

食管癌(esophageal carcinoma,EC)是我国较常见的消化道恶性肿瘤,起源于食管上皮,临床特征性表现为进行性吞咽困难,呈地区性分布的特点,目前病因尚不清楚,可能与亚硝胺类物质、真菌、进食过烫、胃食管反流病、贲门失弛缓症、巴雷特食管(Barrett esophagus)或食管憩室、遗传及环境等多种因素有关。病理分为鳞癌和腺癌两种,我国食管癌90%以上为鳞癌,对化疗敏感。食管癌的主要转移途径是淋巴转移,晚期血行转移至肝、肾、骨、肺等处;晚期发现,预后不良。

(二)临床表现

终末期有进行性加重的吞咽困难、咽下疼痛,反酸、嗳气,胸骨后剧痛。出现一系列的压迫及转移的症状,如压迫气管,出现咳嗽及呼吸困难;压迫喉返神经出现声音嘶哑等;还会出现营养不良、贫血、脱水等恶病质表现。

(三)姑息治疗

食管癌的主要姑息治疗方法有综合治疗、手术、放疗、化疗、生物治疗及其他对症支持治疗。目的是控制食管癌瘤体的生长,抑制癌细胞扩散,延缓食管狭窄及梗阻的发生,缓解临床症状,提高生活质量,延长生存时间。

1. 对症治疗

(1)吞咽困难:由于食管狭窄或梗阻所致,治疗方法是解除食管狭窄或梗阻,建立进食通道。

1)食管中度梗阻:能进食半流食,可考虑内镜下行食管扩张,优点是方法简单;缺点是作用时间短,需反复扩张,有穿孔的风险,不适用于病变范围广的患者。

2)食管重度梗阻:能进食全流食,可考虑在内镜直视下于食管内置入合金或塑胶的支架,优点是作用时间较长,缓解吞咽困难;适用于胸中段食管癌患者。

3) 食管完全梗阻:无法进食,可考虑内镜下置入鼻胃营养管或鼻肠营养管,必要时可行空肠造瘘术或胃造瘘术。

4) 癌肿消融术:内镜直视下予以癌肿消融术。

(2) 镇痛治疗:晚期食管癌患者疼痛明显,需重视镇痛治疗,方法分为药物和非药物治疗,后者包括手术、放化疗、神经阻滞、认知心理治疗等。详见本书第五章第四节"对症治疗"。

(3) 肿瘤急症:①食管穿孔,需手术治疗;②食管气管瘘,考虑带膜支架的置入,对于感染严重者需谨慎使用;③上消化道出血,根据出血量予以药物或手术治疗。

2. 营养治疗　临床中应积极营养支持治疗。①禁烟戒酒,勿食用刺激性饮食等;②可进食患者,饮食宜清淡,营养丰富均衡,合理搭配,易消化;③口服配方营养素;④进食富含维生素及优质蛋白质食物;④不能进食者,予以静脉营养支持。规范化的营养治疗可以减少食管癌放疗患者体重下降,改善营养状况,提高放化疗耐受性。推荐所有食管癌放疗患者在入院后行营养风险筛查(NRS2002 量表)、营养状况评估(PG - SGA 量表)和综合测定。对于评估后存在营养不良风险或营养不良的患者,建议给予规范化营养治疗。肠内营养首选口服营养补充,不能满足目标营养需要量时,建议行管饲。管饲首选鼻胃管或鼻肠管,如肠内营养时间需超过 4 周,建议行经皮内镜下胃/空肠造瘘。对于不能实施肠内营养或肠内营养无法满足目标营养量的患者,可联合部分或全肠外营养。

3. 中医中药　中医药对放/化疗后的正常组织损伤有独到疗效,其中白细胞和血小板降低、贫血等中医辨证为脾肾亏虚,治疗以健脾益肾、益气养血为主。放射性肺炎、放射性食管炎中医辨证为热盛伤阴,治疗以滋阴清热解毒为主,临床应用效果明显,其他如吞咽困难、打嗝、呕吐黏液等症状也可参照中医证型进行辨证论治,以提高机体免疫力,改善症状,提高生命质量。

4. 综合治疗　遵循个体化原则,根据患者自身情况及肿瘤的生长特点,综合现有治疗方法,制订恰当的患者可接受的治疗方案,包括放化疗、手术、内镜等方法。

5. 姑息性放疗　鳞癌对放疗敏感。主要适用人群为:①晚期病变化疗后转移灶缩小或稳定,可考虑原发灶放疗;②存在较为广泛的多站淋巴结转移,无法行根治性放疗者;③远处转移引起临床症状者;④晚期患者为解决食管梗阻,改善营养状况者;⑤食管癌根治性治疗后部分未控制或复发者。其禁忌证有:①患者状况差,伴恶病质;②不能耐受放疗,心肺功能差或合并其他重要器官严重疾病;③伴有食管大出血或大出血先兆征象;④食管气管瘘合并严重感染。

6. 姑息性化疗　适用于Ⅳ期食管癌患者或治疗后复发患者,体力状况评分标准<3 分,并经与家属及患者本人协商后实施;体力状况评分标准≥3 分,不考虑化疗。

7. 分子靶向治疗　主要适用于不可手术切除的局部晚期或晚期食管癌及二线以上治疗。

8. 免疫治疗　美国食品药品管理局(Food and Drug Administration,FDA)批准帕博利珠单抗单药用于免疫检查点程序性死亡受体- 1(prorammed cell death-1, PD - 1)天然配体 PD - L1 阳性的(CPS≥10)复发性局部晚期或转移性食管癌的二线及以上治疗(2B 类证据)。多项食管癌免疫治疗的临床研究结果提示,免疫治疗对 PD - L1 阳性的晚期食管癌二线及以上治疗具有一定的抗肿瘤作用且不良反应可耐受,但其长期疗效及安全性还需进一步验证。

免疫治疗与放射治疗具有协同作用,但该治疗策略在食管癌中的效果还有待进一步评价。多项针对局部晚期食管鳞癌患者的临床研究正在开展,旨在评估放疗/放化疗联合免疫治疗的疗效和安全性。

(四) 姑息治疗中的注意事项

(1) 注意观察食管癌患者手术后、放疗后、化疗后的各种不良反应,若出现社区医院不能处理的并发症,征求患者及其家属同意后,及时转上级医院。

(2) 做好护理工作,预防感染、出血、穿孔等情况发生。

(3) 帮助晚期患者活动以及协助其进行日常的生活等。

(4) 在放化疗等抗肿瘤治疗期间注意防寒、防止上呼吸道感染等。

(5) 做好晚期卧床、营养不良患者的护理工作,如局部按摩、勤洗澡、勤翻身等。

五、结直肠癌

(一) 概述

结直肠癌(colorectal cancer,CRC)又名大肠癌,是大肠黏膜上皮恶性肿瘤。CRC 多来源于腺瘤性息肉,腺瘤发展成浸润性癌约需 10 年,临床特征性表现为排便习惯与粪便性状改变,目前病因与环境因素、高脂肪和食物纤维不足、肠道慢性病变有关。病理类型以管状腺癌最多见。好发于直肠(50%～70%),乙状结肠(25%),随着生活习惯的改变右半结肠癌发病率有所增高。远处转移者即使根治术后 5 年生存率仍只有 10%,预后不良。

(二) 临床表现

肿瘤晚期血行转移可能至肝、肺、腹膜、脑等处,出现相应的临床表现。转移至肝脏可出现肝功能受损、黄疸、腹胀等;转移至肺部时出现呼吸困难、头晕、头痛等;侵及骶神经丛,可导致腰骶部持续疼痛;侵犯前列腺、膀胱,可引起血尿、尿频、尿急;常出现恶病质、腹腔积液。

(三) 姑息治疗

1. 对症治疗

(1) 疼痛:采取药物治疗或放疗。

1) 药物治疗:对于肿瘤侵犯神经导致的持续性钝痛,根据肿瘤疼痛三阶梯治疗方案进行止痛治疗;对于梗阻导致肠管痉挛引起的阵发性绞痛,予以抗胆碱药治疗,也可联合阿片类药物,需注意潜在肠梗阻的不良反应,用药时需权衡利弊。不推荐使用非甾体抗炎药和哌替啶,可加重胃肠黏膜损伤,作用时间短,不良反应多。

2) 姑息性放疗:目的是减轻症状;可以减轻骨盆内转移导致的疼痛、出血和便秘等症状;可以预防骨转移瘤导致的疼痛、病理性骨折和脊髓瘫痪;可以减轻脑转移导致的颅神经症状和颅内高压症状。

(2) 呕吐:常用的止吐药有三类。

1) 中枢止吐药:作用机制是能抑制呕吐中枢化学感受器。常用的药物有氯丙嗪。辅助止吐的药物有地西泮、氟哌啶醇等,其机制是通过镇静作用抑制呕吐。

2）胃肠动力药：常用药物有多潘立酮、莫沙必利、甲氧氯普胺等。其中，甲氧氯普胺能抑制延髓的催吐化学敏感区，产生强大的中枢性镇吐作用。

3）类固醇药物：常用药物有地塞米松，有止吐及抗炎作用，但可能导致消化性溃疡和免疫抑制，一般每日不超过 15 mg。

（3）肠梗阻：有药物、手术、支架及激光等治疗方式。

1）药物：生长抑素类似物可通过抑制消化器官的内、外分泌，抑制相关激素的释放，增加肠壁对水、无机盐的吸收，从而减轻肠梗阻症状。常用的有奥曲肽和生长抑素。

2）姑息性手术：处于临终关怀阶段的患者，原则上首选无创治疗方法；针对并发急性肠梗阻的患者，选择姑息性手术治疗，要尊重患者及其家属意愿，可以行姑息性肠造口术。

3）结肠镜下行支架置入术：具有创伤小、安全、效果好、操作简便、并发症少、恢复快等优点，对于结直肠及十二指肠部位的梗阻有较好的效果。支架置入术常见的并发症有出血、穿孔、疼痛、支架移位、发热等，其中最主要的并发症是穿孔，发生率 0~7%，穿孔可能导致肿瘤在腹腔内种植及腹腔严重感染，严重时危及生命。分为覆膜支架和非覆膜支架，覆膜支架与非覆膜支架相比，其优点是能更有效防止肿瘤向管腔内生长，更好地防止再次梗阻；缺点是支架上的覆膜外周较光滑，更易发生移位，远期临床有效率两者无明显差异，均能明显改善患者梗阻症状。

4）激光治疗：适用于不能耐受结肠镜者。

5）胃肠减压：常用方式有鼻胃管引流、经鼻肠梗阻导管引流和经肛肠梗阻导管引流。鼻胃管引流用于减少胃潴留，对小肠潴留无明显效果。经鼻肠梗阻导管引流能更有效地吸引胃肠腔内容物，降低胃肠道压力，减轻胃肠水肿，改善胃肠道血液循环，恢复胃肠道动力，减轻恶心、呕吐、腹痛等症状。经肛肠梗阻导管适用于结、直肠的低位梗阻，能有效吸引结直肠处内容物，联合开塞露灌肠或中药灌肠，可有效缓解低位肠梗阻患者的不适症状。

2. 营养支持治疗　大多患者因肠梗阻仅能进食少量食物或无法进食，需予以适当的营养支持及补液治疗，维持机体水、电解质平衡。全肠外营养支持可能增加患者家庭的经济负担，还可能发生一些意外事件，如导管感染、血栓形成、高胆红素血症、心脏意外事件等。全科医生需根据实际情况选择合适的营养支持方案。

3. 中医中药治疗　结直肠癌属本虚标实之证，其病理基础为痰瘀互结，脏腑不通。关键病机是肠腑气机阻滞，治疗原则是扶正祛邪，行气通腑。实际治疗中应根据患者症状及一般情况的差异，选取不同的治疗方法。常用的方法有中药内服、中药灌肠、穴位中药敷贴、针灸等技术。

4. 姑息性化疗　临终关怀阶段的患者不适合化疗，除非患者及其家属意愿强烈。大网膜转移可予以肠系膜上动脉灌注化疗。

5. 免疫治疗及靶向治疗　临终关怀阶段患者，需多学科团队全面评估，患者及其家属愿意的情况下可进行。

（四）姑息治疗中的注意事项

1. 饮食指导　进食易消化、少渣食物，如鸡蛋羹、碎肉末、肠内营养液等，适当食用新鲜蔬菜、水果，勿食油炸等过度油腻食物。注意保持大便通畅。

2. 造瘘口的护理指导　是家庭护理的一部分,指导患者及家属学会造瘘口的护理、换药、更换引流袋等。

3. 心理辅导　重视患者的精神状态,给予患者及其家属充分的心理安慰,指导家属营造舒适轻松的家庭环境。

六、子宫颈癌

(一) 概述

子宫颈癌(cervical cancer),又称宫颈癌,是最常见的妇科恶性肿瘤。宫颈癌常见病因是人乳头瘤病毒(human papilloma virus,HPV)感染。病理分为鳞癌、腺癌、腺鳞癌三种,以鳞癌最常见;鳞癌对放疗敏感。主要转移途径是直接蔓延和淋巴转移。预后与临床分期、病理类型等密切相关,有淋巴结转移者预后一般较差。

(二) 临床表现

子宫颈癌晚期侵犯周围组织器官,可能会引起尿路感染,出现尿频、尿急等症状,压迫或侵及输尿管时,可引起输尿管梗阻、肾盂积水及尿毒症;可引起膀胱阴道瘘、肠瘘、深静脉血栓;可以出现多器官衰竭以及远处转移,如肺和肝转移癌等;可有贫血、恶病质等全身衰竭症状。因癌组织坏死伴感染,可有大量米泔样或脓性恶臭白带。阴道壁受累时,可见赘生物生长或阴道壁变硬。

(三) 姑息治疗

宫颈癌的姑息治疗包括姑息性放疗、化疗、靶向治疗、免疫治疗。目的是缓解症状、提高生命质量。

1. 对症治疗

(1) 尿路感染:晚期患者可能留置导尿,加之患者抵抗力下降,容易出现尿路感染。予以抗感染治疗,同时勤更换尿袋,每日会阴部擦洗,鼓励患者多饮水。

(2) 下肢深静脉血栓形成:长期卧床患者下肢血流速度减慢,造成下肢肿胀、疼痛,栓子脱落可引起肺栓塞,危及生命。根据患者情况,决定是否应用肝素等抗凝药物治疗,同时下肢制动。

(3) 镇痛治疗:晚期患者由于肿瘤压迫神经,手术、放疗、化疗引起神经等组织损伤,均可引起疼痛,可使用镇痛药物或理疗、针灸等。详见本书第五章第四节"对症治疗"。

2. 营养支持治疗　选择优质蛋白饮食,纠正贫血,可选富含营养,能够提高免疫功能的香菇、黑木耳、蘑菇、胡萝卜等。

3. 中医中药治疗　中医认为宫颈癌有三种证型:①湿热毒聚证;②气滞血瘀证;③肝肾阴虚证。治疗原则是攻补兼施、顾护胃气,从整体出发,调整机体功能,改善机体免疫力,缓解患者的不适症状。

4. 放疗　分为腔内照射及体外照射,腔内照射又称为后装腔内放疗,通常宫颈癌放疗采用内外照射相结合的模式,晚期以体外照射为主,腔内照射为辅。体外照射多用直线加速器、钴(Co)等,针对子宫颈旁及盆腔淋巴结转移灶部位照射,需在一定时间内完成,且需多次照射;内照射采用后装治疗机,放射源为铯(Cs),192铱(Ir)等,通过特制的管道,将放射源放在肿瘤体附近或瘤体内,用以控制局部原发性病灶。

5. 化疗　常采用以铂类为基础的联合化疗方案,如 TP(顺铂与紫杉醇)、FP(顺铂与氟尿嘧啶)、BVP(博来霉素、长春新碱与顺铂),BP(博来霉素与顺铂)等。多与放疗联合治疗,有增敏或协同作用。不良反应有恶心、呕吐、骨髓抑制(如白细胞、血小板、红细胞的减少)、脱发、便秘或腹泻等,采用对症治疗。

6. 靶向治疗和免疫治疗

(1) 靶向治疗:特异性强,可以直接作用于子宫颈肿瘤细胞。利用单克隆抗体药物,在已经明确的作用位点,进行有针对性的治疗。靶向制剂有抗血管生成药物贝伐珠单抗,不良反应有皮疹、高血压、胃肠道症状,严重时对症治疗,必要时停药。

(2) 免疫治疗:目的是恢复或增强机体正常的抗肿瘤免疫反应,从而控制、清除肿瘤细胞。目前常用的有派姆单抗、帕博利珠单抗等,这些药物能激活免疫系统,增强机体抗肿瘤能力。注意不良反应,轻者有流感样症状、皮炎等,严重者可有免疫相关性肺炎、肾炎等,需及时治疗,严重时应停用此治疗。

(四) 姑息治疗中的注意事项

(1) 注意观察患者各种不良反应,若出现社区医院不能处理的并发症,需及时转上级医院。

(2) 做好护理工作,预防感染、出血等发生,坚持阴道冲洗,防止阴道粘连,注意经期卫生。

(3) 指导晚期患者活动,协助其进行日常的生活,防止深静脉血栓的形成。

(4) 在放化疗等抗肿瘤治疗期间注意防寒、防止上呼吸道感染等。

(5) 鼓励患者和家属正确面对疾病,积极应对不良情绪,使患者的心理得到新的适应与平衡。

七、乳腺癌

(一) 概述

终末期乳腺癌包括局部晚期(难以行根治性手术的累及皮肤、胸壁或广泛淋巴结受累的ⅢB、ⅢC 期乳腺癌)和复发或转移性乳腺癌(Ⅳ期)。5 年生存率仅为 20%,总体中位生存时间为 2~3 年。在接受系统性治疗的乳腺癌患者中复发转移率为 40%,这些复发转移患者大部分因转移而死亡。

(二) 临床表现

终末期乳腺癌的皮肤表现与肿瘤侵袭的部位、深浅和范围有关,小而深的肿块皮肤表面多无变化,大而浅的肿块与皮肤粘连,出现红肿、溃疡等皮肤表现;浸润胸肌或胸肌筋膜出现固定肿块;浸润大片皮肤出现多个小结节,沿淋巴管扩散出现卫星结节;浸润胸膜可出现胸痛和胸腔积液;脑转移时出现头痛、恶心、呕吐、精神改变和肢体活动不灵等表现;常发生肺、骨、肝转移,出现相应症状。

(三) 姑息治疗

终末期乳腺癌姑息治疗原则是减轻疼痛、缓解症状、提高生命质量。主要方法是综合治疗。

1. 对症治疗

（1）骨转移：对无骨痛的患者，早期使用双膦酸盐类（如帕米膦酸、唑来膦酸），抑制骨细胞的破坏，减少患者骨并发症的发生，以减缓疼痛产生；对持续性或局限性疼痛的患者，需要进行矫形评估，再考虑手术治疗或放疗。出现脊髓受压引起神经症状者优先考虑手术减压治疗，不能手术的可考虑放疗。

（2）脑转移：有脑膜转移症状的患者，在对症支持治疗的基础上进行全脑放疗。出现颅内压增高症状者，可用地塞米松、甘露醇减轻脑水肿症状。

（3）疼痛：提供药物和非药物支持治疗，减轻患者疼痛，提高生命质量，维护和尊重生命，把死亡看作一个正常的过程。详见本书第五章第四节"对症治疗"。

（4）昏迷：患者出现昏迷多数提示病情已晚，预后极差，治疗应适度，保持呼吸道通畅，必要时给予吸氧，注意保暖，加强护理，防治压疮。对颅脑占位性病变，肿瘤侵袭中枢神经，给予脱水、激素等治疗。高热、感染、代谢障碍等应针对病因，给予支持治疗。浅昏迷可用局部姑息性放疗，但深昏迷时，患者对疼痛的感知差，根据患者家属意愿，可不进行进一步治疗。

（5）恶性胸腔积液：可采用胸腔闭式引流减轻压迫症状，必要时可考虑胸腔内注入药物治疗，常用药物有顺铂、博来霉素、生物调节剂等。

2. 营养支持治疗　终末期患者容易出现厌食和营养不良，临床上表现为厌食、体重减轻、营养不良、贫血、低蛋白血症、皮肤压疮及精神萎靡等。治疗上要适当补充营养（老年和脏器功能有障碍的患者不能过度补充），纠正代谢的异常，同时加强心理支持和护理。

3. 中医中药治疗　中医中药及其成分可抑制癌细胞浸润、转移，抑制细胞增殖、促使凋亡、调节机体免疫功能、减轻药物的不良反应，在提高生命质量等方面发挥着作用。

4. 姑息性化疗　终末期肿瘤患者出现以下情况可优先考虑化疗：激素受体阴性；有症状的内脏转移；激素受体阳性，但是对内分泌治疗效果不佳。姑息性化疗可采用单药化疗或联合化疗，基础方案通常为紫杉类药物。

5. 姑息性放疗　骨转移伴长骨骨折患者，可考虑先手术固定再做局部放疗，多发性脑转移患者可以考虑在对症治疗基础上行全脑放疗。

6. 姑息性手术治疗　终末期肿瘤患者出现长骨骨折可考虑手术固定治疗；出现脊髓受压引起神经症状者优先考虑手术减压治疗；出现脑转移可局部切除肿块，改善症状。

7. 内分泌治疗和分子靶向治疗

（1）HER-2阳性晚期乳腺癌的治疗：对于未接受过曲妥珠单抗辅助治疗的 HER-2 阳性复发转移性乳腺癌，以曲妥珠单抗为基础联合化疗是这部分晚期患者的一线治疗方案。

（2）激素受体阳性晚期乳腺癌的治疗：晚期治疗方案的选择需要兼顾考虑患者的辅助治疗、无病间期、复发和转移的情况。

（3）复发转移乳腺癌的治疗：对于连续使用 3 种化疗方案效果不佳，或美国东部肿瘤协作组（Eastern Cooperative Oncology Group，ECOG）体力状态评分≥3 分，可以内分泌治疗和分子靶向治疗。

（四）姑息治疗中的注意事项

（1）加强医疗、心理和生活护理。

（2）预防感染、骨折等情况发生。

（3）当患者出现昏迷、病理性骨折时，结合患者及家属的意愿，进行转诊，避免过度治疗。

第三节　非肿瘤终末期患者的姑息治疗

非肿瘤终末期患者临终关怀中的姑息治疗是综合、持续、多学科的治疗，是以人为中心，充分尊重患者的选择，采取伤害最小的治疗方法减轻患者及其家属的痛苦，获得更佳的生命质量。针对晚期非肿瘤患者的姑息治疗，主要包括对症治疗、康复治疗、心理治疗、营养治疗等。

一、慢性阻塞性肺疾病

（一）概述

近年来，我国慢性阻塞性肺疾病（chronic obstructive pulmonary disease，COPD）患病率及病死率呈上升趋势，40 岁以上 COPD 患病率高达 13.7%，COPD 已成为我国城市居民第四大死因，严重影响患者的生命质量，给患者、家庭及社会带来严重的经济负担。

（二）临床表现

主要表现为进行性加重的咳嗽、咳痰、胸闷、气喘。终末期常出现严重的呼吸衰竭和心力衰竭综合性表现。

（三）姑息治疗

姑息治疗方法包括药物治疗、非药物治疗、免疫治疗及其他对症治疗和支持治疗。

1. 药物治疗　主要作用是扩张支气管、改善肺功能。

（1）支气管扩张剂：①β_2 受体激动剂如沙丁胺醇气雾剂、沙美特罗气雾剂；②抗胆碱能药如异丙托溴铵气雾剂；③长效/短效 β_2 受体激动剂与抗胆碱能药复合剂；④茶碱类药如茶碱缓释片。

（2）糖皮质激素：对于重度或极重度患者，可长期吸入糖皮质激素或长效 β_2 受体激动剂与糖皮质激素复合剂。对于第 1 秒用力呼气量（FEV_1）<60% 预计值的 COPD 患者而言，规律吸入糖皮质激素可改善症状，提高生命质量，减少急性发作的次数。

（3）祛痰药：当痰量增多、痰液黏稠时可应用祛痰药，常用药物有氨溴索、乙酰半胱氨酸和厄多司坦。

（4）抗生素：当患者发热、脓痰多、呼吸困难加重时，应积极抗感染治疗，常用头孢呋辛、左氧氟沙星等抗生素，病情加重时积极转诊。

（5）呼吸兴奋剂：使用原则是必须保持气道通畅，否则可能促发呼吸肌疲劳，进而加重

CO_2 潴留。主要适用于以中枢抑制为主、通气不足引起的呼吸衰竭,对以肺换气功能障碍为主导致的呼吸衰竭者,不宜使用。国内常用药物有尼可刹米,在西方国家常用多沙普仑,该药对 COPD 并发急性呼吸衰竭有显著呼吸兴奋效果。

(6)中医中药:辨证论治是中医治疗的原则,对 COPD 的治疗亦应据此原则进行。临床实践中发现某些中药具有化痰、扩张支气管、免疫调节作用。

2. 非药物治疗　包括康复治疗、氧疗、无创通气、营养治疗。

(1)康复治疗:建议根据每个患者的特点制订个性化康复计划,包括健康教育、心理治疗等措施,以改善患者活动能力,提高患者舒适度和生命质量。①健康教育:包括劝导患者戒烟,避免其他有害气体或颗粒吸入。进行 COPD 认知教育,使患者了解 COPD 的相关知识,增加 COPD 的并发症、氧疗指征和注意事项教育。掌握吸入药物的正确使用。②心理治疗:COPD 患者可有焦虑抑郁情绪障碍,增加住院风险,应给予心理疏导。与患者及家属多沟通交流,介绍相关 COPD 医学知识,指导家属 COPD 防治措施及生活护理方法,解除患者内心恐惧、疑虑,使患者和家属保持良好的心态,让患者拥有治疗的信心。培养良好的医患关系,积极配合临床治疗。

(2)氧疗:适应证有 2 个。①休息状态下存在动脉低氧血症,即呼吸空气时动脉血氧分压(PaO$_2$)<55 mmHg 或动脉血氧饱和度(SaO$_2$)≤88%;②PaO$_2$ 55～59 mmHg 或 SaO$_2$<89%伴有肺心病、肺动脉高压、右心衰竭或红细胞增多症(血细胞比容>55%)。长期氧疗一般经鼻导管吸入氧气,常用流量(1.0～2.0)L/min,吸氧持续时间>15 h/d。其目标是使患者在静息状态下达到 PaO$_2$≥60 mmHg(SaO$_2$ 升至 90%),保证周围组织的氧供。

(3)无创通气:作为一种缓解措施,可最大限度减轻症状,同时减少不良反应,减少插管率,提高患者舒适度。

(4)营养治疗:COPD 患者可出现体重减轻和营养不良,增加死亡危险,营养支持应着重于早期预防和治疗,防止能量失衡。严重营养不良患者应以高蛋白、高脂肪和低碳水化合物为宜。

3. 并发症治疗　终末期 COPD 患者合并呼吸衰竭、心力衰竭、自发性气胸等并发症,一般给予治疗原发病,保持气道通畅,纠正缺氧,减少水钠潴留、纠正酸碱平衡等对症治疗,维持生命体征平稳,达到减轻患者痛苦,提高生命质量的目的。

二、慢性心力衰竭

(一) 概述

慢性心力衰竭(chronic heart failure, CHF)是心血管疾病的终末期表现和最主要的死亡原因。由于人口的老龄化,预计在未来 20 年内,心力衰竭的患病率将增加 25%。

(二) 临床表现

左心衰竭以肺淤血和心输出量降低表现为主,表现为劳力性呼吸困难、端坐呼吸、夜间阵发性呼吸困难和急性肺水肿;由于心输出量降低而代偿性心率增快,患者感到乏力、疲倦、头晕、心慌。右心衰竭以体静脉淤血表现为主,消化道淤血引起食欲不振、恶心、呕吐;肝脏淤血引起上腹饱胀,甚至腹痛;肾脏淤血引起少尿、夜尿增多、蛋白尿和肾功能减退。

(三) 姑息治疗

姑息治疗的方法包括一般治疗、药物治疗和并发症治疗等。

1. 一般治疗　包括基本病因治疗、祛除诱发因素、调节生活方式、心理疏导。

(1) 基本病因治疗:高血压病、冠状动脉粥样硬化性心脏病(简称冠心病)、心脏瓣膜病、先天性心脏病、扩张型心肌病等。

(2) 祛除诱发因素:感染、心律失常、缺血、电解质紊乱、贫血、肾功能损伤、过量摄盐、过度静脉补液,以及应用损伤心肌或心功能的药物等。

(3) 调节生活方式:①限钠。限钠(<3 g/d)有助于控制心功能 NYHA 分级Ⅲ～Ⅳ级心力衰竭患者的淤血症状和体征。②监测体重。重度心力衰竭患者应限制入水量,并每日称体重以早期发现液体潴留,肥胖患者应减轻体重。③戒烟。吸烟是心血管疾病主要的危险因素之一,对心力衰竭患者尤为重要。④营养支持。严重心力衰竭伴明显消瘦应给予营养支持。⑤运动训练。失代偿期需卧床休息,多做被动运动以预防深部静脉血栓形成。

(4) 心理疏导:减轻患者心理压力,避免精神刺激,必要时酌情应用抗焦虑或抗抑郁药物。

2. 药物治疗　主要作用是减轻症状、改善功能,提高生命质量。

(1) 利尿剂:是有效改善心力衰竭患者症状和清除液体潴留的关键性药物,根据液体潴留情况随时调整剂量,一般需小剂量长期维持,应复查血钾和肾功能。①排钾利尿剂,如氢氯噻嗪、呋塞米、布美他尼,同时需要补氯化钾;②保钾利尿剂如螺内酯,利尿作用弱,多与排钾利尿剂联合应用,以加强利尿效果,预防低钾血症。不宜与氯化钾联用,肾功能不全者慎用。与血管紧张素转换酶抑制剂(angiontensin converting enzyme inhibitor, ACEI)或血管紧张素Ⅱ受体阻滞剂(angiotensin Ⅱ receptor blocker, ARB)合用时应随访血钾,以免引起高钾血症。

(2) 血管紧张素转换酶抑制剂和血管紧张素Ⅱ受体阻滞剂:是慢性心力衰竭治疗的基础和首选药物,可以明显改善心力衰竭患者的预后、降低死亡率。常用 ACEI 和 ARB 药物剂量和用法见表 5-1、表 5-2。

表 5-1　慢性心力衰竭常用 ACEI 参考剂量

药物	初始剂量	目标剂量
卡托普利	6.25 mg, 3 次/天	50 mg, 3 次/天
依那普利	2.5 mg, 1 次/天	10 mg, 2 次/天
培哚普利	2 mg, 1 次/天	4～8 mg, 1 次/天
福辛普利	5 mg, 1 次/天	20～30 mg, 1 次/天
雷米普利	1.25 mg, 1 次/天	10 mg, 1 次/天
贝那普利	2.5 mg, 1 次/天	10～20 mg, 1 次/天
赖诺普利	5 mg, 1 次/天	20～30 mg, 1 次/天

表 5-2　慢性心力衰竭常用 ARB 参考剂量

药物	初始剂量	目标剂量
坎地沙坦	4 mg，1 次/天	32 mg，1 次/天
缬沙坦	40 mg，1 次/天	160 mg，2 次/天
氯沙坦	25～50 mg，1 次/天	150 mg，1 次/天
厄贝沙坦	75 mg，1 次/天	300 mg，1 次/天
替米沙坦	40 mg，1 次/天	80 mg，1 次/天
奥美沙坦	10 mg，1 次/天	20～40 mg，1 次/天

（3）β 受体阻滞剂：长期治疗可降低慢性心力衰竭患者的死亡率，当心力衰竭相对稳定后，从小剂量开始，每隔 2～4 周逐渐增加剂量，达到靶剂量后维持。如比索洛尔起始剂量每次 1.25 mg，1 次/天，靶剂量 10 mg，1 次/天；缓释琥珀酸美托洛尔起始剂量每次 12.5 mg，1 次/天，靶剂量每次 200 mg，1 次/天；卡维地洛起始剂量每次 3.125 mg，1 次/天，靶剂量每次 50 mg，1 次/天。

（4）正性肌力药物：减轻症状，改善运动耐力，但研究结果表明正性肌力药物除洋地黄外，大多具有增高病死率和室性心律失常发生率倾向。①洋地黄类：适用于已应用 ACEI 或 ARB、β 受体阻滞剂、利尿剂，但仍然有心力衰竭症状的患者，尤其用于心房颤动伴快速心室率。常用洋地黄制剂有地高辛，口服每次 0.125～0.25 mg，1 次/天；②非洋地黄类：多巴胺较小剂量 2 ug/(kg·min) 增加心肌收缩力、血管扩张，用法多巴胺 40～60 mg 加入 50 mL 生理盐水，微泵静脉注射 3～10 mL/h。

（5）醛固酮受体拮抗剂：在上述 ACEI 和 β 受体阻滞剂基础上加用醛固酮受体拮抗剂，三药合称为"金三角"，应为慢性收缩性心力衰竭的基本治疗，常用药物有螺内酯。

（6）伊伐布雷定：是心脏窦房结起搏电流的一种选择性特异性抑制剂。已使用 ACEI/ARB、β 受体阻滞剂、醛固酮受体拮抗剂，β 受体阻滞剂已达到目标剂量或最大耐受剂量，心率仍≥70 次/分并持续有症状（NYHA Ⅱ～Ⅳ 级），可加用伊伐布雷定，起始剂量口服每次 2.5 mg，2 次/天，根据心率调整用量，最大剂量口服每次 7.5 mg，2 次/天。

（7）钠-葡萄糖协同转运蛋白 2(SGLT2) 抑制剂：已使用指南推荐剂量 ACEI/ARB、β 受体阻滞剂及醛固酮受体拮抗剂或达到最大耐受剂量后，心功能 NYHA 分级 Ⅱ～Ⅳ 级、仍有症状的慢性心力衰竭患者，加用达格列净（10 mg，1 次/天），以进一步降低心血管死亡和心力衰竭恶化风险。

（8）中医中药：中医学认为慢性心力衰竭属本虚标实之证，病机可用"虚""淤""水"概括，益气、活血、利水为心力衰竭的治疗法宝。

3. 并发症治疗　常出现肺部感染、肺动脉高压、心源性肝硬化、血栓形成和栓塞、电解质紊乱等并发症，建议予病因、对症、支持治疗。

4. 急危重症治疗　慢性心力衰竭急剧恶化时，可出现急性呼吸衰竭、急性肾衰竭、脓毒血症、室性心律失常、心搏骤停、心源性休克等危重情况，应征求患者本人或家属意见，维持生命体征平稳，延缓病情进展恶化。

（四）姑息治疗中的注意事项

（1）注意复查血钾、肾功能、地高辛浓度等指标，以免出现低血钾、肾功能不全、洋地黄中毒。

（2）避免使用或慎用 α 肾上腺素能受体拮抗剂、抗心律失常、糖皮质激素、非甾体抗炎药、噻唑烷二酮类等药物，以免引起心功能恶化。

（3）注意观察患者短期内体重明显增加、尿量减少、入量大于出量提示液体潴留，需要及时调整药物治疗，如加大利尿剂剂量或静脉应用利尿剂。

（4）根据患者生命体征调整其他药物的剂量，必要时转专科医院，病情稳定后转回社区继续管理。

三、慢性肾衰竭

（一）概述

慢性肾衰竭（chronic renal failure，CRF）严重威胁人类的健康与生命。我国流行病学调查资料显示，慢性肾脏疾病的年发病率为 2‰～3‰，每年每百万人口中约 300 人死于肾衰竭。在我国目前仍以 IgA 肾病为主的原发性肾小球肾炎多见，其次为糖尿病肾病、高血压肾病、狼疮性肾炎、梗阻性肾病及多囊肾等。

（二）临床表现

终末期肾病，常出现代谢性酸中毒、水钠代谢紊乱、钾代谢紊乱、钙磷代谢紊乱、镁代谢紊乱等。主要表现为食欲不振、恶心、呕吐、乏力、口中有尿味、消化道炎症和溃疡、呕血、便血、腹泻；反应迟钝、呼吸深大；皮下水肿、体腔积液、低血压和休克；多尿、无尿；高血压、心衰、贫血、缺氧、高钾血症、酸碱平衡紊乱；记忆力下降、头痛、失眠、肌肉痛、肌肉萎缩、四肢发麻、扑翼样震颤、手足抽搐进而意识模糊、昏迷等。

（三）姑息治疗

姑息治疗的方法包括对症治疗、营养支持治疗、中医中药和透析治疗。

1. 对症治疗

（1）控制血压：尿蛋白≥1.0 g/d 者，血压<125/75 mmHg；尿蛋白<1.0 g/d 者，血压<130/80 mmHg。降压药物的选择原则依 CRF 的分期不同而异，当内生肌酐清除率（CCr）>30 ml/min 时，首选血管紧张素转化酶抑制剂（ACEI）或血管紧张素 Ⅱ 受体阻滞剂（ARB）。当患者 CCr<30 mL/min 时，应用 ACEI 和 ARB 可能引起肾小球内低灌注压而使肾小球滤过率过低。故对透析的 CRF 患者应慎用。

（2）控制血糖：应根据 eGFR 水平调整胰岛素治疗，以防止低血糖及其他不良反应的发生。GFR 为 10～50 mL/(min · 1.73 m^2)时胰岛素宜减少 25%，GFR<10 mL/(min · 1.73 m^2)时，胰岛素用量应减少 50%。

（3）纠正水、电解质紊乱和酸碱平衡失调：根据尿量、血压、水肿等情况调整出入量，是否限制钠的摄入根据有无高血压及水肿决定。出现高钾血症要纠正诱发因素，同时给予 5% 碳酸氢钠溶液静脉点滴，静滴葡萄糖加胰岛素，10% 葡萄糖酸钙溶液静脉推注，口服聚磺苯乙烯（降钾树脂)等治疗,出现严重高钾血症(>6.5 mmol/L)时需行血液透析治疗。当 CRF 患者 HCO_3^- 浓度小于 22 mmol/L,应口服碳酸氢钠等碱性制剂,使 HCO_3^- 浓度维持在正常水平。

(4)纠正肾性贫血:多数 CRF 贫血患者需要使用红细胞生成刺激剂(erythropoiesis-stimulating agents,ESA)治疗,治疗 4 周后开始调整剂量,调整幅度在 25%。同时应对铁状态进行评估(主要指标包括铁蛋白和转铁蛋白饱和度)。对于非透析慢性肾脏病(chronic kidney disease,CKD)贫血成人患者未给予铁剂治疗者,如转铁蛋白饱和度≤30%、铁蛋白≤500 g/L,建议给予 1~3 个月口服铁剂治疗。

(5)防治肾性骨病:低嘌呤饮食,尿量正常者多饮水,适当碱化尿液,避免长期使用可能引起尿酸升高的药物(噻嗪类及袢利尿剂、小剂量阿司匹林等)。降低尿酸的药物包括抑制尿酸合成的药物(别嘌呤醇、非布司他等)和增加尿酸排泄的药物(苯溴马隆、丙磺舒等),根据患者高尿酸血症的分型及 GFR 水平选择药物、调整用量:别嘌呤醇 G3 期应减量,G5 期尽量避免使用;非布司他轻中度肾功能不全无需调整剂量;当 GFR<20 mL/(min・1.73 m^2)应避免使用苯溴马隆。

(6)神经精神症状:纠正水盐代谢和酸碱平衡紊乱,可使大部分患者症状减轻,抽搐时可使用地西泮 10 mg 静脉或肌肉注射。严重烦躁不安可静脉滴注冬眠合剂,但应保持气道通畅及血压稳定。

2. 营养支持治疗

(1)蛋白质和热量摄入:低蛋白饮食可降低肾小球内高灌注及高滤过,减少蛋白尿,减慢 CRF 患者肾小球硬化的进展。当 GFR 低于 25 mL/(min・1.73 m^2)时,推荐蛋白质摄入量控制在 0.6 g/(kg・d),同时保证足够的热量摄入,应大于 35 kcal/(kg・d)。

(2)盐摄入:慢性肾脏病成人患者钠摄入量宜<5 g/d,对于有高血压和水肿的患者钠摄入量应该在 2~3 g。

3. 中医中药治疗　中医中药对肾病的治疗已积累了丰富的经验,黄芪、大黄、冬虫夏草等具有调节免疫、减少尿毒症毒素积聚的作用。

4. 透析治疗　目前大多数终末期肾病患者需要透析以维持生命,充分征求患者及其家属意见后,选择是否予以血液透析或腹膜透析。

四、肝硬化

(一)概述

肝硬化(liver cirrhosis)是由不同病因引起的,以肝组织弥漫性纤维化、假小叶和再生结节形成为特征的进行性慢性肝病。病变逐渐进展,晚期出现肝衰竭、门静脉高压和多种并发症。我国肝硬化最常见的病因为病毒性肝炎,除病毒感染外,酒精、药物或毒物也是导致肝硬化的病因。

(二)临床表现

终末期肝硬化患者临床表现主要为两大类:肝功能减退和门静脉高压,可伴随全身多系统症状。

1. 肝功能减退的临床表现

（1）全身症状：消瘦乏力，精神不振，衰弱，皮肤干枯、面色晦暗黝黑，不规则低热，口角发炎、面部毛细血管扩张，夜盲和浮肿等。

（2）消化道症状：食欲减退，腹胀、腹痛、腹泻、黄疸、乏力，体重减轻等。

（3）出血倾向和贫血：贫血，牙龈、鼻腔出血，女性月经过多，皮肤黏膜出血点及紫斑、胃肠黏膜糜烂出血等，还可出现呕血、黑便等，严重者可休克。

（4）内分泌紊乱：表现为男性乳房发育，男性性功能减退，女性不孕及闭经，可见蜘蛛痣、肝掌。

2. 门静脉高压的临床表现　主要表现为脾大、侧支循环的建立和开放、腹水。

（1）脾大：部分可达脐下。常伴有脾功能亢进，表现为白细胞、红细胞和血小板计数减少。

（2）侧支循环的建立和开放：主要是静脉曲张和痔核形成，临床表现为呕血、黑便、便血，严重可出现休克。

（3）腹水：是肝硬化最突出的临床表现，终末期患者多见。可出现腹胀、行走困难，严重时可见脐疝、端坐呼吸和心悸等不适。

3. 全身多系统症状

（1）合并肝性脑病：有肝臭和扑翼样震颤，表现为认知障碍、性格改变等，严重时可出现谵妄甚至昏迷。

（2）合并肝肾综合征：可有顽固性腹水基础上的少尿、无尿等。

（三）姑息治疗

终末期肝硬化患者姑息治疗的主要方法是对症治疗、营养支持治疗、中医中药及保肝治疗等。

1. 对症治疗

（1）腹腔积液：应限制钠盐和水的摄入，饮食中钠的摄入量为 $4\sim6\,g/d$；水的摄入量以 $500\sim1\,000\,mL/d$ 为宜，如有低钠血症，应控制在 $500\,mL/d$，合理利用螺内酯、呋塞米等利尿剂，当利尿剂效果不佳时，可输注白蛋白提高血浆胶体渗透压，促进腹腔积液的消退。

（2）食管胃底静脉曲张出血：出血急性期应禁食水，合理补液。可用特利加压素、生长抑素及其类似物或垂体后叶素降低门静脉压力。药物治疗效果欠佳时可考虑三腔二囊管或行急诊内镜下套扎、硬化剂或组织黏合剂治疗。

（3）脾功能亢进：最有效的治疗是脾切除，同时进行脾-肾静脉吻合术，降低门静脉高压。

（4）感染：最常见的感染部位是腹腔，表现为自发性细菌性腹膜炎，腹腔感染的病原体以革兰氏阴性杆菌最为常见。一旦出现感染征象，应及时进行病原学检查，尽快开始经验性抗感染治疗。

（5）肝性脑病：去除诱发因素、促进氨的排出、减少氨的生成、清洁肠道、减少肠源性毒素吸收、纠正氨基酸失衡是主要的治疗方法，可使用乳果糖、拉克替醇、L-鸟氨酸 L-门冬氨酸等。

（6）肝肾综合征：常采用扩容（静滴白蛋白等）和应用血管收缩剂（首选特利加压素）而

增加动脉有效血容量和降低门静脉压力,减少肾损伤。

(7) 肝肺综合征:目前缺乏有效的药物治疗,低氧血症明显时可给予氧疗,改变疾病结局主要依靠肝移植。

2. 营养支持治疗　以高热量、高蛋白、维生素丰富而易消化的食物为宜;终末期肝硬化患者常合并有食管静脉曲张,应禁食坚硬粗糙的食物。

3. 中医中药治疗　治疗原则是补肝、疏肝,可选用具有保肝、利胆、除湿等功效的中草药。

4. 保肝治疗　用于有转氨酶及胆红素升高的肝硬化患者,常用保肝药有熊去氧胆酸(每次 250 mg,2 次/天)、多烯磷脂酰胆碱胶囊(每次 456 mg,3 次/天),还原型谷胱甘肽片(每次 0.4 g,3 次/天)。

五、阿尔茨海默病

(一) 概述

阿尔茨海默病(Alzheimer's disease, AD)是发生于老年与老年前期、以进行性认知功能障碍和行为损害为特征的中枢神经系统退行性病变。AD 是老年人最常见的痴呆类型,占老年期痴呆的 50%～75%。发病率随着年龄增长而增加,老年女性患病率约为男性的 2 倍。我国现有 AD 患者约 900 万人,预计到 2050 年,患病人数将超过 2 100 万人。AD 包括两个阶段,痴呆前阶段和痴呆阶段。痴呆前阶段分为轻度认知功能障碍(mild cognitive impairment,MCI)发生前期和轻度认知功能障碍期。痴呆阶段又根据认知损害的程度大致分为轻、中、重三度。

(二) 临床表现

轻度主要表现为记忆障碍。中度除了记忆障碍持续性加重以外,工作、学习新知识和社会接触能力持续减退,日常生活自理也出现困难,还可出现失语、失用、失认等表现,且常有较明显的行为、精神异常和人格改变等行为。重度除了轻中度的临床症状逐渐加重以外,还有情感淡漠、言语能力逐渐丧失、与外界接触能力逐渐丧失、不能完成日常简单的生活自理事项如穿衣、进食等,动作明显减少致肢体痉挛,可能终日无语而卧床,常可并发全身系统疾病的症状,如肺部感染、尿路感染、压疮,以及全身性多器官衰竭症状,最终因并发症而死亡。

(三) 姑息治疗

AD 治疗尚无特效疗法,姑息治疗应从诊断时开始,以对症治疗、改善认知和记忆障碍、改善精神症状、维持残存的脑功能、延缓痴呆的进一步发展、减少并发症、提高患者和照顾者的生命质量为原则。

1. 对症治疗　重度 AD 患者常出现营养不良、肺部感染、尿路感染、压疮等并发症,应根据具体情况,加强支持治疗和对症治疗,比如营养治疗、抗感染治疗、压疮护理等。

2. 药物治疗

(1) 胆碱酯酶抑制剂(cholinesterase inhibitor, ChEI):是治疗 AD 的一线用药,主要包括多奈哌齐、卡巴拉汀、加兰他敏和石杉碱甲。ChEIs 尽早使用效果更好,剂量与效果相关,中重度 AD 患者可采用从低剂量起始逐渐加量的原则,用高剂量治疗,需注意监测不良反应。对于重度患者,口服药依从性较差,可选择卡巴拉汀透皮贴剂和多奈哌齐口崩片。

(2) N-甲基-D-门冬氨酸(NMDA)受体拮抗剂:是另一类治疗 AD 的一线用药,主要代表药有盐酸美金刚胺,它是第一个用于治疗中重度痴呆的药物。盐酸美金刚胺与多奈哌齐、卡巴拉汀联合治疗较单用多奈哌齐更能缓解中重度患者认知功能减退。

(3) 抗精神病药物:在前两种药物基础上,出现精神症状严重、难以服从照料或者安全问题时,可以考虑加用抗精神病药物治疗。尽可能单一用药、小剂量起始、缓慢加量、短期用药。非典型抗精神病药物有奥氮平、利培酮、喹硫平等,抗抑郁药物有西酞普兰、舍曲林、米氮平等。

(4) 脑代谢激活剂:作为辅助性药物使用,如奥拉西坦。

(5) 中药治疗:重度患者可用补肾固元、解毒化浊方治疗。

3. 康复治疗

(1) 认知康复:多采用多模态认知干预法,比如认知刺激疗法、认知训练、计算机辅助认知康复等。针对不同受损的认知领域进行训练,如执行功能训练、学习和记忆训练、语言训练、知觉性运动训练,等等。

(2) 运动功能康复:主要包括运动疗法、体育锻炼和失用症的康复。比如中重度患者由家属陪伴下的散步和简易手指活动操;重度卧床患者,给予及时翻身和肢体摆放、各个关节的被动活动,以预防肺炎、压疮、关节痉挛等各种并发症。

(3) 精神行为障碍康复:在精神类药物治疗的基础上,可以选择各种方法进行精神行为障碍康复。比如心理干预、美术治疗、光照疗法、宠物疗法、芳香疗法等。

(4) 作业疗法:是改善患者活动与参与能力的康复方法,对于重度患者有一定难度,可以从洗脸、吃饭等基本功能开始进行训练。

(5) 综合康复治疗:有怀旧疗法、音乐疗法、虚拟现实、神经调控技术等方式。

4. 姑息护理 重度 AD 患者丧失工作和日常生活能力,个人生活完全不能自理,需要由他人照料。那么以患者为中心的个体化护理,在重度 AD 患者中是非常必要的治疗方法。广义的姑息护理,不单单指 AD 患者,还包括家人或照料者的需要,并解决身体、情感和精神需求。尽可能地让家人和照料者参与到治疗过程中,对于无法决定的护理行为,可使用最佳利益决策原则。

六、脑卒中

(一) 概述

我国脑卒中发病率高、致残率高,每年新发脑卒中患者近 200 万人,其中有 2/3 的晚期脑卒中患者因为失能失智导致对患者及家人的生活质量产生严重影响。脑卒中包括出血性卒中和缺血性卒中,以缺血性卒中最常见。

(二) 临床表现

终末期常出现偏瘫、失语、吞咽困难、痴呆、癫痫等局灶性神经功能缺损的临床表现,合并营养不良、肺部感染、排尿困难、癫痫、血栓形成和栓塞等并发症,严重者出现意识障碍,甚至危及生命。

（三）姑息治疗

根据晚期脑卒中患者的并发症、功能障碍、日常生活能力障碍等综合评价,制订姑息治疗方案,改善功能,提高生活质量。晚期脑卒中姑息治疗主要有对症治疗、营养治疗及康复治疗。

1. 对症治疗

（1）危险因素治疗:治疗高血压、高血脂、高血糖等基础疾病,戒烟、限酒,改善不良生活习惯。

（2）抗血小板及抗凝治疗:

1）抗血小板治疗:常用药物有阿司匹林肠溶片和氢氯吡格雷。

2）抗凝治疗:需评估出血风险,并充分与患者及其家属沟通后使用。常用抗凝药物包括华法林、利伐沙班、达比加群、依度沙班以及阿哌沙班等,口服华法林抗凝治疗时需监测国际标准化比值（international normalized ratio, INR）,维持 INR 在 2.0～3.0。

（3）肺部感染治疗:晚期卒中患者因意识障碍、吞咽困难等因素导致误吸,从而诱发肺部感染,可胃管留置减少误吸,必要时给予抗生素治疗。

（4）抗癫痫治疗:晚期脑卒中患者可能出现癫痫反复发作,建议按癫痫常规治疗。孤立发作者,不建议长期使用抗癫痫药物。

（5）排尿障碍治疗:晚期脑卒中患者常发生尿失禁或尿潴留,尿失禁患者应尽量避免留置导尿管,可定时使用便盆或便壶,白天每 2 小时 1 次,晚上每 4 小时 1 次。尿潴留患者应测定膀胱残余尿量,排尿时可在耻骨上施压加强排尿,必要时间歇性导尿或留置导尿。有尿路感染者应给予抗生素治疗。

（6）深静脉血栓形成和肺栓塞治疗:瘫痪重、高龄、心房颤动的晚期患者容易出现。鼓励患者勤活动、抬高下肢,无抗凝禁忌者可给予低分子肝素;有抗凝禁忌者给予阿司匹林治疗。

（7）骨质疏松治疗:建议适当补充维生素 D 并使用减少骨质流失的药物。

（8）皮肤压疮治疗:建议通过适当体位摆放,勤翻身,气垫床使用,及时清理二便及加强全身营养状况等措施处理皮肤压疮。

（9）疼痛治疗:晚期脑卒中后疼痛多因痉挛、肌无力造成的关节痛、头痛、中枢性疼痛,建议使用 0～10 分量表进行疼痛评价,可口服小剂量的阿米替林、卡马西平、拉莫三嗪等中枢性镇痛药及抗痉挛药。

2. 营养支持治疗　晚期脑卒中患者常因吞咽困难引起营养不良,需根据患者体重、肱三头肌皮褶厚度、上臂围肌及实验室检查进行营养状况评估。能量和营养摄入的途径有胃肠营养和肠外营养,胃肠营养包括经口进食及管饲进食,建议吞咽功能障碍者给予糊状、泥状或碎软的食物,误吸严重者建议鼻胃管、鼻肠管等管饲进食。肠外营养一般通过中心静脉或外周静脉输入。

3. 康复治疗

（1）功能障碍的康复:对于晚期脑卒中患者功能障碍康复主要包括运动、吞咽、认知和情绪障碍的康复。

1）运动功能障碍的康复:主要是肌力训练和痉挛防治。①肌力训练:方法有肌力增强训练、关节活动度训练、渐进式抗阻训练、功能电刺激治疗、肌电生物反馈疗法。②防治肢体痉挛:采用阶梯式治疗方法,由保守疗法逐渐过渡到侵入式疗法。非药物治疗主要包括抗痉挛肢位的摆放、痉挛肌肉的牵拉和伸展、关节活动度训练、夹板疗法等治疗方法;药物治疗针对全身肌肉痉挛的患者,建议服用替扎尼定、巴氯芬等抗痉挛药物。局部肌肉痉挛患者可予以注射 A 型肉毒毒素。

2) 吞咽障碍的康复:饮水试验是常用吞咽障碍筛查方法,临床上一般采用神经肌肉电刺激、热触觉刺激、"Shaker"疗法等康复治疗。

3) 认知障碍和情绪障碍的康复:晚期脑卒中患者认知障碍或痴呆主要以执行功能、记忆力、定向力、注意力障碍为表现。可应用常用量表筛查。口服乙酰胆碱酯酶抑制剂可改善患者认知障碍,尼莫地平可延缓认知功能减退,减慢痴呆进展。心理治疗及选择性 5 -羟色胺再摄取抑制剂等抗抑郁药物常应用于卒中后情绪不稳或抑郁的患者。

(2) 日常生活能力及生活质量的康复:常用 Barthel 指数或改良 Barthel 指数康复评价量表,对于日常生活能力欠缺的患者,建议行作业治疗。

七、帕金森病

(一) 概述

随着我国人口老龄化的不断加剧,目前我国帕金森病患者已达到 260 万例,约占全球患者的一半,至 2030 年将有 500 万例帕金森病患者,给家庭和社会带来沉重的负担。

(二) 临床表现

主要表现在运动症状和非运动症状两个方面。

1. 运动症状　静止性震颤,肌强直(枪管样强直或齿轮样强直,引起肢体痛性痉挛),运动迟缓(吞咽困难、构音障碍),姿势平衡障碍(冻结步态、慌张步态)。

2. 非运动症状　嗅觉减低,睡眠障碍,自主神经功能障碍(顽固性便秘、尿失禁、体位性低血压),精神障碍(抑郁、痴呆)等。

(三) 姑息治疗

终末期帕金森病的临床表现复杂多样,有药物的不良反应,也有疾病进展所致。对晚期帕金森病患者姑息治疗的原则是以减轻痛苦为目的的综合治疗,包括对症治疗、康复治疗、心理治疗。

1. 对症治疗

(1) 症状波动的治疗:主要包括剂末恶化、"开-关"现象的治疗。

1) 剂末恶化的治疗:剂末恶化是指抗帕金森病药物的单次作用时间缩短,随着药物在血液中浓度的变化,症状随之变化。治疗原则是调整抗帕金森口服药物剂量和次数,常用药物有复方左旋多巴(多巴丝肼、卡左双多巴缓释片)。服药具体方法有:①维持原有总剂量,减少单次服药剂量,增加服药次数;②总剂量适当增大,维持原有药物单次剂量,增加服药次数;③延长药物作用时间,改用控释剂治疗;④原有药物不变,加用半衰期长的药物,如多巴胺受体激动剂;⑤一种多巴胺受体激动剂效果不佳时可换用另一种;⑥加用儿茶酚-O-甲基转移酶抑制剂;⑦左旋多巴的吸收和作用受蛋白质饮食的影响,建议在餐前 1 小时或餐后1.5 小时服药。

2)"开-关"现象的治疗:较为困难,可选用口服多巴胺受体激动剂,也可选用左旋多巴甲酯、乙酯或麦角乙脲等多巴胺受体激动剂微泵持续输注。

(2)异动症的治疗:包括剂峰异动症、双相异动症及晨起肌张力障碍的治疗。

1)剂峰异动症的治疗:减少复方左旋多巴单次剂量;晚期患者可加用多巴胺受体激动剂,也可加用金刚烷胺;加用非典型抗精神病药如氯氮平;复方左旋多巴控释剂可能增加累积效应,建议服用常释剂。

2)双相异动症的治疗:建议首选使用复方左旋多巴水溶剂;加用长半衰期的多巴胺受体激动剂或儿茶酚-O-甲基转移酶抑制剂,缓解剂末异动症,也有助于改善剂初异动症。

3)晨起肌张力障碍的治疗:加用复方左旋多巴控释片或长效多巴胺受体激动剂。在入睡前,或在起床前服用复方左旋多巴常释剂或水溶剂。

(3)非运动症状的治疗:包括精神障碍、自主神经功能障碍、睡眠障碍、感觉障碍和药物相关性胃肠不适的治疗。

1)精神障碍的治疗:包括抑郁、焦虑、幻觉、认知障碍或痴呆等。若患者的精神障碍是由抗帕金森病药物导致,则依次逐渐减量或停用抗胆碱能药、金刚烷胺、单胺氧化酶 B 型抑制剂、多巴胺受体激动剂。如果药物调整后效果仍不佳,提示可能为帕金森病所致,需使用抗精神药物治疗,出现幻觉和妄想,首选氯氮平或喹硫平治疗,出现认知障碍和痴呆,可使用胆碱酯酶抑制剂治疗。

2)自主神经功能障碍的治疗:包括便秘、排尿障碍和体位性低血压等。①排尿障碍的治疗。常见症状有尿频、尿急和急迫性尿失禁,治疗选用外周抗胆碱能药,如奥昔布宁、溴丙胺太林和莨菪碱等。②便秘的治疗。鼓励患者多饮水,增加纤维含量高的食物,停用苯海索等抗胆碱能药物,必要时使用通便药。③体位性低血压的治疗。减少或停用可能加重体位性低血压的药物,如利尿剂、抗抑郁药物等;多饮水、多盐饮食;睡眠时抬高头位;穿弹力裤;改变体位时动作缓慢,尤其是从卧位到立位时;药物治疗首选米多君,次选多潘立酮。

3)睡眠障碍的治疗:有失眠、白天嗜睡、快速眼动期睡眠行为障碍,治疗上主要是增加口服药物种类及调整服药时间。若睡眠障碍因帕金森患者的夜间症状影响,则增加左旋多巴控释剂、司来吉兰或恩他卡朋来改善症状。若患者已在傍晚口服司来吉兰或金刚烷胺,但仍有睡眠障碍,建议调整司来吉兰服用时间为早晨、中午,金刚烷胺服用时间为下午 4 点前,效果不佳者,需减少服药剂量或停药,也可口服镇静助眠药,如氯硝西泮。

4)感觉障碍的治疗:有嗅觉减低、肌肉骨骼疼痛或麻木、不宁腿综合征。至今,临床上对嗅觉障碍暂无明确的改善措施。而晚期帕金森病患者常见肌肉骨骼疼痛或麻木,可能是帕金森病所致,调整抗帕金森病药物延长"开期",改善"关期"疼痛;也可能是骨关节病等其他原因所致疼痛,建议选择相应的对症治疗;使用羟考酮/纳洛酮缓释剂等阿片类药物也可显著缓解疼痛。建议在入睡前使用普拉克索或复方左旋多巴治疗伴有不宁腿综合征的帕金森患者。

5)药物相关性胃肠不适:口服左旋多巴等抗帕金森病药物患者可能有胃口差、恶心、呕吐,建议口服左旋多巴时吃些糕点,半小时后再用正餐或餐后 2 小时服药,半个月后依然有症状,建议加用胃肠动力药,如多潘立酮。

2. 康复治疗　晚期帕金森病患者多存在步态障碍、姿势平衡障碍、语言和/或吞咽障碍等,建议根据不同的行动障碍进行康复训练,如语言障碍训练、步态训练、姿势平衡训练等。

特别是针对姿势平衡障碍,可让患者主动调整身体重心、踏步走、大步走、听口令或拍拍子行走或跨越物体(真实的或假象的)等。必要时使用助行器甚至轮椅,做好防护。

3. 心理疏导 晚期帕金森病患者多存在焦虑、抑郁等心理障碍,不仅影响患者和家属的生命质量,同时也影响抗帕金森病药物治疗的有效性,建议予有效的心理疏导和抗抑郁药物治疗,从而达到更满意的治疗效果。

第四节 对症治疗

晚期恶性肿瘤及非肿瘤终末期患者临床症状多且顽固,给患者和家属造成很大的痛苦,对症状的治疗可以缓解痛苦,最大限度维持较好的生活状态,使患者能够较舒适地度过生命的最后时光。本节就临终关怀中终末期患者的症状治疗进行阐述。

一、疼痛

(一)概念

国际疼痛研究学会(Intemational Association for Study of Pain,LASP)"疼痛术语分类委员会"为疼痛所下的定义是:疼痛是与实际的或潜在的组织损伤有关的一种不愉快的心理感受和情感体验。疼痛的强度依组织受伤的程度、疾病的严重程度及对情绪的影响程度不同而不同。疼痛具有主观性,它表示一个人因痛的有害刺激而造成由感觉神经传入的一种痛苦的反应。晚期肿瘤患者的疼痛对其生理及心理有负面影响,疼痛与其他症状如食欲缺乏、恶心、呕吐、便秘、呼吸困难、抑郁、焦虑等相互作用,使病情变得更复杂,影响患者的生命质量和自理能力,自我尊严受到挑战,故需减轻疼痛症状,以改善晚期肿瘤患者的生命质量。

(二)分类

1. 按发作时间分类

(1)急性疼痛:指突然发生、持续时间较短的疼痛,通常是由组织损伤或潜在的损伤引起的。

(2)慢性疼痛:指持续 3 个月以上的疼痛,慢性疼痛导致患者抑郁和焦虑,造成身心极大的伤害,严重影响患者的生命质量,可在无任何明确病因或组织损伤的情况下持续存在。

2. 按病理机制和疼痛特性分类

(1)伤害感受性疼痛:由躯体和内脏结构遭受伤害并最终激活伤害感受器所引起的。伤害感受器分布于皮肤、内脏、肌肉和结缔组织中。伤害感受性疼痛可进一步分为躯体痛和内脏痛。躯体伤害感受性疼痛通常能精确定位,主诉可为刀割样、搏动性和压迫样疼痛,多由手术或骨转移引起。内脏伤害感受性疼痛往往更加弥散,可表现为酸痛和痉挛性痛。常发生于胸腹部内脏器官受到挤压、侵犯或牵拉后。

(2)神经病理性疼痛:由外周或中枢神经系统遭受伤害导致的。此种类型的疼痛可形容为电击样疼痛、刀割样疼痛或灼痛。神经病理性疼痛的范围包括椎管狭窄或糖尿病神经病变引起的疼痛,或作为化疗或放疗的不良反应。

3. 分级

表5-3　四级三度分类法

分级	程度	症　　　状
0级		无痛
1级	轻度疼痛	虽有疼痛但可忍受,能正常生活睡眠不受干扰
2级	中度疼痛	疼痛明显,不能忍受,要求服用止痛剂,睡眠受到干扰
3级	重度疼痛	疼痛剧烈,不能忍受,需要止痛剂,睡眠受到严重干扰,可伴有自主神经功能紊乱或被动体位

4. 疼痛强度的评估　疼痛强度评估对确定恰当的疼痛治疗至关重要。所有癌症患者都应在初始评估、定期随访阶段,以及任何新治疗开始时接受疼痛筛查。根据2010年成人癌痛临床实践指南(中国版),评估方案常用以下几种:

(1) 0~10数字评分量表见表5-4。

表5-4　数字评分量表

口述:"过去24小时内最严重的疼痛可用哪个数字表示,范围从0(不痛)到10(痛到极点)。"
书写:"在描述过去24小时内最严重的疼痛的数字上画圈。"

0	1	2	3	4	5	6	7	8	9	10
不痛										痛到极点

(2) 分类量表见表5-5。

表5-5　分类量表

"过去24小时内最严重的疼痛?"

无(0),	轻度(1~3),	中度(4~6),或	重度(7~10)

(3) 面部表情疼痛分级量表(图5-1):对于难以使用其他量表的患者可能更加有效,如儿童、老年人,以及存在语言或文化差异或其他交流障碍的患者。使用说明:"这些表情反映的是疼痛程度,这张脸(指着最左边的脸)表示无痛,每张脸(指着从左向右的每一张脸)依次表示疼痛越来越重,而这张脸(指着最右边的脸)表示极痛。在评估晚期肿瘤患者疼痛时要求患者按自身痛觉体会指出反映疼痛程度的那张脸。"

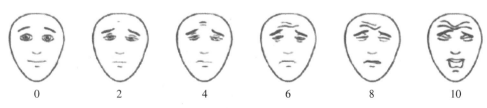

▲ 图5-1　面部表情疼痛分级量表

除了疼痛强度,还应该要求患者描述疼痛的性质。在治疗中可根据需要再次进行疼痛筛查。这种通过反复筛查来发现疼痛的方法对实施有效的疼痛治疗非常重要。

5. 晚期肿瘤患者的镇痛治疗　根据《2010年NCCN成人癌痛临床实践指南(中国

版)》，晚期肿瘤患者的镇痛治疗方案如下。

（1）治疗原则：应采用综合治疗的原则，根据患者的病情和身体状况，运用止痛治疗手段，持续有效地消除和缓解疼痛，预防和控制药物的不良反应，降低疼痛及治疗带来的心理负担，以期最大程度地提高患者生命质量。

（2）治疗方法：包括病因治疗、药物止痛治疗和非药物治疗。

1）病因治疗：针对引起癌症疼痛的病因进行治疗。癌痛疼痛的主要病因是癌症本身、并发症等。针对癌症患者给予抗癌治疗，如手术、放疗或化疗等，可能解除癌症疼痛。但对晚期疾病患者一般不采用上述有创治疗措施。

2）药物止痛治疗：根据 WHO 癌痛三阶梯止痛治疗指南，癌痛药物止痛治疗的五项基本原则如下：①口服给药。此为最常见的给药途径。对不宜口服药物患者可用其他给药途径，如吗啡皮下注射、患者自控镇痛。另外较方便的方法有透皮贴剂等。②按阶梯用药。应当根据患者疼痛程度，有针对性地选用不同强度的镇痛药物。③按时用药。按规定时间间隔规律性给予止痛药。按时给药有助于维持稳定、有效的血药浓度。目前强调以控缓释阿片药物作为基础用药的止痛方法，在临床已广泛使用。在用滴定镇痛剂量疼痛不能缓解和出现爆发疼痛时，可给予速释阿片类药物对症处理。④个体化给药。按照患者病情和癌痛缓解药物剂量，制订个体化用药方案。使用阿片类药物时，由于个体差异，阿片类药物无理想标准用药剂量，应当根据患者的病情，使用足够剂量药物，使疼痛得到缓解。同时，还应鉴别是否有神经病理性疼痛的存在，考虑联合用药可能。⑤注意具体细节。对使用止痛药的患者要加强监护，密切观察其疼痛缓解程度和机体反应情况，注意药物联合应用的相互作用，并及时采取必要措施尽可能减少药物的不良反应，以期提高患者的生命质量。

轻度疼痛：可选用非甾体抗炎药（NSAID）（表 5-6）。

表 5-6　可用于轻度癌痛的药物

种类	药物	每次推荐剂量	用法	不良反应
代表药物	阿司匹林	250～1 000 mg	口服，每 4～6 小时	胃肠功能紊乱、大便出血，如每天＞4 g 可增加不良反应
主要药物	对乙酰氨基酚	500～1 000 mg	口服，每 4～6 小时	肝脏毒性
	去痛片	1～2 片	口服，每 4～6 小时	
可选择药物	布洛芬、消炎痛栓剂（肛内）、高乌甲素			

中度疼痛：可选用弱阿片类药物，并可合用非甾体抗炎药（表 5-7）。

表 5-7　可用于中度癌痛的药物

种类	药物	每次推荐剂量	用法	不良反应
代表药物	可待因	30～60 mg	口服，每 4～6 小时	便秘
主要药物	氨酚待因	1～2 片	口服，每 4～6 小时	便秘、肝脏毒性
	布桂嗪	30～90 mg	口服，每 4～6 小时	头昏、恶心、呕吐
		100 mg	肌注，每 6～8 小时	
	曲马多	50～100 mg	口服，每 4～6 小时	头昏、恶心、呕吐、食欲下降、
		100～200 mg	肌注，每 6～8 小时	多汗、偶见心慌、气短
可选择药物	高乌甲素注射液			

重度疼痛:可选用强阿片类药,并可合用非甾体抗炎药(表5-8)。

表5-8　可用于重度癌痛的药物

种类	药物	每次推荐剂量	用法	不良反应
代表药物	吗啡口服片(也可用吗啡缓释片)	首次给药5~30 mg,因个体差异,调整合适剂量,以完全控制疼痛为准	口服,每4~6小时皮下或肌内注射	便秘、头昏、恶心、呕吐、呼吸抑制
主要药物	哌替啶	首次给药50~100 mg	口服,每3小时必要时也可肌内注射	恶心、呕吐、呼吸抑制、中枢神经中毒症状(如震颤)
可选择药物	丁丙诺啡、美散痛、二氢吗啡酮			

在使用阿片类药物的同时合用非甾体抗炎药,可以增强阿片类药物的止痛效果,并可减少阿片类药物用量。如果患者能获得良好的镇痛效果,且无严重的不良反应,轻度和中度疼痛也可考虑使用强阿片类药物。如果患者诊断为神经病理性疼痛,应首选三环类抗抑郁药物或抗惊厥类药物等。

3) 药物选择与使用方法:应当根据癌症患者疼痛的程度和性质、正在接受的治疗方法及伴随症状等情况,合理选择止痛药物和辅助药物,个体化调整用药剂量和给药频率,以此获得最佳止痛治疗效果,并减少不良反应发生。

A. 非甾体抗炎药:是癌痛治疗的基本药物,不同非甾体抗炎药有相似的作用机制,具有止痛和抗炎作用,常用于缓解轻度疼痛,或与阿片类药物联合用于缓解中、重度疼痛。常用于癌痛治疗的非甾体抗炎药,包括布洛芬、双氯芬酸、对乙酰氨基酚、吲哚美辛、塞来昔布等。非甾体抗炎药常见的不良反应有:消化道溃疡、消化道出血、血小板功能障碍、肾功能损伤、肝功能损伤等。其不良反应的发生与药物剂量及使用持续时间相关。非甾体抗炎药的每日最大剂量为:布洛芬2 400 mg,对乙酰氨基酚2 000 mg,塞来昔布400 mg。使用非甾体抗炎药,用药剂量达到一定水平以上时,增加用药剂量并不能增强其止痛效果,但药物毒性反应将明显增加。因此,如果需要长期使用非甾体抗炎药,或日用剂量已达到最大用量时,应考虑更换为阿片类止痛药;在联合用药方案中,则只增加阿片类止痛药剂量。

B. 阿片类药物:是中、重度疼痛治疗的首选药物。临床上常用于癌痛治疗的短效阿片类药物为吗啡即释片,长效阿片类药物为吗啡缓释片、羟考酮缓释片、芬太尼透皮贴剂等。对于慢性癌痛治疗,推荐选择阿片受体激动剂类药物。长期用阿片类止痛药时,首选口服给药途径,有明确指征时可选用透皮吸收途径给药,也可临时皮下注射用药,必要时可自控镇痛给药。初始剂量滴定:阿片类止痛药的疗效及安全性存在较大个体差异,需要逐渐调整剂量,以获得最佳用药剂量,此种方式称为剂量滴定。对于初次使用阿片类药物止痛的患者,可按照此原则进行剂量滴定:使用吗啡即释片进行治疗;根据疼痛程度,拟定初始固定剂量5~15 mg,q4 h;用药后疼痛不缓解或缓解不满意,应于1小时后根据疼痛程度给予滴定剂量(表5-9),密切观察疼痛程度及不良反应。第1天治疗结束后,计算第2天药物剂量:次日总固定量=前24小时总固定量+前日总滴定量。第2天治疗时,将计算所得次日总固定量分 6 次口服,次日滴定量为前 24 小时总固定量的 10%～20%。依法逐日调整剂量,直到疼痛评分稳定在 0～3 分。如果出现不可控制的不良反应,疼痛强度<4,应考虑将滴定剂量下调 25%,并重新评估病情。

表 5-9 剂量滴定增加幅度参考标准

疼痛强度分值(NRS 评分)	剂量滴定增加幅度
7～10	50%～100%
4～6	25%～50%
2～3	≤25%

对于未使用过阿片类药物的中、重度癌痛患者,推荐初始用药选择短效制剂,个体化滴定用药剂量,当用药剂量调整到理想止痛及安全的剂量水平时,可考虑换用等效剂量的长效阿片类止痛药。对于已使用阿片类药物治疗疼痛的患者,根据患者疼痛强度,按照表 5-9 要求进行滴定。对疼痛病情相对稳定的患者,可考虑使用阿片类药物控释剂作为基础给药,在此基础上备用短效阿片类药物,用于治疗爆发性疼痛。我国常用的长效阿片类药物包括:吗啡缓释片、羟考酮缓释片、芬太尼透皮贴剂等。在应用长效阿片类药物时,应备用短效阿片类止痛药。当患者因病情变化,长效止痛药物剂量不足时,或发生爆发性疼痛时,立即给予短效阿片类药物,用于解救治疗及剂量滴定。解救剂量为前 24 小时用药总量的 10%～20%。每日短效阿片解救用药次数大于 3 次时,应当考虑将前 24 小时解救用药换算成长效阿片类药按时给药。阿片类药物之间的剂量换算,可参照换算系数表(表 5-10)。换用另一种阿片类药时,仍然需要仔细观察病情,并个体化滴定用药剂量。如需减少或停用阿片类药物,则采用逐渐减量法,先减量 30%,2 天后再减少 25%,直到每天剂量相当于 30 mg 口服吗啡的药量,继续服用 2 天后即可停药。

表 5-10 阿片类药物剂量换算表

药物	非胃肠道给药	口服	等效给药
吗啡	10 mg	30 mg	非胃肠道:口服=1:3
可待因	130 mg	20 mg	非胃肠道:口服=1:1.2 吗啡(口服):可待因(口服)=1:6.5
羟考酮	—	10 mg	吗啡(口服):羟考酮(口服)=(1.5～2):1
芬太尼透皮贴剂	25 μg/h (透皮吸收)	—	芬太尼透皮贴剂 μg/h,q72 h 剂量=1/2×口服吗啡(mg/d)剂量

阿片类药物的不良反应主要包括便秘、恶心、呕吐、嗜睡、瘙痒、头晕、尿潴留、谵妄、认知障碍、呼吸抑制等。除便秘外,阿片类药物的不良反应大多是暂时性或可耐受的。处理中应把预防和处理阿片类止痛药不良反应作为止痛治疗计划的重要组成部分。恶心、呕吐、嗜睡、头晕等不良反应,大多出现在未使用过阿片类药物的患者用药的最初几天。初用阿片类药物的数天内,可同时给予甲氧氯普胺(胃复安)等止吐药预防恶心、呕吐,如无恶心症状,可停用止吐药。便秘症状通常会持续发生于阿片类药物镇痛治疗的全过程,多数患者需使用

缓泻剂防治便秘。出现过度镇静、精神异常等不良反应,需减少阿片类药物用药剂量。用药过程中,应注意肾功能不全、高钙血症、代谢异常、联合应用精神类药物等因素的影响。

4) 辅助用药:辅助镇痛药物包括抗惊厥类药物、抗抑郁类药物、皮质激素、N-甲基-D-天冬氨酸受体(NMDA)拮抗剂和局部麻醉药。辅助药物能够增强阿片类药物的止痛效果,或产生直接镇痛作用。辅助镇痛药常用于辅助治疗神经病理性疼痛、骨痛、内脏痛。辅助用药的种类选择及剂量调整,需要个体化对待。常用于神经病理性疼痛的辅助药物主要有:①抗惊厥类药物,用于神经损伤所致的撕裂样、放电样疼痛及烧灼痛,如卡马西平、加巴喷丁、普瑞巴林。加巴喷丁 100~300 mg 口服,每日 1 次,逐步增量至 300~600 mg,每日 3 次,最大剂量为 3 600 mg/d;普瑞巴林 75~150 mg,每日 2~3 次,最大剂量 600 mg/d。②三环类抗抑郁药,用于中枢性或外周神经损伤所致的麻木样痛、灼痛,该类药物也可以改善情绪及睡眠,如阿米替林、度洛西汀,文拉法辛等。阿米替林 12.5~25 mg 口服,每晚 1 次,逐步增至最佳治疗剂量。药物止痛治疗期间,应在病史中记录疼痛评分变化及药物不良反应,以确保晚期肿瘤患者疼痛安全、有效、持续缓解。

5) 非药物治疗:用于临终安宁疗护中癌痛治疗的非药物治疗方法,主要有认知-行为训练、社会心理支持治疗等。行为治疗包括放松疗法、系统脱敏、催眠、遐想、音乐治疗等。可作为药物止痛治疗的有益补充,与止痛药物联合治疗,可增加止痛治疗的效果。

6. **患者及家属教育** 癌痛治疗过程中,患者及家属的理解和配合至关重要,很多患者及家属往往认为使用止痛药物会造成止痛剂成瘾,故患者常常忍痛拒服止痛药物,应当有针对性地开展止痛知识宣传教育。重点宣教以下内容:鼓励患者主动向医护人员描述疼痛的程度;止痛治疗是肿瘤综合治疗的重要部分,忍痛对患者有害无益;多数癌痛可通过药物治疗有效控制,患者应当在医生指导下进行止痛治疗,规律服药,不宜自行调整止痛药剂量和止痛方案;吗啡及其同类药物是癌痛治疗的常用药物,在癌痛治疗时应用吗啡类药物引起成瘾的现象极为罕见;应当确保药物安全放置;止痛治疗时家属要协助密切观察止痛治疗的疗效和药物的不良反应,随时与医务人员沟通,有利于医务人员及时调整治疗目标及治疗措施;居家安宁治疗的患者,医务人员应当定期上门访视。

二、发热

(一) 概念

发热是指体温升高超出正常标准,其原因是各种致热源作用于人体或其他原因导致的体温调节中枢功能障碍所致。

(二) 病因

可分为感染性发热和非感染性发热,晚期肿瘤患者存在各种导致发热的因素,两种病因均较常见。

1. **感染性发热** 由各种病原体进入人体后引起的相关感染性发热,病原体及其代谢产物等称为外源性致热源,作用于人体后引起发热,常见的原因是败血症、外生性肿瘤感染。

2. **非感染性发热** 是指除病原体感染以外的致病因素所导致的发热。如中枢性发热——某些疾病或者病理状态直接损伤体温调节中枢,而导致发热。晚期肿瘤患者常见的原因有颅内出血或者颅内肿瘤的直接损伤,另外可见于晚期肿瘤患者自主神经功能紊乱。

3. 吸收热 当组织坏死或分解后机体吸收所导致的发热,常见的有肿瘤负荷、淋巴瘤、恶性肿瘤扩散等,也包括物理和机械性损伤所致的吸收热。

4. 免疫相关性发热 主要见于一些变态反应性疾病患者,如系统性红斑狼疮、风湿热等。

(三) 姑息治疗

1. 针对病因的治疗 某些肿瘤感染所致的败血症可予以抗感染治疗,脓性感染病灶可酌情考虑以对症为目的的手术治疗。

2. 退热治疗

(1) 物理降温:如酒精擦拭或者冰袋冷敷。

(2) 治疗肿瘤热:萘普生钠,口服,0.25~0.5 g,2 次/天,治疗 2 周左右可减轻肿瘤热,停药后大部分患者会再次出现发热。

(3) 非甾体抗炎药可用于发热的治疗,如口服对乙酰氨基酚、吲哚美辛纳肛。另外,复方氨基比林肌注、糖皮质激素等也可退热。

三、出血

出血是指血液从血管或心脏流出管腔,进入体外或者体内。按照晚期肿瘤患者的不同情况,出血可分为消化道出血、呼吸道出血以及泌尿道出血。

(一) 消化道出血

1. 概念 患者消化道出血时,血液从口腔呕吐出来称为呕血,由肛门排出时称为便血。呕血大多为鲜红色,在胃内存在时间过长可因为消化酶作用出现暗红或者黑色。而便血颜色也根据出血部位、有无消化酶等作用分为鲜红、暗红和黑色,有时粪便颜色无变化,只能靠隐血试验证实。

2. 常见原因 胃肠肿瘤的出血、凝血功能异常等疾病、消化性溃疡、服用非甾体抗炎药相关性出血、盆腔感染及痔疮等。

3. 姑息治疗

(1) 针对药物性出血,可停用非甾体抗炎药、阿司匹林、华法林。

(2) 给予治疗剂量的质子泵抑制剂以及胃黏膜保护剂硫糖铝等,保护胃黏膜。

(3) 肿瘤性出血,可考虑放疗以及酌情使用内镜等介入治疗,动脉栓塞,创伤性治疗要征求患者或家属意见。

(4) 存在感染时,予以抗感染治疗。

(5) 可予以止血剂治疗,如酚磺乙胺、氨甲苯酸,需要注意的是存在血栓或者心脑血管意外时,使用氨甲苯酸可能增加血栓形成,避免使用。

(6) 放射性直肠炎所导致的直肠损伤,可以服用黏膜保护剂硫糖铝。

(二) 咯血

1. 概念 呼吸道出血经口腔咳出,是一种较为常见的症状。24 小时咯血少于 100 mL 为少量咯血,100~500 mL 为中量咯血,大于 500 mL 或者一次大于 100 mL 称为大咯血。

2. 常见病因　呼吸系统慢性疾病及肿瘤、循环疾病、外伤等均可引起咯血。

3. 姑息治疗

（1）一般处理：防止血液堵塞气道造成窒息，方法有鼓励患者咳嗽、体位引流，患者一侧卧位，出血情况及部位不明确时可头低位，出血部位明确时患侧卧位，便于吸痰等下一步治疗操作。保持患者镇静，减少焦虑；对于咯血中等量以上患者保持卧床休息，必要时开放静脉，输血治疗，并监测患者生命体征。

（2）止血治疗：

1）药物止血：可使用垂体后叶素，能收缩肺小动脉，减少肺部血流量，从而达到止血的效果。一般 5～10 U 垂体后叶素静脉缓慢推注，然后以 10～25 U 加入 500 mL 5％葡萄糖溶液中缓慢维持，直到咯血停止，注意患者不良反应，如头痛、面色苍白、心悸等，及时对症处理。另外，氨甲苯酸、酚磺乙胺等也可用于止血治疗。

2）非药物止血：存在血液阻塞气道情况下，可考虑支气管镜治疗，便于清除气道异物，并可对于出血部位进行局部用药，对于不清楚出血部位以及常规治疗无效的患者可考虑此种治疗方式。

（3）在常规治疗无效以及大咯血情况危急时，可考虑支气管动脉栓塞治疗或者手术止血治疗。

（三）血尿

1. 概念　血尿是指尿液中出现过多的红细胞，是泌尿科疾病中最常见的临床症状，泌尿系统任何部位的出血都可导致血尿，分为肉眼血尿及镜下血尿。

2. 常见病因　①肿瘤：整个泌尿系统的肿瘤都可引起血尿，肿瘤放射治疗后组织损伤。②泌尿系统感染。③凝血功能障碍。④药物：非甾体抗炎药、阿司匹林、华法林单独使用很难导致血尿，但在损伤等因素存在时，可发生血尿。

3. 姑息治疗

（1）一般治疗：参考胃肠出血所选用的止血药物，存在感染的情况下抗感染治疗。

（2）姑息性放射治疗可减轻泌尿系肿瘤的出血；膀胱滴注和冲洗可起到止血作用；对严重膀胱出血可采用回肠动脉栓塞，其能起到缓解出血的效果。

四、头晕和眩晕

（一）概念

头晕是一种极为常见的不适主诉，也较难明确定义，常有眼花、站立不稳、头重脚轻等不适感觉。眩晕患者常感觉自身身体或者周围的物体旋转或摇动。头晕目前可分为眩晕、晕厥前兆、平衡失调感以及非特异性头晕四类。

（二）病因

常见的病因有脑卒中、神经感觉障碍、小脑疾病等。非特异眩晕常表现为头重脚轻的较为模糊的主观不适体验。常见于精神症状患者，如焦虑症、恐惧症以及过度通气等原因。

（三）姑息治疗

1. 对症支持治疗　针对相关药物性或低血糖等病因可以采用停药、调整药物、补液等对症支持治疗。

2. 病因治疗 梅尼埃病可采用利尿、低钠饮食减轻水肿,内耳淋巴积水减压手术一般不考虑。脑梗死可考虑活血化瘀治疗,脑血管介入在评估生存期及患者的损伤及受益后,慎重选择。中枢性眩晕治疗包括肿瘤的减瘤手术、颅脑减压、减轻水肿等。

3. 心理治疗 临终关怀的患者可能因为焦虑、恐惧等导致过度通气,采用心理疏导、调整情绪,药物上给予抗抑郁药、抗焦虑药以及镇静安眠药物。

五、食欲不振与恶病质

(一) 概念

食欲不振(也有称为畏食)与恶病质会在70%～90%晚期肿瘤患者中出现。并伴随癌症相关性乏力。国外姑息治疗指南所描述的癌症相关性乏力是一种与癌症有关的、影响正常生理功能的、持续性主观疲劳感。食欲不振指食欲的减低或缺失,恶病质是患者体重显著减轻,肌肉及体内脂肪大量分解代谢丢失的疾病状态,其原因与畏食、乏力等相关。

(二) 病因

食欲不振与恶病质病因存在多因素的相互作用。多数患者是由于肿瘤本身及肿瘤所产生能改变代谢状态的细胞因子,它导致体内的三大主要产能物质大量分解代谢,最终导致恶病质的发生。另外一个导致恶病质的原因是食欲不振,而继发性食欲不振是可以治疗的。

(三) 姑息治疗

1. 综合治疗 包括营养师在内的多学科团队尽量找到原因,进行综合治疗。

2. 非药物治疗 减少患者心理畏食,针对患者情况加强营养补给。针对进食少量食物即有饱腹感的患者,建议少食多餐。

3. 药物治疗 ①激素类药物,如地塞米松2～4 mg,1次/天,可刺激食欲,并减少恶性症状,改善患者食欲不振及乏力。其作用时间较短,数周后效果消失,不良反应出现快,包括血糖耐受性异常、感染以及精神症状。②孕激素类药物,如甲地孕酮160～800 mg,1次/天,可改善约80%患者的食欲,体重可少量增加。起效较慢,不良反应较类固醇激素少,但并发血栓的概率增加,对于存在静脉及肺部栓塞症状的患者不宜使用。③胃肠促动力药物,如甲氧氯普胺10 mg,4次/天,用于胃肠动力不足患者。

4. 胃肠及静脉营养 目前全胃肠外营养虽然在姑息治疗中应用,但其对患者损伤大,不良反应及并发症发生率较高,且治疗费用昂贵,故不推荐使用。对某些头颈、食管等处的肿瘤,在完全不能进食的情况下,可酌情使用。

六、恶心、呕吐

(一) 概念

慢性恶心、呕吐是晚期癌症或终末期非肿瘤患者常见的症状之一,有70%～90%的肿瘤患者会产生此症状,往往比癌症疼痛更令人痛苦。

(二) 病因

恶心、呕吐可以是治疗的不良反应;也可以是癌症侵犯消化或神经系统而引起的;也可能是焦虑等心理作用。多见于颅内肿瘤或者继发性颅内高压、胃癌、乳腺癌或者妇科肿瘤。

（三）恶心、呕吐程度的综合评估方式

1. 对恶心、呕吐的评估　①评估严重程度,利用 0~10 分评分表(表 5-11)或视觉评分表。②评估恶心的发作情形、持续时间、次数以及是否伴随呕吐。③呕吐的次数和呕吐量、呕吐内容物。④肠蠕动是否有规律。⑤恶心、呕吐的诱因与缓解因素。

表 5-11　慢性恶心严重程度评估表

0	1	2	3	4	5	6	7	8	9	10
无症状										最大程度不适

2. 询问病史　了解以往用药的情况以寻找发生恶心、呕吐可能的潜在原因。
3. 体格检查　了解是否存在肠梗阻,中枢神经病变或引起恶心、呕吐的其他原因。
4. 辅助检查　如查电解质、血钙、肝肾功能,或腹部 B 超、腹部 X 线平片。

（四）姑息治疗

1. 对因治疗　①调整麻醉止痛剂的剂量或剂型;②颅内压增高,用脱水剂和激素;③调整电解质平衡;④H_2 受体拮抗剂,可缓解胃与十二指肠黏膜的刺激;⑤高钙血症,可用水化和二磷酸盐来治疗;⑥肠梗阻,需予胃肠减压留置胃管等治疗。

2. 对症治疗　针对与恶心有关的传导物质和传导途径,如多巴胺、乙酰胆碱能、5-羟色胺、组胺等进行药物治疗。需要注意的是,甲氧氯普胺不宜在完全性肠梗阻时应用,可改用氟哌啶醇和奥曲肽治疗。持续的呕吐症状可加用辅助药物如地塞米松。表 5-12 列出常用止吐剂的作用机制、使用指征和指导剂量。

表 5-12　治疗恶心呕吐常用药物

药　名	主要感受器	主要症状	剂量、用法	不良反应
甲氧氯普胺	多巴胺受体	麻醉止痛剂引起的恶心;肠胀气	10 mg,每 4 小时口服/皮下/静脉,日剂量不宜超过 0.5 mg/kg	EPS(静坐不能,张力失常,运动障碍)
多潘立酮	多巴胺受体	恶心;肠胀气	口服,每次 10 mg,每日 2~3 次,饭前服	很少出现嗜睡和 ESP。月经不调及溢乳
氯丙嗪	多巴胺受体	各种原因引起的呕吐及放射病引起的呕吐	口服时每次 12.5~100 mg,每日 50~400 mg。亦可肌注,每次 25~50 mg,每 3~4 小时注射 1 次,直到呕吐停止	一般反应有嗜睡、无力、视力模糊、心动过速、口干及便秘等,可出现严重反应如 ESP、直立性低血压、胆汁淤积性黄疸和粒细胞缺乏等
丙氯拉嗪	多巴胺受体	麻醉止痛剂引起的恶心	10 mg,每 6 小时口服/静脉滴注	镇静,低血压。不用于儿童,老年人应减量使用

（续表）

药　名	主要感受器	主要症状	剂量、用法	不良反应
氟哌啶醇	多巴胺受体	麻醉剂；化学剂；代谢产物	1～2 mg，每天 2 次口服/皮下/静脉	EPS(少见)
塞克利嗪	组胺受体	前庭功能引起的恶心；肠梗阻	20～50 mg，每 8 小时，口服/皮下/静脉	镇静，口干，视力模糊
异丙嗪	组胺受体	前庭功能引起的恶心；情绪；无力；肠梗阻	12.5 mg，每 4 小时口服/静脉/直肠	镇静
苯海拉明	组胺受体乙酰胆碱受体	肠梗阻；前庭功能引起的恶心；颅内压增高	25 mg，每 6 小时口服/皮下/静脉	镇静，口干，视力模糊
恩丹西酮	5-羟色胺受体	化疗	4～8 mg，每 8 小时口服/静脉	头痛、便秘
天仙子碱	乙酰胆碱受体	肠梗阻；绞痛	0.2～0.4 mg，每 4 小时皮下/皮肤贴/舌下含	口干，视力模糊，尿潴留，不安

注：EPS，锥体外系反应。

七、腹泻

（一）概念

腹泻是指肠黏膜分泌功能亢进和/或肠道吸收障碍、肠道蠕动功能增强，导致排便次数增加，粪质稀薄，可带有脓性血或非脓性黏液，甚至是未消化的残余食物。

（二）分类

腹泻可根据病因及发病机制进行分类，按照发生机制可分为 5 类。

1. 分泌性腹泻　肠黏膜分泌功能亢进，多见于感染、中毒所致急慢性肠炎。
2. 渗出性腹泻　黏膜的损伤，包括溃疡、炎症刺激、浸润性病灶使得黏液、血浆等渗出，主要见于肠道炎症。
3. 渗透性腹泻　肠腔内高渗透压导致，见于服用高渗性泻药。
4. 亢进性腹泻　肠道蠕动过快，相关疾病为肠炎、胃肠功能紊乱、甲状腺功能亢进。
5. 吸收不良性腹泻　由于肠道黏膜吸收障碍，见于部分小肠切除术后、吸收不良综合征等。

（三）姑息治疗

（1）症状较轻时无需禁食，可根据患者的症状及相关临床数据进行膳食评估，调整膳食。

（2）缓解腹泻症状可给予止泻药物，在诊断明确之前，慎用强效止泻药苯丁哌胺，以免掩盖病情。存在腹痛情况下，可考虑缓解痉挛的解痉类药物，如阿托品、山莨菪碱。

（3）为防止电解质紊乱，腹泻症状较轻者可考虑口服补液盐，中、重度腹泻需静脉补液治疗，维持体内稳态。

（4）疾病终末期患者因免疫力下降、应用免疫抑制剂及激素导致感染或细菌过度增长，可考虑使用抗生素。

（5）胰腺恶性肿瘤等患者因胰酶缺乏所导致的腹泻，可口服胰酶。

（6）腹泻症状无法控制，可能发展成大便失禁，可使用肛门栓。

八、便秘

（一）概述

便秘也是晚期肿瘤患者常见的症状之一。约50%的患者会发生便秘，常见原因有：①使用药物造成便秘。如麻醉止痛药、副交感神经阻滞剂、利尿剂、非类固醇消炎止痛药、三环类抗抑郁药、吩噻嗪、抗组胺剂、铁剂等。②晚期肿瘤患者大多有食欲不振、水分摄入不足或脱水造成营养不良、恶病质和虚弱等情况。③病情进展产生高血钙或低血钾、肠道受肿瘤压迫或神经丛受浸润。④晚期癌症或终末期非肿瘤患者活动减少或长期卧床。

（二）便秘的诊断与评估

（1）询问病史：患者是否存在排便不规则，腹部不适，腹部胀气，腹泻、恶心、呕吐，里急后重或者排便疼痛等情况。

（2）腹部体检：是否存在腹部变硬、腹部胀大、压痛，是否摸到粪块，尤其是左下腹。肛检是否发现痔疮、肛瘘、疼痛性肛裂、肠道瘢痕或狭窄，有否硬结的粪块或瘤体增大堵塞引起肠梗阻。

（3）必要时摄腹部X线平片以排除肠梗阻。

（三）便秘预防方法

（1）告知患者和其家属会发生便秘的原因，讨论缓解便秘的方法。

（2）适量摄入富含纤维素的水果、蔬菜等食物。

（3）鼓励患者摄入适量水分。

（4）在使用吗啡类止痛药的同时应使用缓泻剂。

（四）姑息治疗

（1）应用增加肠蠕动的药物　番泻叶片1～2片/天，可联合应用多库酯100～240 mg，2次/天。必要时将番泻叶片剂量增加，2～4片/次，4次/天。便秘仍未缓解，应用乳果糖30 mg，每6小时1次，直到排便为止。

（2）对药物治疗无效者，或3天以上未解大便，予比沙可啶栓剂及灌肠剂联合灌肠，必要时需用手指将大便掏出。也可采用输氧皮管插入肛门，注射石蜡油，让粪便软化排出，或用相关中药制剂敷贴也有一定效果。

（3）通过调整麻醉止痛剂的种类缓解便秘。例如美沙酮、芬太尼，比吗啡不易引起便秘。麻醉止痛剂的拮抗剂纳曲酮，可有效减少因麻醉止痛引起的便秘，且不影响镇痛疗效。

（4）对急性肠假性梗阻（Ogilvie症），鼓励患者翻身活动或腹部按摩，有助于肠功能恢复。亦可用新斯的明2 mg加入100 mL生理盐水中缓慢静脉滴注（超过1小时），无效时可重复使用1次。

（5）发生小肠部分梗阻时，可应用缓泻剂、类固醇、甲氧氯普胺等药物，如发生完全性肠梗阻，可用奥曲肽和胃肠减压术。

九、黄疸

（一）概念

黄疸是指由于肝脏功能障碍导致血清胆红素升高，从而使得巩膜、皮肤、黏膜以及身体其他内部器官组织体液发黄的情况。其主要的临床特征：皮肤、黏膜等的颜色改变（血清胆红素＞35 mmol/L）、食欲缺乏、恶心、呕吐、瘙痒以及疲乏无力。

（二）病因

1. 溶血性黄疸　可见于先天性的溶血疾病，主要还是后天性溶血，如输液原因、蚕豆病以及应用伯氨喹药物等。

2. 肝细胞性黄疸　可见于感染、化学物质、肿瘤、肝脏内外因素阻塞。

3. 胆汁淤积性黄疸　见于梗阻性的胆汁排泄不畅、肝内外梗阻性原因（结石、胆道狭窄、胰腺肿瘤、寄生虫、癌栓等）、非梗阻性胆汁淤积（病毒性肝病、药物因素等）。非溶血性黄疸，见于 Rotor 黄疸、Gilbert 综合征等。

（三）姑息治疗

1. 明确病因　针对病因的治疗，停止使用可能造成黄疸或者肝脏毒性的药物等。

2. 非药物治疗

（1）胆道支架：此种治疗方式要权衡其收益及伤害，对于预估生存期只有 1～2 周的患者不建议行胆道支架治疗。胆道支架可以使患者症状得到有效地控制和缓解，但整体的预后仍较差，生存期平均仍只有 2～3 个月。

（2）外科治疗：此种治疗方式需要严格把握指征并进行慎重考虑。对胆道梗阻患者，外科干预的作用及收益是极其有限的，只有在非创伤干预完全无效的情况下才考虑，要征求患者或其家属意见。

十、贫血

（一）概念

贫血是指人体血液循环红细胞数量减少，血常规检查中，红细胞计数减少、血红蛋白减少或血细胞比容减少。多种不同的疾病都可以导致贫血。

（二）病因

贫血属于恶性肿瘤和终末期慢性疾病患者常见的并发症之一。在放、化疗过程中，肾毒性以及骨髓抑制作用将影响红细胞系，缩短红细胞寿命，并导致内源性促红细胞生成素水平的降低。此外，肿瘤患者的免疫功能异常，产生大量巨噬细胞，细胞因子 TNF 将会吞噬正常红细胞，也可导致异常红细胞的生成，所以红细胞水平将会明显下降。再加上白介素-1、肿瘤坏死因子等的影响，人体对铁元素的利用也会降低，进而导致患者出现贫血。

（三）姑息治疗

1. 针对病因治疗　贫血的治疗强调病因治疗，积极治疗原发病，纠正病因才能予以针对性治疗,从根本上纠正贫血。

2. 适当支持治疗　适当的支持治疗对贫血的治疗至关重要,建议患者保证营养充分,合理搭配膳食,适当减轻体力活动,尤其是中重度贫血患者建议以休息为主。肿瘤晚期出现急性大量出血者,及时予以补液及输血支持治疗缓解症状。

3. 补充造血所需要的元素或因子　叶酸缺乏所导致的巨幼细胞性贫血和缺铁性贫血在补充相应元素之后,贫血可得到改善。

4. 促红细胞生成素重组的方案治疗　对晚期肿瘤并发贫血患者,常规补铁治疗虽有一定的效果,但起效缓慢,再加上肿瘤患者自身造血功能的异常,故效果并不理想。如果血红蛋白水平在 $8.0\,g/L$ 以下,可通过输血予以改善,但输血治疗后,患者血红蛋白水平容易产生波动,治疗效果难以维持。目前促红细胞生成素重组方案在治疗肿瘤并发贫血中已经有了较多的应用。

十一、排尿困难

(一) 概念

排尿困难指排尿时因疼痛而中断排尿、不能结束尿意、需用力增加腹部压力才能将尿液排出,以及膀胱潴留等。

(二) 病因

可根据病因分为阻塞性排尿困难和功能性排尿困难。阻塞性排尿困难见于结石、肿瘤、炎症水肿等导致尿道粘连、狭窄阻塞的泌尿道疾病;良性前列腺增生、前列腺癌、卵巢囊肿等相邻脏器病变;阴茎包皮嵌顿、阴道外翻等先天性畸形。功能性排尿困难见于外伤或者手术引起的中枢或外周神经受损;手术或糖尿病导致膀胱括约肌收缩障碍;服用阿托品、山莨菪碱等药物;主观克制尿意。

(三) 姑息治疗

临终关怀期患者排尿困难的治疗原则为对症支持治疗、排查病因及治疗原发病。

1. 引流尿液　膀胱充盈严重,应立即予以尿液引流。最常用的方法为导尿,避免膀胱极度膨胀后成为无张力膀胱。对不能插入导尿管的患者,可考虑行膀胱造瘘术或耻骨上膀胱穿刺。

2. 针灸治疗　采用针刺和艾灸联合的方法,治疗宫颈癌术后排尿困难,能够有效地降低膀胱残余尿量、改善患者泌尿功能、缩短自主排尿恢复时间。针刺如电针疗法、头体针疗法、穴位埋线疗法、穴位按摩疗法、针灸结合等,疗效均较为显著。

3. 针对性治疗　肿瘤晚期患者可出现精神性排尿困难,可以采用非药物治疗:环境的私密性、站立体位、流水的声音、热水沐浴等。

4. 药物性治疗　针对良性前列腺增生的患者予以 α_1-肾上腺素能拮抗剂,如坦索罗辛;前列腺增生程度更大时,可加用 5α 还原酶抑制剂,如非那雄胺。当排除了尿路梗阻后,仍排尿不畅时,可考虑应用抗胆碱酯酶类药物,如溴地斯的明,用来刺激膀胱收缩,并且能与坦索罗辛同时应用。

十二、咳嗽

(一) 概述

咳嗽是机体的重要防御性反射,有利于清除呼吸道分泌物和有害因子,但频繁剧烈的咳嗽会对患者的工作、生活和社会活动造成严重影响。按病程划分咳嗽可分为急性咳嗽(<3周)、亚急性咳嗽(3~8周)和慢性咳嗽(>8周),按性质又可分为干咳与湿咳(每天痰量>10 mL)。临床常根据 X 线胸片检查有无异常,将慢性咳嗽分为两类:一类为 X 线胸片有明确病变者,如肺炎、肺结核、支气管肺癌、COPD 等;另一类为 X 线胸片无明显异常,以咳嗽为主要或唯一症状,即传统概念的慢性咳嗽。

(二) 姑息治疗

治疗目的是使咳嗽变得容易,能有效地排出分泌物。对于大量痰液者,即使病情危重,抗生素的使用也是必要的。对于处于濒死阶段的患者,有时不提倡吸痰,因为操作带来的痛苦较咳嗽更为明显,且吸痰不能带来疾病的逆转。

1. 相关对症处理　对于咳嗽者,可采用雾化的方法降低气道的干燥刺激或者降低痰液的黏稠度:0.9%氯化钠注射液 2.5 mL,1 次/天。干咳患者可增加雾化次数,4 次/天。对于咳嗽伴有明显痰液者,有效咳嗽很重要。有效咳嗽的训练步骤为:患者选择立位或者坐位,上身稍前倾,缓慢进行深吸气,屏气几秒后连续咳数声,咳嗽时用手按压上腹或收缩腹肌帮助咳嗽,然后停止咳嗽,缩唇呼气,将余气尽量呼出,而后再缓慢吸气,重复 3 次。另外还可通过理疗、雾化吸入蒸汽、体位引流排痰等方法减少咳嗽发生。需避免仰卧位,因其不能有效排痰。

2. 祛痰药物治疗　对于咳嗽伴有痰液患者,最好使用祛痰药,以有效地清除呼吸道分泌物,减少因咳嗽而带来的肌无力。局部黏液溶解剂包括雾化生理盐水、薄荷脑、桉叶油、复方安息香酊剂。口服黏液溶剂包括碘化钾、氯化铵、愈创甘油醚。

3. 镇咳药物治疗　对于姑息治疗患者,镇咳药一般不推荐使用,只有在咳嗽原因不可逆转以及患者不能继续咳嗽的情况下使用。对于无痰患者可进行镇咳治疗。当普通止咳糖浆无效时,可用可待因糖浆。有时可雾化吸入局部麻醉药,对于肿瘤患者,在其他镇咳药物治疗效果不佳时,可采用美西律、巴氯芬、色苷酸钠。

十三、心悸

(一) 概念

心悸是指患者自觉心脏跳动的不适感或以心慌为主的一类症状。凡能引起心脏频率、节律或收缩力改变的皆可导致心悸。

(二) 病因

心悸的病因可分为生理性和病理性,因姑息治疗更多地关注疾病晚期的症状控制,故而此处心悸的分类为:①结构性心脏病,如冠心病、心肌病、先天性心脏病、心力衰竭、瓣膜性心脏病。②心律失常,如窦性心动过速、室上性/室性心动过速、室上性/室性期前收缩、窦性心动过缓、窦性停搏、二度/三度房室传导阻滞。③系统性疾病,如甲状腺功能亢进症、贫血、低血糖。

(三) 姑息治疗

1. 对症治疗 心悸明显者,酌情选用镇静剂(如阿普唑仑)或β受体阻滞剂(如美托洛尔)。

2. 病因治疗 冠心病的治疗主要是减轻心肌的耗氧、改善冠状动脉的供血、预防和治疗动脉粥样硬化的发展。瓣膜性心脏病予以内科保守治疗或手术治疗。低血糖患者予以迅速纠正低血糖状态。贫血患者应积极寻找病因,予以铁剂、叶酸等治疗。心律失常患者应积极治疗基础疾病,同时去除可能诱发或加重心律失常的各种原因。

十四、水肿

(一) 概念

水肿是指人体组织间隙有过多的液体积聚导致组织肿胀。当液体积聚在局部组织间隙时为局部性水肿,液体在体内组织间呈弥漫性分布时为全身性水肿。全身性水肿见于心源性、肝源性、肾源性、营养不良性、黏液性、经前期紧张综合征、药物反应(钙离子拮抗剂、抗抑郁药物、肾上腺皮质激素、雌激素、胰岛素、甘草剂等)。局部性水肿见于局部炎症、静脉阻塞或静脉功能不全、淋巴水肿、血管神经性水肿。

水肿是晚期恶性疾病的常见症状,淋巴水肿则为多种恶性肿瘤晚期常见并发症之一。疾病晚期患者多不能自主活动,肌肉活动减少,下垂肢体静脉和淋巴回流出现障碍,淋巴管系统流入与流出失去平衡,导致组织肿胀。

(二) 姑息治疗

1. 水肿的治疗

(1) 病因治疗:根据不同病因选择相应的治疗方式。

(2) 非药物治疗:注意休息,适当限制体力活动,控制钠盐摄入,限制水分摄入。肾源性水肿患者需根据肾功能情况予以优质低蛋白质饮食。肝源性水肿和营养不良性水肿患者予以高蛋白饮食。

(3) 药物治疗:水肿患者可予以利尿剂治疗。轻度水肿首选噻嗪类(如氢氯噻嗪,每天25～100 mg,口服),中度水肿需加潴钾类(如螺内酯,每天20～100 mg,口服;氨苯蝶啶,每天50～100 mg,口服;阿米洛利,每天5～20 mg,口服),重度水肿可合并袢利尿剂(如呋塞米,每天20～100 mg,口服或静注;托拉塞米,每天10～100 mg,口服或静注)和潴钾利尿剂。肝源性水肿首选螺内酯,肾源性水肿者需根据肾小球滤过率选择利尿药。

2. 淋巴水肿的治疗

(1) 皮肤护理:皮肤护理的目的是预防感染,予以润滑剂舒缓、水化和平滑皮肤。

(2) 控制感染:皮肤发红、发热、触痛且肿胀迅速加剧,提示急性感染,必须立即予以抗生素抗感染治疗。

(3) 按摩皮肤:按摩并且同时进行深呼吸是治疗淋巴水肿的重要方法。

(4) 镇痛、镇静:对晚期癌症患者,对淋巴水肿相关性疼痛应予以镇痛治疗。对睡眠障碍患者,应予以适当的镇静药物,如吗啡。

(5) 药物治疗:利尿剂治疗淋巴水肿的作用不大,可予以地塞米松治疗,通过减少肿瘤周围的炎症而减轻淋巴管的梗阻。

十五、抽搐

(一) 概念

抽搐是指局部或全身成群骨骼肌强烈收缩或非自主抽动,常可引起关节强直和运动。

(二) 病因

临床上多种疾病可导致抽搐,根据病因不同将抽搐分为假性抽搐和真性抽搐。假性抽搐见于神经症、眩晕、癔症。真性抽搐分为原发性和继发性抽搐。原发性抽搐见于原发性癫痫。继发性抽搐见于脑部器质性疾病,如脑肿瘤、脑血管病、颅内感染、颅脑外伤等;全身性疾病,如感染、代谢性疾病、中毒性疾病、心血管疾病、风湿病等。

(三) 姑息治疗

1. 发作期处理　对于抽搐发作的患者,需将患者安置在安全处平卧,解开患者腰带和衣领,将患者头转向一侧,保持呼吸道通畅,必要时予以吸氧。若患者有张口状态,可予以放置牙垫,防止舌咬伤。

2. 癫痫持续状态处理　癫痫持续状态可分阶梯治疗,首先在保持稳定的生命体征和进行心肺支持的同时迅速终止癫痫发作。其次可选苯二氮䓬类药物,如地西泮和咪达唑仑。若仍不能终止癫痫状态,最后予以静脉滴注抗癫痫药物维持治疗,如首次给苯巴比妥(10～15)mg/kg,可增加到最大剂量至 1 g。

3. 癫痫发作的维持治疗　癫痫发作症状控制后,应予以相应剂量的药物维持,如苯妥英钠、丙戊酸钠等。

十六、骨折

多见于恶性肿瘤骨转移的病理性骨折,临床上要注意防护。

(一) 髋关节和其他长骨骨折

根据患者骨折情况、基础疾病、并发症、精神状态、功能状态、预期寿命、骨折前行动状态以及患者/家人的目标和希望综合评估。

(1) 若患者预期寿命短,骨折前即不能行走,骨折位置与患者的舒适度和生命质量关联性不大,不考虑行手术治疗,应用止痛药治疗骨折引起的疼痛。

(2) 若患者预期寿命稍长,骨折前行动状态好,与患者及其家属充分沟通,根据他们的意愿,可以选择切开复位-内固定外科手术治疗。

(二) 椎体骨折

(1) 疾病终末期患者出现癌性病理性骨折或骨质疏松所致的病理性骨折,通常不考虑行椎体压缩骨折修复手术。

(2) 若出现脊髓压迫症状,如为恶性肿瘤所致,且对放疗敏感,可予放疗。

（3）无论何种疾病导致的椎体压缩骨折，伴有不能忍受的疼痛、镇痛药物不能缓解的顽固性疼痛，可选择经皮椎体成形术，即向塌陷的椎骨体中，注入骨水泥，稳定和加强骨折的椎体，可明显缓解患者疼痛，提高患者的舒适感。

十七、肠梗阻

（一）特点

肠梗阻是晚期肿瘤和非肿瘤终末期患者较常见的临床症状。好发于卵巢癌、结直肠癌、胃癌、转移性乳腺癌、肺癌和恶性黑色素瘤患者。

（二）姑息治疗

根据梗阻的部位和症状的严重程度，选择药物治疗或姑息性手术治疗。

（1）因肿瘤扩散造成的多发性梗阻，可绕过梗阻位置行肠造瘘或肠造口术。

（2）内镜激光凝固法和光动力疗法（photodynamic therapy，PDT）可有效缓解梗阻且并发症少。

（3）胃出口梗阻患者，可行荧光镜或内镜引导下支架置入术，支架有效持续时间从数周到1年以上，常常比患者的生存期长，但要注意预防并发症的发生。可以和激光治疗、局部放疗、近距离放疗等联合应用。

十八、恶性吞咽困难

（一）特点

多见于食管癌、鼻咽癌晚期及其他脑卒中等非肿瘤终末期患者，即使预期寿命短暂，吞咽困难也很影响患者的生命质量。

（二）姑息治疗

尽可能去除梗阻原因，机械性梗阻首选内镜下支架置入术。还有乙醇注射、激光治疗、光动力疗法、氩等离子体凝固和机械扩张等方法。

十九、胆道梗阻

（一）特点

常见于胰腺癌、胆管癌或广泛肝脏转移癌患者。

（二）临床表现

常见黄疸、瘙痒、厌食、消化不良、恶心、呕吐和消瘦。

（三）姑息治疗

患者极度不适，造成严重的身心痛苦，若非患者预期寿命极短，都主张予以姑息性手术治疗。通常选用创伤小、并发症少的治疗方法，如内镜下支架置入术和腹腔镜胃空肠吻合术（同时合并胃出口梗阻的患者）。

二十、支气管梗阻

（一）特点

常见于肺癌，临床表现为呼吸困难、咳嗽、咯血。

（二）姑息治疗

常用方法有放疗、内镜下支架置入术及激光治疗。

（1）光动力治疗：适用于完全性或部分性梗阻性支气管内非小细胞肺癌，不适用于气管-食管瘘或肿瘤侵及大血管的患者。

（2）注意光动力治疗和放射治疗不可同时进行，治疗后患者将有至少30 d的光敏感期，必须避免阳光直射，注意保护皮肤和眼睛，避免暴露在明亮的室内光线中。

二十一、血管阻塞

（一）临床表现

晚期胆管癌、肝癌或肝硬化晚期患者，因门脉高压出现脾大、腹水、腹胀、嗳气、食欲下降等一系列症状。

（二）姑息治疗

（1）选择经颈静脉肝内门体静脉支架分流术治疗，可明显缓解症状，提高患者舒适度。

（2）晚期支气管肺癌可导致恶性上腔静脉阻塞，首选经皮支架置入术。

二十二、胸腔积液

（一）特点

常见于恶性肿瘤终末期患者。进行性加重的呼吸困难、端坐呼吸、持续的咳嗽和胸痛。患者极度痛苦，不能卧床，难以入眠，严重影响患者的生存质量。

（二）姑息性治疗

（1）常用的方法：胸腔穿刺术、胸腔闭式引流术和硬化剂治疗。硬化剂治疗常用博来霉素（60 U）胸腔内注射。此药无痛，可能出现短暂的发热，且价格昂贵。

（2）对于老年和肾功能不全的患者应调整剂量，避免全身毒性（脱发、黏膜炎、皮肤溃疡）。

（3）对于无法用硬化剂治疗，或有持续漏气的胸腔引流患者，可以通过带 Heimlich 瓣的胸腔引流管在门诊或家中成功地控制胸腔积液。

二十三、腹腔积液

治疗目的是缓解腹腔积液造成的腹胀、早饱、厌食、消化不良、胃食管反流、恶心、活动受限和呼吸窘迫等一系列临床症状。

（一）非恶性腹腔积液

（1）常见于肝硬化终末期患者。

（2）姑息治疗：

1）首选限制水、钠摄入，合理应用利尿药（常用安体舒通或阿米洛利）的治疗。

2）若药物治疗效果不佳，可选择腹腔穿刺术。

3）观察病情变化，注意保持水、电解质平衡，注意可能出现体位性低血压、夜尿增多和尿失禁等，影响睡眠，导致患者不适感增加，需充分沟通，随时调整。

（二）恶性腹腔积液

（1）常见于晚期恶性肿瘤终末期患者。

（2）因肿瘤种植和侵及正常静脉和淋巴管所致；限制水、钠摄入及利尿药无效，可能促进症状性血管容量不足，甚至危及生命。

（3）姑息治疗：常用方法是腹腔穿刺引流，必要时可行腹腔静脉分流术。

二十四、心包积液

（一）特点

见于乳腺癌、肺癌、淋巴瘤的患者。症状严重程度取决于液体量增加的速度。液体量少时，可无症状，或症状轻微，出现运动或静息性呼吸困难、胸痛或胸部沉重感。液体量多时出现心脏压塞的症状和体征：颈静脉怒张、低血压、静息时心动过速和奇脉，可危及生命。

（二）姑息治疗

常用超声引导下心包穿刺术抽液和心包内硬化治疗，也可选用化疗或放疗。

二十五、合并感染

（一）特点

常见于老年人和虚弱的终末期患者，由于导管、中心静脉通路，或支架感染或阻塞所致的败血症，局部感染如泌尿道、下呼吸道、软组织/皮肤或创伤的各种感染。

（二）姑息治疗

可进行适当的实验室检查，合理使用抗生素治疗。

二十六、粒细胞减少症和血小板减少症

（一）特点

常见于放、化疗后的骨髓抑制，血液病及艾滋病终末期患者。

（二）姑息治疗

予以粒细胞集落刺激因子（G-CSF）治疗，预防感染和出血。生命末期患者输注血小板几乎是无效的，不推荐使用。

二十七、电解质紊乱

（一）高钙血症

1. 特点　可见于晚期恶性肿瘤及非恶性肿瘤终末期患者，包括溶骨性高钙血症和体液

性高钙血症。临床表现为嗜睡、昏迷、心律失常,严重时心搏骤停,危及生命。

2. 姑息治疗　予以水化(饮淡盐水或静脉补充生理盐水)、降钙素及双膦酸盐等治疗,饮食上注意低钙饮食,避免制动。

(二) 低钠血症

1. 特点　多种疾病终末期均可导致。临床表现为头痛、恶心、呕吐、癫痫、昏迷甚至死亡。

2. 姑息治疗

(1) 限水、补钠等治疗。

(2) 如出现大量出汗、严重腹泻症状时,要注意低钠血症的发生。

(3) 其他:注意钾离子和镁离子的代谢异常,严重时可危及生命,治疗中注意监测,及时治疗。

二十八、代谢异常

(一) 低血糖

(1) 除糖尿病患者外,疾病终末期患者因肝、肾功能下降可能出现肝源性或肾源性低血糖。

(2) 临床表现:反应迟钝、谵妄、昏迷甚至死亡。

(3) 姑息治疗:予以口服或静脉输入葡萄糖溶液,注意监测血糖。

(二) 其他代谢异常

甲状腺功能减退、药物毒性或尿路梗阻导致的氮质血症以及肝性脑病,都应在姑息治疗时予以考虑。

二十九、神经系统异常

(一) 特点

肿瘤脑转移、脑卒中、肺性脑病等多种疾病均可导致神经系统异常。临床表现为嗜睡、乏力、头痛、记忆丧失、精神状态改变、精神错乱、局灶性神经功能缺损、癫痫、恶心、呕吐等。

(二) 姑息治疗

可予以放疗、使用激素、降颅压及对症支持治疗。

(史玲　郑淑萍　张嫣　陈吉　邹凡)

参考文献

[1] 中华医学会,中华医学会杂志社,中华医学会全科医学分会,等.帕金森病基层诊疗指南(2019年)[J].中华全科医师杂志,2020,19(1):5-17.

[2] 李金祥.引领姑息关怀[M].北京:人民卫生出版社,2017.

[3] 国家肿瘤质控中心乳腺癌专家委员会,中国抗癌协会乳腺癌专业委员会,中国抗癌协会肿瘤药物临床研究专业委员会.中国晚期乳腺癌规范诊疗指南(2020版)[J].中华肿瘤杂志,2020,42(10):781-797.

［4］郝希山,魏于全.肿瘤学[M].北京:人民卫生出版社,2010.

［5］施永兴.临终关怀学概论[M].上海:复旦大学出版社,2015.

［6］祝墡珠.全科医学概论[M].4版.北京:人民卫生出版社,2015.

［7］贾建平,陈生弟.神经病学[M].8版.北京:人民卫生出版社,2018.

［8］葛均波,徐永健,王辰.内科学[M].9版.北京:人民卫生出版社,2019.

第六章

中医学在临终关怀中的应用

中医学源远流长，博大精深，是中华民族智慧的结晶。中医疗法内容丰富，方法多样，注重人与自然和谐的人文精神。在开展临终关怀时，中医学可以施展具有中医独特优势和鲜明特色的技术手段，同时可以应用中医学理论与哲学以及人文科学的交叉性、交融性，开展以终末期患者和家属为中心的多学科协作模式，提供具有中医特色的身体、心理、精神等方面的照料和人文关怀服务，构建具有本土化、中医特色的临终关怀服务体系，在临终关怀服务中具有重要的医学必要性和现实意义以及长远意义。

第一节　概述

中医学是建立在朴素的自然观、人体的整体观与传统的文化观基础上，结合中医阴阳脏腑、五行学说、辨证论治临床实践所形成的具有独特理论风格的医学体系，是融合人文科学与自然科学为一体的传统医学科学。

一、中医学定义

中医学是中国传统医学，是我国各民族医药的统称，是在阴阳五行理论指导下，以整体观为主导思想，以脏腑经络的生理、病理为基础，以辨证论治为诊疗依据，以中医理论与实践经验为主体，从动态整体角度研究人体生理、病理、药理，以及疾病的诊断、防治、康复、保健的一门传统医学。

二、中医理论特色

（一）整体观念

整体观念是关于事物和现象的完整性、统一性、联系性的全方位认识，是建立在中国古代哲学气一元论和阴阳五行学说基础上的独特思维形式和认识事物方式，强调事物及其变化的整体性、和谐性和协调性。

1. 人是有机整体　中医学认为人体是以五脏为中心，六腑相配合，经络相沟通，链接人体内脏和体表各部组织器官所形成的一个相互有机联系的统一整体。同时，认为季节气候、昼夜晨昏、地域习俗、地理环境等因素对于人体生理病理、疾病发生发展、辨证论治均有不同程度影响。因此，整体观念强调人体内部与外界环境、自然环境的整体统一，形成了独具特色的中医学整体观念。

2. 天人合一　中医学根据朴素的唯物主义观，提出了"人与天地相参""善言天者，必有验于人"的天人一体、天人相应的整体观念，即人与自然、社会是一个高度和谐的有机整体，人的生命活动规律以及疾病发生发展等都与自然界的各种变化息息相关。人体所处的自然环境不同、适应程度不同，其体质特征和发病规律亦有区别。因此，医生在诊断治疗疾病时，需注重因时、因地、因人而异。

（二）恒动观念

"动而不息"是自然界的根本规律，是所有生命体物质存在的形式及其固有属性。中医学应用运动、变化、发展的观点，分析研究生命、健康和疾病等医学问题，这种观点称之为恒动观念。

1. 生理上的恒动观　人体生、长、壮、老、已的生命过程，对饮食的消化吸收、津液的输布代谢、气血的环周往复、物质与功能的相互转化等，是人体各组织器官的功能活动处于"动而不息"的特性体现，从而在动态平衡中维持人体生命活动的正常进行。

2. 病理上的恒动观　中医学以"动"的观念，动态观察疾病发生、发展、转归不断变化的全过程。认为疾病的一切病理变化是阴阳矛盾运动失去动态平衡，出现阴阳偏胜偏衰的结果，进而阐明疾病病理发展演变的复杂过程。

3. 疾病防治的恒动观　中医学主张未病先防、既病防变、病盛防危、愈后防复的"治未病"理念，即运用"动"的观念来处理人体处于生理活动动态平衡的健康和处于阴阳偏盛偏衰失去动态平衡的疾病之间的矛盾，旨在调整阴阳的动态平衡，使之处于生理活动的动态平衡中，体现了中医学防治疾病以恒动观念为指导的辩证思想。

（三）辨证论治

辨证论治为辨证和论治的合称，是中医学认识疾病和治疗疾病的一种临床思维方式和基本原则。

辨证是运用望、闻、问、切四诊合参的诊断方法，收集患者病史、症状、体征等信息资料，分析、归纳、明辨疾病原因、性质、部位以及邪正之间关系，概括、判断为某种性质证候的过程。论治又称施治，是根据辨证形成的证候，确定相应的论治法则和施治方法予以实施的过程。因此，辨证是论治的前提和依据，论治是治病的手段和方法，既为辨证的目的，又是对辨证正确与否的检验。

中医学认为相同的疾病在发展的不同阶段可出现不同的证候；而不同的疾病，又可在其发展、转归过程中出现同样的证候。而同一（不同）疾病的不同（相同）证候，则治疗方法有异（相同），即"同病异治"（"异病同治"）。由此可见，中医学施治疾病方法主要着眼于"证"的区别，而不是着眼于"病"的异同，即所谓"证同治亦同，证异治亦异"。这就是辨证论治的精神实质和中医学理论体系的基本特点之一。

第二节 晚期恶性肿瘤的中医药治疗

一、病因

中医学认为肿瘤是一种全身性疾病的局部表现。中医学对肿瘤病因的认识,归纳起来不外乎外因和内因。外因是指自然界中的致病因素,如四时不正之气、饮食失节等。内因是指机体本身具有的致病因素,如先天不足、七情内伤、脏腑功能失调等。在强调外因的同时,尤其重视内因。

(一) 外感六淫

风、寒、暑、湿、燥、火,在正常的情况下称为六气,是自然界六种不同的气候变化。人们在长期的劳动生产和生活中产生了较强的适应能力,所以正常的六气不易于致病。如六气太过、不及,或非其时而有其气,或人体正气不足时,风、寒、暑、湿、燥、火乘虚而入,导致人体发病,则称为"六淫"。六淫属不正之气,又称"六邪"。中医学用"六淫"来概括外感病邪的理论,"六淫"作为外界的致病因素,也代表了肿瘤的外感病因。

(二) 内伤七情

七情即喜、怒、忧、思、悲、恐、惊七种情志的变化,是人体对客观外界一切事物的不同反应,也是人的精神意识对外界事物的不同反应。情志变化超过一定限度则成为致病因素,导致和加重肿瘤的发生和进展。七情能影响五脏正常功能的运行,其中又以损伤心、肝和脾功能的表现为多见。临床常见的七情因素引起的肿瘤一类的病证有乳岩、噎膈、积聚、骨瘤、鼓胀、黄疸、肠覃、石瘕、咽喉菌等。其临床表现多样,但均与情志过度变化,使体内气血运行失常,脏腑功能失调,发生一系列的病理变化,引起或促进各类肿瘤发生和进展。

(三) 饮食不节

脾脏和胃腑分别主运化水谷精微和受纳腐熟水谷。人以胃气为本,依靠水谷精微而生存。若饮食不节,脾胃受伤,影响运化,则要伤食。过食厚味则生湿化痰,偏食辛燥,嗜酒过度,可使胃肠积热,气血亏损,形成气结痰壅、淤血,如噎膈、肝癌等。饮食不节是导致疾病发生或进展的重要原因之一。饮食不节致病主要有饥饱无常、饮食不洁和饮食偏嗜三个方面。

(四) 正气亏虚

气是维持人体生命的根本,是具体生理功能的一种表现形式。正常情况下,气在全身流通,无处不在,升降出入畅行无阻,维持人体动态平衡。不论内在的(精神等)或外来的(病邪等)因素影响气的正常运行,均可造成气的功能失调形成气虚、气滞、气郁、气逆或气陷,均可日久成疾。正气不足可导致多种肿瘤的发生和发展,而肿瘤作为一种发病隐匿、进展迅猛、症情险恶的疾病,又能加快加重损伤人体正气。正气不足与进展的肿瘤互为因果,交替促进,加重病情。临床常见肺癌、胃癌的发病偏重于气,食管癌往往是阳气郁结而成,乳腺癌的发生则由于肝脾两伤,气郁凝结而成。

（五）物理因素

物理因素包括 γ 射线、X 线、紫外线、热辐射、长期的机械和炎症刺激、创伤、埋入皮下和器官的异物、纤维性物质（如石棉、玻璃丝）等，均有较高的致癌作用。

（六）化学因素

现已明确，具有致癌作用的化学物质包括砷、铬、铬酸盐和羧基镍、氮芥、芳香胺类染料中的 2-萘胺、4-氨基联苯、苯、煤焦油、润滑油、矿物油等。动物实验证实有致瘤性，但对人类致癌作用尚不明确的物质如镉、铍和一些芳香类染料等。另外一些有潜在致癌作用的物质如铅、农药等也应引起注意。

中医学认为肿瘤的发病是在内、外等多种致病因素综合作用下，在人体正气不足时，邪气乘虚而入，邪毒蕴聚于脏腑经络，导致机体阴阳平衡失调，经络气血运行障碍，引起局部气滞、血瘀、痰结、热毒、湿聚相互郁结聚积而成。由于肿瘤的致病因素各有不同，其病理变化又各有所偏，如妇女癥瘕偏于"血"，肝癌、胃癌偏于"气"，颈项瘿瘤偏于"痰"，腹部肿瘤偏于"食"等。

二、病机

中医学认为肿瘤在各种致病因素作用下，使机体阴阳失调，脏腑经络气血功能障碍，引起气血痰湿热聚等互相交结以致肿瘤的发生。

（一）气滞血瘀

"气塞不通、血壅不流"，气滞日久必有血瘀，气滞血瘀积久成块，随淤滞部位不同而形成各种肿瘤。气滞血瘀是形成肿瘤的重要病理机制之一。恶性肿瘤患者绝大多数有气血失调，但不同的肿瘤与气血有着不同的关系，有的偏重于气的功能紊乱，有的则偏重于血瘀的形成，其中具有瘀血证的更多。近年来对血瘀的研究比较多，已经证实绝大多数恶性肿瘤患者的血液处于高凝状态。

（二）毒热内蕴

所谓毒是指邪之炽盛，毒热即火热炽毒之邪。一般将火分为虚火和实火两种。实火以火盛症状为主，如高热、渴喜冷饮、面目红赤、便秘溲赤等；虚火以阴伤症状为主，如午后低热、五心烦热、盗汗、咽干、舌尖嫩红等。血遇火则热凝成瘀，津液遇火则灼液成痰，气血痰浊壅阻经络脏腑，故热（火）毒内蕴则形成肿瘤。临床上肿瘤的发生、发展与毒热在体内的蓄积有着重要关系。

（三）痰湿结聚

痰湿同源，清稀者为湿，稠浊者为痰。两者既是脏腑病理变化的产物，又是引起多种疾病的致病因素。痰湿为病有内外之因，外因多为气候潮湿、居处湿冷、涉水雨淋等湿气入体，内因多为脾失健运、肾气亏损等因素造成体内津液积留所致；痰邪为病不仅因外感六淫侵袭，由肺及气道咳吐之痰，也包括内生之痰；咳吐之痰主要因肺失宣肃所致，而内生之痰则主要由脾虚或肾亏所生。痰湿为阴邪，重浊黏腻，易于阻碍气机运畅，久而不去则成痰湿热毒，与肿瘤的发生发展有密切的关系。

(四) 正气内虚

脏腑是指五脏六腑,五脏具有化生和贮藏精气作用,六腑具有受纳和传化水谷作用,脏腑互为表里,相互协调,共同完成物质代谢的功能。肿瘤患者大多由于正气不足,病邪侵袭日久,耗精伤血,损及元气,脏腑功能失调,气血日益亏虚。以致因虚致病,又因病致虚,形成恶性循环。或经手术、放化疗,大伤气阴,正气更加不支。正衰则邪盛,机体抗癌能力降低,使肿瘤进一步播散扩展。

(五) 经络瘀阻

经络是人体组织结构的重要组成部分,是沟通人体内外、上下,联络脏腑组织与气血运行的一个独特的系统。肿瘤病变可以在经脉循行的经路上反映出来;同样,脏腑发病也可以影响到经脉,而在其所属经脉循行经路上发生异常变化。

总之,气滞血瘀、毒热内蕴、痰湿结聚、正气内虚、经络瘀阻是肿瘤发生发展过程中常见的病理机制。由于各种肿瘤病因不一,病机也往往错综复杂,即使是同一患者,在疾病的各个阶段,情况也在不断地变化。因此,上述几种病理机制并不是孤立或单纯的,常常是互相关连和复合在一起的,有的脏腑气血亏虚又兼热毒壅盛,有的气虚合并血瘀,或气滞合并痰凝,大多数患者表现为虚实夹杂、多脏同病。

三、辨证分型

(一) 气滞血瘀型

临床表现:症见胸胁胀闷,性情急躁,胁下痞块,刺痛拒按,痛有定处,入夜更剧,可扪及肿物包块,爪甲黑紫,舌质暗或见紫斑、淤点,脉涩等。本证多见于原发性肝癌、中晚期肺癌、中晚期食管癌等。

治疗法则:理气活血,化瘀消积。

(二) 痰湿凝聚型

临床表现:痰湿积滞在肺,可见喘咳;痰阻于心,可见胸闷心悸;痰迷心窍,则见神昏、痴呆;痰火扰心,则生癫狂;痰停于胃,可见恶心呕吐、胃脘痞满;痰在经络筋骨,可致瘰疬痰核、肿物包块、肢体麻木或半身不遂;痰浊上犯于头,则眩晕、昏冒;痰气凝结咽喉,可致咽中梗阻,吞之不下,吐之不出之症,或口吐泡沫黏液痰涎。风寒湿邪相并,出现头重如裹、颈项酸痛、关节肿痛、四肢困倦。水湿停聚于内,出现浮肿、胸腹腔积液、胸脘痞闷、口淡而黏、食欲不振、口干不思饮等。本证多见于食管癌、肺癌伴胸腹腔积液等中晚期癌症患者。

治疗法则:化痰祛湿,软坚散结。

(三) 热毒内炽型

临床表现:证见发热、面红目赤、口渴喜饮、咽干舌燥、心烦失眠、干咳短气、痰少而稠,或痰中带血、大便秘结、小便短赤,或低热盗汗、颧红、头晕耳鸣、吐血衄血、舌红、脉数。本证多见于晚期肺癌并阻塞性炎症,各种肿瘤有骨转移、中晚期肝癌等。

治疗法则:治实热阳毒者,宜清热解毒,滋阴降火;治虚弱阴毒者,温补托里,扶正祛邪。

(四) 气血不足型

临床表现:头晕目眩,少气懒言,乏力自汗,面色淡白或萎黄,心悸失眠,舌淡而嫩,脉细弱等。本证多见于中晚期消化道肿瘤、恶性胸(腹)腔积液、晚期肺癌并咯血、晚期恶性淋巴瘤骨髓受侵者,亦可见肿瘤患者手术、放疗、化疗使气阴两伤者。

治疗法则:补气养血。

(五) 脏腑亏虚型

临床表现:面色晄白,畏寒肢冷,腰酸或下腹冷痛,久泻久痢,或五更泄泻,或下利清谷,或小便不利,面浮肢肿,甚则腹胀如鼓,气喘心悸,舌淡胖,苔白滑,脉沉细。本证多见于各类晚期肿瘤腹腔内转移及骨髓、各脏器转移患者。

治疗法则:调理脏腑,温补脾肾,益气养血。

(六) 阴阳失调型

临床表现:肿瘤患者阴阳失调的病理变化及临床表现甚为复杂,概括起来主要有以下四种。

1. 阴阳偏胜　阳偏胜者,以热、动、燥为特点,面色偏红,发热,肌肤灼热,神烦,躁动不安,语声粗浊,呼吸气粗,喘促痰鸣,口干渴饮,大便秘结或奇臭,小便短赤,舌质红绛,舌苔黄或黑,生芒刺,脉象浮数、洪大、滑实。

2. 阴偏胜者　面色暗淡,精神萎靡,身重倦卧,形寒肢冷,倦怠无力,语声低怯,食欲缺乏,口淡不渴,大便腥臭,小便清长,舌淡胖嫩,脉沉迟或弱或细涩。

3. 阴阳偏衰　阳偏衰者,面色晄白,唇色淡,口中和,喘咳身肿,自汗、头眩,不欲饮食,腹大胫肿,肌冷便溏,或五更泄泻,阳痿精冷,两足痿弱,脉大无力等。阴偏衰者,面白颧赤,唇若涂丹,口干,咽燥,心烦,舌干红无苔,头晕眼花,耳鸣,腰腿酸软无力,骨蒸盗汗,恶梦遗精,大便秘结,手足心热,脉数无力。

4. 阴阳亡失　亡阳者,表现为亡阳之汗,身反恶寒,手足冷,肌冷,汗冷而味淡微黏,口不渴喜热饮,气微,脉浮数而空。亡阴者,表现为身畏热,手足温,肌热,出汗亦热而味咸,口渴喜冷饮,气粗脉沉实,舌红干。

治疗法则:调整阴阳,补其不足,泻其有余。

(七) 气虚血瘀型

临床表现:面色淡白或晦滞,身倦乏力,少气懒言,疼痛如刺,常见于胸胁部位痛处不移,拒按,舌淡暗或有紫斑,脉沉涩。本证多见于肿瘤各个阶段。

治疗法则:补气化瘀。

(八) 阴虚火旺型

临床表现:症见午后潮热,或夜间发热,发热不欲近衣,手足心发热,或骨蒸潮热,心烦,少寐,多梦,颧红,口干咽燥,大便干结,尿少色黄,舌质干红有裂纹,无苔或少苔,脉细数。本证多见于各种类型癌症骨转移,尤以晚期肺癌及晚期肝癌为多见。

治疗法则:滋阴清热。

(九) 阳虚水泛型

临床表现:症见周身浮肿,腰以下为甚,按之凹陷不起,甚至腹部胀满,心悸咳喘,腰膝酸软而痛,畏寒肢冷,以下肢为重,头目眩晕,精神萎靡,小便不利,夜尿较多,面色晄白或黧黑,舌淡胖、苔白,脉沉细,或大便久泻不止,完谷不化,五更泄泻。本证多见于中晚期癌症,如晚期肝癌、肾癌、肺癌。

治疗法则:健脾益气,温肾行水。

四、治则治法

在中医学理论指导下,中医肿瘤学形成了较为完备的理论体系和治疗体系。晚期肿瘤患者大多身体虚弱羸瘦、病情变化复杂,虚实寒热夹杂。所以,诸法有机结合,方可协同增效。临床常以扶正培本法为重点,配伍其他诸法。

(一)扶正培本法

扶正培本法亦即补法。晚期肿瘤患者大多属本虚标实之证,运用扶正培本法是中医学的特色优势。扶正培本法以扶持人体正气,培植生命本元的方法来调整人体阴阳气血、脏腑经络的生理功能,增强机体免疫调节机制,提高人体正气抗病能力,达到"正胜则邪却"的目的。所属治法如补肺益气法,补气养血法、健脾和胃法,补肾益精法、养阴生津法等。常用药物如人参、黄芪、当归、白芍、冬虫夏草、鳖甲、沙参、麦冬、山茱萸、山药、补骨脂等。

(二)疏肝理气法

肝郁气滞是肿瘤发生最基本的病理变化之一。疏肝理气法调畅气机,使气行则血行,气血调和而奏抗癌散结、疏解气机之功。临证时根据病情兼夹症候予以适当配伍,如肝郁阴虚配合滋阴疏肝法,肝郁化热者配合清肝泻火法,气滞痰凝者配合化痰散结法,气滞湿阻者配合化湿利浊法,饮食停滞者配合消积导滞法,气滞血瘀者配合活血化瘀法等。常用药物如青皮、橘皮、香附、乌药、川楝子、木香、厚朴、枳壳、花椒、佛手、柴胡、郁金、九香虫、八月札等。

(三)活血化瘀法

瘀血阻滞是恶性肿瘤的主要病因病理之一,活血化瘀法被认为是治疗肿瘤的大法之一,是瘀血阻滞形成的血瘀证或挟瘀证的一种治疗方法。不但能祛邪消瘤,亦可配伍它法对瘀血之发热、瘀血阻络之出血、血瘀经络之疼痛等症起到一定效果。使用活血化瘀药应根据辨证与辨病相结合原则,参考实验研究结果,按肿瘤性质和部位不同选择药物,结合健脾益气法、软坚散结法等发挥协同作用。常用药物如三棱、莪术、乳香、没药、泽兰、丹参、赤芍、五灵脂、土鳖虫、桃仁、红花、王不留行等。

(四)清热解毒法

邪热瘀毒是恶性肿瘤的主要病因病理之一。特别是中、晚期恶性肿瘤患者,在其发展过程中,常表现为毒热内蕴或邪热瘀毒证候,故清热解毒法是恶性肿瘤治疗中较常用的治疗法则之一,属于"攻邪"范畴。临证时根据疾病性质,正邪盛衰,毒热蕴结不同部位和不同表现,选择作用于不同部位的清热解毒药,并结合其他治法和药物应用,如清热法结合利湿法、解毒法结合化瘀散结法、辅以健脾药等多可收到良好效果。常用药物如七叶一枝花、山豆根、龙葵、白花蛇舌草、石上柏、石见穿、冬凌草、苦参、半枝莲等。

(五)软坚散结法

肿瘤在体内多为有形之肿块,盘根错节,留著不去,坚硬如石,与日俱增。《素问》曰"坚者削之""结者散之",对于恶性肿瘤多采用软坚散结法治疗。中医学认为,味咸的药物能使肿块软化、消散。药理研究表明,其抗肿瘤的作用机制主要在于直接杀伤癌细胞。软坚散结法多应用于肿瘤的全程治疗中,通常运用扶正培本法、疏肝理气法、活血化瘀法、清热解毒法等配合软坚散结法以治其标,达到软坚散结、消除肿块、增强治疗效果的目的。常用药物如海藻、昆布、龟板、鳖甲、牡蛎、海浮石、海蛤壳、白僵蚕、土贝母、阿魏等。

(六) 化痰除湿法

痰凝湿聚也是恶性肿瘤发病的基本病理之一。其表现为气机阻滞、痰湿凝聚、血行淤滞之证,化痰除湿法亦为恶性肿瘤的常用治疗法则之一。根据证之夹杂轻重,而有治法相合,如理气、清热、健脾、活血等诸法,以及除湿利水,芳香化湿,淡渗利湿,健脾除湿,温化水湿等法,以减轻症状,提高论治效果。常用药物如瓜蒌、山慈菇、葶苈子、青礞石、猪苓、大戟、甘遂、芫花等。

(七) 以毒攻毒法

肿瘤的形成无论是气滞血瘀、痰凝湿聚,还是热毒内蕴、正气亏虚,日久均瘀积成毒,邪毒瘀结是肿瘤的共同病理特征。由于毒邪深居,非攻不克,常用性峻力猛有毒之品。以毒攻毒法仅适用于正气未衰患者,但不可一味使用。本法较少单独全程应用,宜结合患者体质虚实,承受峻攻攻伐能力,注重药物合理炮制,选择适宜药物剂型,把握剂量用法时间,多在扶正培本法等基础上佐以本法,如此既可发挥其治癌作用,又可减少其不良反应。常用药物如马钱子、蟾酥、露蜂房、蜈蚣、全蝎、水蛭、斑蝥附子、狼毒、守宫、藤黄等。

(八) 健脾益肾法

恶性肿瘤发病是一个渐进过程,而接受手术、放化疗等又常使机体耗气伤阴,脾胃功能失调,日久多出现脾肾受损的病理征象。健脾益肾法亦是防治恶性肿瘤的常用方法之一。临床应用健脾益肾法,旨在补益脾肾,扶助正气,改善机体免疫能力,提高抗癌抑癌增效作用,减轻放、化疗毒副反应。常结合健脾益气、健脾和胃、健脾化湿、健脾理气、温肾利水、温阳固肾、滋养肾阴等治法。常用药物如党参、白术、茯苓、杜仲、川断、桑寄生等。

(九) 养阴清热法

热毒日久耗伤阴津,加之常并发发热等症,更易损伤阴液。阴液不足,脏腑组织失去滋润濡养则发生阴虚内热之证,故阴虚内热也是恶性肿瘤常见病理变化之一。养阴清热法可用于恶性肿瘤的某一阶段,也可用于治疗的全过程,并可用于并发症治疗,尤其对证属阴津亏损之恶性肿瘤多有佳效。常配合益气、软坚、解毒等法。对于实热或感受外邪所致发热等病症不宜使用。此外,本法忌用温燥药物,以免加重阴液损伤。常用药物如生地、麦冬、玄参、石斛、地骨皮、女贞子、玉竹、百合等。

第三节　晚期恶性肿瘤患者的中医适宜技术

历代医家长期临床实践总结的具有独特疗法和传统特色的中医适宜技术,与安宁疗护相结合,将帮助晚期肿瘤患者实现身体、心理、精神的舒适与安宁。中医适宜技术可作为晚期肿瘤患者优选的措施之一。

一、饮食疗法

饮食疗法又称食疗、食治,是在中医理论指导下,通过食物的特性达到调理身体、强壮体魄的目的,从而获得健康改善、疗疾防病的一种方法。作为一种辅助治疗,对于恶性肿瘤患者,按病、按证、按特性、按病情变化进行饮食疗法,可改善机体的营养状态,增加机体的抗病能力,具有扶正固本之效。饮食疗法中的许多食物本身具有抗肿瘤作用,与饮食营养相结合,常常达到单纯药剂不可获得的良好效果。研究表明,多食深绿色、红色或橙色蔬菜有助降低患癌风险。

二、药膳疗法

我国自古就有药食同源、药食同功、药食同理的食药一体营养观和天人相应的整体食疗观,药膳疗法作为我国传统医学的组成部分,是具有悠久历史传统的一种长远的养生行为和习惯。它在防病治病、滋补强身、抗老延年、防治癌症等方面具有独到之处。

药膳疗法有广义与狭义之分,广义的药膳疗法是指整个饮食疗法;狭义的药膳疗法是指饮食疗法中的一种,是在中医学、烹饪学和营养学理论指导下,以辨证施膳、辨证施食为原则,按照药膳配方,将药物、食物和调料三者采用我国独特的饮食烹调技术制作而成的一种既有药物功效,又有食物美味,用以防病治病、强身益寿的特殊食品。对于恶性肿瘤患者,选用具有抗癌作用的药食兼用之品,取其药物之性、食品之味,制成患者乐于接受之佳肴,以食借药力、药助食威,共奏防癌、抗癌的保健功效。

三、刮痧疗法

刮痧疗法是以中医经络腧穴理论为指导,运用刮痧器具,蘸取油膏介质,施术于体表一定部位,反复刮动摩擦形成痧痕一种外治方法。对于恶性肿瘤患者是一种保健与治疗兼具的自然疗法。通过刮痧器具使皮肤局部出现"出痧"变化,达到活血透痧,宣通气血,发汗解表,舒筋活络,退热镇痛,调理脾胃的作用。若配合使用针灸、拔罐、刺络放血等疗法,则可加强活血祛瘀、祛邪排毒的效果。

刮痧疗法作为传统的中医治疗手法,以其简、便、廉、效的特点而广泛应用。主要以刮为主,常用的方法有长刮法、厉刮法、点按法、揪痧法和拍痧法,同时配合点、按、揉、拍、擦、挑、摩、敲等不同的操作手法。晚期肿瘤患者刮痧以轻刮法为宜,顺肌肉纹路方向刮,出痧即可停止,以患者耐受为度。刮痧后注意保暖,宜饮温开水一杯(或淡糖盐水),休息 15~20 分钟,4 小时后洗澡,隔 3~5 天后进行第二次刮痧。

四、敷贴疗法

敷贴疗法即为外敷疗法,又称薄贴法(薄贴为膏药之古称),是以中医基本理论为指导,应用中草药制剂,敷贴于皮肤、孔窍、腧穴及病变局部的一种常见的中医外治方法。通过药物外敷体表直接给药,用药芳香走窜、活血祛瘀、通络止痛之类,经皮肤吸收循传经络,使药力直达病所,改变肿瘤组织微循环,抑制肿瘤生长。并可避免不耐口服药物,或药物内服引起的不良反应,尤其是对病痛缠身,精神萎靡,食欲低下、已难进食,更难耐攻伐的晚期肿瘤患者,中药外敷不失为操作简便、快捷有效、易于推广的外治疗法。敷贴一般分为散剂、膏剂、饼剂、丸剂、糊剂、锭剂六种类型,在肿瘤治疗中,运用敷贴疗法以散剂、膏剂和糊剂为多,根据不同脏器的癌变,选取相关腧穴、孔窍、病变局部予以敷贴。过敏体质者,或对药物、敷料成分过敏慎用贴敷疗法。

五、按压疗法

（一）耳穴按压疗法

耳穴按压疗法是根据中医理论及针灸原理选穴、用药,在相应耳穴安置各种刺激物(如王不留行籽)给予适度按、压、揉、捏,使其产生酸、麻、胀、痛等刺激感而进行治疗的一种外治疗法,又称耳郭穴区压迫疗法。

《灵枢·口问篇》曰:"耳者,宗脉之所聚也。"耳穴按压疗法是通过人体十二经络或聚会于耳或表里两经脉气相通分布于耳,与五脏六腑的生理功能和病理变化产生直接或间接的联系而起到治疗作用。

耳穴按压疗法按压方法简洁实用,刺激效应稳定持续,既避免了针刺产生的疼痛和感染,又避免了药物治疗可能出现的不良反应,是一种无痛、无创、无损害、无不良反应而又安全的一种外治方法。

（二）指压疗法

指压疗法即穴位按摩疗法,主要运用手指按压穴位,刺激经络、脏腑,以防治疾病的一种传统民间外治方法。应用补虚泻实手法指压相应穴位造成的刺激,使气血调和,经络疏通,散瘀解肌,祛邪除病。研究证实,指压疗法通过穴位内的神经末梢向中枢传导,引起体内神经系统产生一系列的双向调节作用。实践证明,指压力大、频率较快的手法可使神经兴奋,如晕厥时,反复重按人中穴使患者苏醒;指压力小、频率较慢的手法可使神经抑制,起到镇静镇痛作用,如失眠时缓慢轻按神门穴使患者入睡。经常按压足三里、关元穴等,可增强血液中单核细胞活性,促进机体产生多种抗体,增强机体免疫力。因此,指压疗法还具有防病保健、益寿延年之功效。因其无器具、无药物、花钱少、见效快、疗效好,符合简便验廉的实用原则,对于晚期肿瘤患者而言也是一种优选的外治方法之一。

六、针灸疗法

针灸疗法是针刺疗法和艾灸疗法的合称。针灸疗法是以中医理论为指导,经络腧穴理论为基础,其中运用针刺体表穴位来防治疾病的方法称针刺疗法;运用艾绒放置体表腧穴或疼痛处烧灼来防治疾病的方法称艾灸疗法。

针刺疗法通过对人体腧穴直接的刺激,对增强身体功能、疏通经络、调和阴阳、扶正祛邪、防病治病具有良好的治疗作用和保健作用。艾灸疗法通过熏灸人体穴位,起到温煦散热、温阳补气、温通气血、温经通络、消瘀散结的作用。

针灸疗法是建立在人体经络穴位的认识上,通过经络传导发挥作用,但针刺疗法产生的是物理作用,艾灸疗法是药物和物理的复合作用,而且两者治疗的范围也不一样,所谓"针所不为,灸之所宜"。两者无论是在提高机体免疫功能,还是在减轻疼痛、缓解不适症状方面,都有较为满意的疗效。

七、推拿疗法

推拿古称按摩、按乔,是人类最古老的一种外治方法。推拿疗法是以中医脏腑、经络学说为理论基础,运用推拿手法,作用于人体特定的部位和穴位达到治疗保健目的的一种治疗方法。

推拿疗法依据中医学"通则不痛"理论,根据病情,选取病患体表、不适所在、特定腧穴、疼痛部位,主要用手以一定的力量、方向、速度、时间,使力传达到筋膜肌肉深处,疏通经络,行气活血,扶伤止痛等,以期达到减轻身体疼痛,消除疲劳,缓解压力,养生保健,预防疾病的功效。

晚期肿瘤患者运用推拿疗法可缓解患者的疼痛和由疼痛引起的身体和情绪上的不适,缓解消化不良、恶心、呕吐以及解决排便困难等症状。

八、五音疗法

五音疗法是在中医五行相生相克学说指导下,以五脏对应五行和五音来治疗疾病的方法。中医五音理论是世界医学史上最早确立的声学与医学相结合的理论体系。中医学认为,五脏(肝、心、脾、肺、肾)各有属性,对应五行(木、火、土、金、水)分属,五音(角、徵、宫、商、羽)与五脏之气相对应,通过五音曲调使人忘却烦恼,情绪安静、内心安宁,而具有了治疗脏腑经络疾病的作用。

依据五音特性与五脏、五行生克关系来选择曲目对患者进行治疗。如肝属木,在志为怒,在音为角,曲调爽朗清脆如木;如过怒伤肝,用养肝之角音《胡笳十八拍》调整。心属火,在志为喜,在音为徵,节奏热烈、欢快如火;如过喜伤心,用舒心之徵音《紫竹调》调整。脾属土,在志为思,在音为宫,风格淳厚、庄重如土;如过思伤脾,用健脾之宫音《春江花月夜》调整。肺属金,在志为忧,在音为商,旋律悲壮、烟锵如金;如过忧过悲,用润肺之商音《阳春白雪》调整。肾属水,在志为恐,在音为羽,曲风苍凉、柔润如水;如惊恐过度,用补肾之羽音《二泉映月》调整。此外,也要根据患者不同病情、不同心情和不同心理个性,以及患者喜欢和希望的音乐,选择不同的治疗音乐。由于音乐治疗投资少、实施方便、无不良反应,也是晚期肿瘤有效的具有推广价值的治疗方法之一。

九、情志疗法

情志疗法是中医学脏腑情志论与五行生克论相结合,利用五行相互制约的关系来进行治疗的一种方法。即运用一种情志纠正相应所胜的另一种失常情志,是具有独特思维、语言表达和行为方式的中医心理治疗方法。

情志致病是指喜、怒、忧、思、悲、恐、惊等情志失调,致气血失和,脏腑功能失衡,导致疾病的发生。采用情志疗法干预可消除或改善晚期肿瘤患者的负性情绪,提高其生活质量满意度和舒适照护感受度。

　　基于中医整体观念,注重晚期肿瘤患者个体差异,综合辨证,形神兼治。情志疗法的基本程序是喜伤心,恐胜喜;怒伤肝,悲胜怒;思伤脾,怒胜思;忧伤肺,喜胜忧;恐伤肾,思胜恐。常见分类包括情志转移法、以情胜情法、说理开导法、顺情从意法、宁静神志法等类型。经历代医家不断发展,情志疗法已成为中医学中的重要组成部分之一,亦对现代心理治疗学有一定的参考和指导价值。

十、气功疗法

　　气功疗法是指以调息、调身、调心来健身延年、防病治病、开发潜能的一种身心锻炼方法。调息是调控呼吸运动,调心是调控心理活动,调身是调控身体姿势和动作。"三调"是气功锻炼的基本方法,是气功学科的三大要素。

　　恶性肿瘤的发生与气滞血瘀相关,而气功锻炼具有行气导滞、活血化瘀的作用,并可提高机体免疫力。气功不仅重视对心理因素的调整,更强调通过自我精神调节,调动机体生理潜能,起到缓解疼痛,减轻不适症状的作用。所以气功疗法作为治疗肿瘤的辅助手段,具有很好的效果。

　　气功疗法是整体疗法,多采用一功多能,定时和不定时,有姿势与无姿势,意守点与不定点,顺呼吸和逆呼吸,动静相兼,以静功为主,柔和自然为原则,逐渐改造身体内部功能。"三调"以调心为主,意念入静,调整姿势,控制意念,促进血液循环,阻止外来干扰,抑制有损身体的不良情绪。

十一、穴位注射疗法

　　穴位注射疗法属针刺疗法之一,又称水针,是选用中西药物注射剂注入穴位以防治疾病的一种治疗方法。此法是在中医学针刺疗法基础上,结合现代医学封闭疗法发展起来的中西医结合的一种新疗法。

　　本法将针刺机械刺激和药物药理性能以及对穴位的渗透作用相结合,激发经络穴位以调整、改善人体功能和组织的病理状态,使体内气血畅通、生理功能恢复,达到治病的目的。

　　本法兼具针刺和药物的双重作用而发挥综合效应。凡是针刺治疗的适应证大部分均可采用本法治疗,凡是可供肌内注射使用的药物,都可供穴位注射使用。临床选穴原则同针刺疗法。但作为本法的特点,又常结合经络、穴位按诊法以选取阳性反应点,一般每次不超过4个穴位,以精为要。

十二、熏洗疗法

　　熏洗疗法是利用中药饮片煎汤,趁热在皮肤或患处熏蒸、淋洗和浸浴的治疗方法,属于传统中医疗法中的外治法之一。

　　本法按照辨证施治原则选择用药,借助药力和热力对皮肤、黏膜、经络、穴位的刺激和药物的透皮吸收,起到疏通经脉、透达腠理、调和脉络、温经散寒、通络止痛、祛风除湿、清热解毒、消肿散结、养荣生肌、美容保健等作用。

　　本法一般分为全身熏洗法、局部熏洗法(如手、足、眼、坐浴等熏洗疗法)两种。均是将煎煮好的药液盛于器皿内,趁热先熏蒸后淋洗、浸浴身体病患部位。由于药物不经胃肠破坏,而是直接作用于皮肤、黏膜、病变局部吸收进入血液,故较之内服药见疗效快、舒适无痛苦、无任何毒副作用,也不会增加肝脏负担。对于需长期打针、服药,食欲欠佳的患者尤为适用。因此也被誉为"绿色疗法"。

十三、冷敷/热敷疗法

冷敷/热敷疗法是采用冷敷/热敷用具放置在病患部位来达到治疗目的的一种外治方法。

冷敷疗法可使局部的皮下毛细血管收缩、血流量减少,减轻局部充血,抑制神经细胞的感觉功能,减轻疼痛,具有散热、降温、止血、止痛,防止继发感染和血肿增大等作用。热敷疗法可使体表温度升高,皮下组织舒展,痉挛的毛细血管松弛、扩张,血流加快,新陈代谢旺盛,促进病变部位组织活血化瘀、消肿止痛、祛除寒湿及消除疲劳等作用。

冷敷疗法一般使用冷巾、冷袋或冰袋等置于患处减缓出血、减少肿胀、减少疼痛、减少发炎,如冰袋敷法、湿冷敷法等。热敷疗法一般使用热水袋或热毛巾置于患处来改善局部经络气血的运行,消除或减轻疼痛等,热敷疗法一般分为干热敷和湿热敷,包括药物热敷、黄土热敷、水热敷、盐热敷、沙热敷、砖热敷、蒸饼热敷等。

十四、涂搽疗法

涂搽疗法是将药物制成洗剂或酊剂、油剂、软膏等剂型,直接涂搽于患处的一种外治法。依据病情选药物,把药物研成细末,因患病部位及皮损不同,可把药末与水、乙醇、植物油、动物油或矿物油调成洗剂、酊剂、油剂、软膏等不同剂型外涂患处。除治疗外科、皮肤科、五官科等许多局部病变外,还用于治疗内、妇、儿科等病证。

十五、熏蒸疗法

中药熏蒸治疗疗法又叫蒸汽治疗疗法、汽浴治疗疗法、中药雾化透皮治疗疗法,是以中医理论为指导,利用药物煎煮后所产生的蒸汽熏蒸患者全身或局部,利用药性、水和蒸汽等刺激作用来达到防病治病的一种中医外治治疗方法。早在《黄帝内经》中就有"摩之浴之"之说,《理瀹骈文》曾指出"外治之理,即内治之理;外治之药,亦即内治之药,所异者法耳"。实践证明,中药熏蒸治疗疗法作用直接,疗效确切,适应证广,无不良反应。

十六、芳香疗法

芳香疗法是指将气味芳香的中药制成适当的剂型,作用于全身或局部以防治疾病的一种外治方法。早在殷商甲骨文中便有熏燎、艾蒸和酿制香酒的记载,至周代有佩戴香囊、沐浴兰汤的习俗,所以古称"香薰疗法"和"熏洗疗法",归入中医外治法的范畴。

中医芳香疗法使用丁香、藿香、木香、白芷、薄荷、冰片、麝香等中药材的芳香气味,以各种形式如香汤、香茶、香薰、焚香、香脂、香发、香浴等,通过口、鼻、皮毛等孔窍作用于人体,达到调节脏腑阴阳、清脑明目、避暑避秽、舒缓紧张、减压抗虑、镇静助眠、缓解疲劳、愉悦身心的作用。

本法临床常采用吸入法、香薰法、按摩法、沐浴法、淋浴法等方法,也可与针灸疗法、推拿疗法、耳穴压豆等中医适宜技术相结合联合应用。

十七、敷脐疗法

敷脐疗法简称"脐疗",是将药物敷于脐中(神阙穴)以防治疾病的一种中医外治方法。

脐为任脉要穴"神阙穴"所在,又为冲脉循环之处,为经络之总枢,经气之江海。因此,脐可通过经络沟通上下内外诸经和五脏六腑。药物敷脐后,一是通过气血运行达到病所,二是通过局部穴位的刺激,疏通经络,调理气血,调节脏腑功能,而发挥其防病治病的作用。

将配制好的药物敷于脐中,用纱布覆盖,胶布固定,简便易行,费用低廉,而且适用范围广,内、外、妇、儿科等多种疾病均可使用,尤其对婴幼儿和一些打针吃药困难的患者更为适用,是一条比较理想的给药途径。

十八、热熨疗法

热熨疗法是根据辨证施治原理,选择适当的中药和辅料,经加热后置于患者体表特定部位或穴位,进行热罨或往复移动或反复旋转按摩,使药力和热力同时透入经络、血脉以治疗疾病的一种中医外治方法,也是中医传统的养生方法之一。

通过药力和热力的协同效应,达到畅通经络、调和气血、温经散寒,活血化瘀,消肿止痛,强筋健骨的保健养生、防病治病的功效。研究发现,热熨疗法能使皮肤和皮下组织的细小血管扩张,改善局部血液循环,促进局部代谢,缓解肌肉痉挛,促进炎症吸收。

本法操作简单,适应证广,不良反应少。可将药物或药袋、药饼、药膏等熨剂烘烤加热敷于患处;或将熨剂直接敷于患处盖以厚布,再取热水袋、水壶等热烫器具加以烫熨,均以患者能忍受而不灼皮肤为度。常用的有中药熨法、盐熨法、葱熨法、加醋热熨法、坎离砂热熨法、麦麸熨法、蚕砂熨法、卵石熨法、瓶熨法等,适用于各种慢性、虚寒性疾病等。

（徐东浩）

参考文献

[1] 王一方.临床医学人文纲要[M].武汉:湖北科学技术出版社,2019.
[2] 王荣华,张艳,张倍倍,等.芳香疗法的应用现状[J].全科护理,2018,16(35):4368-4370.
[3] 王嘉俊,李梦瑶.中医芳香疗法现代研究[J].新中医,2019,(03):38-41.
[4] 元.朱震亨.格致余论[M].毛俊同,点注.江苏:科学技术出版社,1985.
[5] 方婷,马红梅,王念,等.芳香疗法应用研究进展[J].护理研究,2019,33(23):4093-4095.
[6] 李玉坤,刘大胜,任聪,等.中医芳香疗法的研究进展[J].中国中医急症,2020,29(01):178-181.
[7] 李东涛.中医肿瘤学[M].北京:化学工业出版社,2019.
[8] 李忠.临床中医肿瘤学[M].沈阳:辽宁科学技术出版社,2002.
[9] 陈荣,熊墨年,何晓晖.中国中医药学术语集成[M].北京:中医古籍出版社,2007.
[10] 林崇德,杨志良,黄希庭.心理学大辞典(上卷)[M].上海:上海教育出版社,2003.
[11] 郑怀林.中国民间疗法丛书.情志疗法[M].北京:中国中医药出版社,2002.
[12] 郑洪新.中医基础理论[M].4版.北京:中国中医药出版社,2016.

［13］孟景春,王新华.黄帝内经素问译释［M］.4版.上海:上海科学技术出版社,2009.

［14］高希言.中国针灸辞典［M］.2版.郑州:河南科学技术出版社,2020.

［15］清.王清任.医林改错［M］.李天德,张学文,整理.北京:人民卫生出版社,2005.

［16］舒炜光,李秉平.自然辩证法辞典［M］.天津:天津人民出版社,1995.

［17］翟秀丽,俞益武,吴媛媛,等.芳香疗法研究进展［J］.香料香精化妆品,2011,(6):45-50.

第七章
心理学在临终关怀中的应用

第一节　临终关怀心理学发展理论

心理学是研究人的心理现象的科学,是应用客观的方法来研究人类各种心理现象的本质、作用,及其发生和发展规律的科学。医学心理学作为医学和心理学的交叉学科,通过研究心理变量与健康或疾病变量之间的关系,来解决医学领域中有关健康和疾病的心理行为问题,如患者的心理行为特点、各种疾病的心理行为变化等。

临终关怀学是一门探索临终患者及其家属的生理、病理、心理、精神、心灵和伦理特征及社会实践规律为主要研究对象的学科,在其发展的过程中逐渐形成了自己特定的研究对象、研究范围和研究方法,和护理学、临床医学、心理学、社会学、姑息医学、伦理学等学科产生交叉、关系密切。

临终患者处于人生的最后阶段,除了具有处于其他发展阶段常人的普遍心理特征,同时具有临终阶段的特殊心理。具体到个案临终患者,又有其心理的特殊性。人类的心理研究已经有几千年的历史,但是对临终关怀心理的科学认识是近代才逐渐发展起来。心理学及精神病学学者对此在不同领域进行了深入的研究并取得了一定的研究成果。临终心理发展理论,主要包括伊丽莎白·库伯勒·罗斯(Elisabeth Kubler Ross)关于临终患者心理发展的5个阶段和帕蒂森(Pattison)关于临终患者心理过程的理论。

一、库伯勒·罗斯临终心理发展理论

库伯勒·罗斯于1969年在《论死亡与濒死》(*Death and Dying*)一书中研究了临终患者及其家属的心理发展过程、医护人员对临终患者及家属的态度,以及医护人员的态度对临终患者的影响等。库伯勒·罗斯的临终心理发展理论认为,当一个人从得知自己患了不治之症开始,或疾病发展到晚期面临死亡的时候,其心理发展大致经历以下5个阶段。

1. 否认期　多数患者最初得知自己的疾病已进入晚期,第一反应是否认、震惊和恐惧,认为"不可能""一定是搞错了",希望出现奇迹。患者四处求医,怀着侥幸的心理,希望先前

的诊断是误诊;患者听不进对病情的任何解释,同时也无法处理有关问题或作出任何决定。甚至有的患者到临终前一刻仍乐观地谈论未来的计划及病愈后的设想。

这种否定表现是一种暂时的心理防御反应,是个体得到坏消息的心理缓冲,是由于患者尚未适应自己病情的严重性,暂时无法面对现实而产生的。极少数患者一直持否认态度,如果影响正常的治疗,需要心理医生的介入来帮助患者面对现实。

2. 愤怒期(焦虑) 当肿瘤患者知道自己的病情和预后是不可否认的事实时,求生的愿望不能达到,随之而来的心理反应多为气愤、暴怒、埋怨和妒忌。在该阶段,患者往往很沮丧,他们常常想不通"得绝症的人为什么偏偏是自己而不是别人""为什么我这么倒霉,太不公平",认为那是造成他们患病的原因,或者对诊断和治疗过程过于挑剔,往往迁怒于家属和医务人员,情绪无法控制,对亲人或医护人员抱怨,甚至拒绝配合治疗。

3. 协议期 患者经过一段时间的心理适应,由愤怒转为妥协,心理上开始接受事实。在这个阶段,患者企图用合作的态度和良好的表现来换取延续生命或其他愿望的实现,可能会变得和善、积极配合治疗,这是人的生命本能和生存欲望的体现。很多晚期患者在这一阶段突出地表现为期待奇迹般治好病,希望能延长生命以完成诸多尚未完成的事业,为家人或社会再做贡献;而有些患者对所做过的错事表示悔恨。

4. 抑郁期 当患者积极配合治疗,但疗效并不满意时,随着病情恶化、躯体日渐衰弱,患者开始意识到死亡将至,生的欲望不再强,这时此前的愤怒和挣扎渐转变成绝望,临终患者产生巨大的失落感,变得沮丧、消沉,最终导致抑郁。处于抑郁阶段的临终患者通常表现为沉默,对周围事物和任何东西均不感兴趣。

5. 接受期 这阶段,患者多表现得从容平静,面对死亡已有所准备,把要办的事办妥,静静等待死亡到来。有的患者处于极度疲惫、虚弱、嗜睡或昏睡状态。

上述 5 个阶段被认为是临终患者心理发展(过程)的理论模式,但并不是所有患者都全部经历 5 个阶段,或者经历 5 个阶段但顺序不一定相同,有的患者可能会停留在某一心理阶段,一直到去世。

每一位临终患者的心理发展受患者的文化背景、人生观、价值观、社会地位、疾病种类、病情长短、年龄及性格等因素影响。我国学者在研究中发现,中国的临终患者心理反应分期在否认前存在明显的回避期,患者与家属彼此为了减少对对方的伤害,回避讨论病情和死亡。这一差异可能与我国的传统习俗和文化有关。医务人员需要依其不同的心理阶段提供适当的帮助。

二、帕蒂森临终心理发展理论

心理学家帕蒂森按照临终心理发展的时间提出了关于临终患者心理发展三阶段理论,包括急性危机期、慢性生存期和临终期。

1. 急性危机期 患者面对的情境压力和危机已超出个人所能应对的能力,患者受到死亡威胁,其心理反应以焦虑为主,其焦虑水平会迅速达到峰值。

2. 慢性生存期 该时期是指患者从个体意识到将要到来的死亡威胁到死亡发生这一阶段。患者渐渐接受死亡的事实,逐步调整自己学习面对各种恐惧。

3. 临终期 患者已做好接受死亡的准备,其恐惧心理逐渐减弱。

第二节　临终关怀中常见心理问题的识别与评估

每一个人都要面临死亡,但对于活着的人来说,死亡是未知、神秘的。多数人认为死亡是毁灭和失去一切,忌讳谈到死亡,更会否定死亡、恐惧死亡。死亡不仅是个人生命的终止,而且是影响死者周围人的一种社会事件。面临死亡,无论是临终患者,还是其家属,均会出现不同程度的心理问题。全科医生需要具备识别和评估在临终关怀中常见心理问题的能力。

一、临终关怀中常见心理问题的识别

(一) 临终患者常见心理反应

1. 恐惧　临终患者对于死亡均存在恐惧,可表现为失眠、噩梦、惊恐、心慌、眩晕等。恐惧的原因包括对未来的恐惧,对失去的恐惧,对分离的恐惧,对死亡时容貌及过程的恐惧,对未完成心愿及未补救事情的遗憾。患者不知死亡何时降临,不知死亡发生的地点,死后又会去往哪里,死亡时自己会发生哪些变化,以及死亡时谁会在自己的身边等。

2. 焦虑　临终患者的焦虑源于对生活及命运的失控感。由于疾病的侵袭,自身的社会角色和生活环境发生巨大变化,患者对家庭和事业充满牵挂,担心自己的医疗费用给家庭造成巨大的负担等。患者可表现为紧张不安、心慌、气短、头痛、失眠、注意力不集中等。

3. 愤怒　患者得知自己的病情后,往往沮丧、愤怒,表现为对诊断和治疗过程吹毛求疵,迁怒于家属和医务人员,易发怒。

4. 抑郁　随着自己的病情加重,患者感到绝望无助,表现为情绪低落、悲哀、情感淡漠。

5. 自责　在长期诊疗后,患者对由于疾病给家人造成的经济负担、照护负担等产生愧疚感,内心感到自责。

6. 孤独　部分丧偶同时子女不在身边的患者,临终前的孤独感非常强烈,渴望亲人、朋友的陪伴。

(二) 临终患者家属常见心理反应

临终患者家属在得知患者病情时,也会产生一系列心理反应。在实际工作中,由于通常医护人员的工作重心主要在患者的诊疗和照护上,因此常常容易忽视家属的心理反应。家属的心理反应强烈程度与患者的病程长短、家属和患者的亲密程度、家庭的经济情况以及家属自身的个性特征、社会支持程度等有关。临终患者家属常见的心理反应表现为焦虑、愤怒、抑郁、悲伤、绝望等。

1. 焦虑　临终患者家属可表现为心慌、头晕、头痛、疲乏、失眠等。患者家属的焦虑情绪来源既包括对患者病情的担忧和牵挂,也有对患者生病后带来家庭影响的担心。

2. 愤怒　患者家属在患者多方治疗效果不理想、治疗经费负担重、日益失去希望和信心、难以承受患者即将死亡的现实时,容易产生愤怒情绪,常迁怒于医护人员或社会环境,多伴有血压升高、情绪暴躁等表现。

3. 抑郁　家属抑郁的程度与其和患者的依赖程度呈正相关,可表现为厌食、失眠、消

瘦,家属心里充满沮丧、抑郁,伴有情绪低落。

4. 悲伤和绝望　家属常会觉得自责,认为自己没有照顾好患者,沉浸在悲伤中,可表现为哭泣、厌食、失眠,在心理上表现为郁闷、沮丧和悲观,对预期丧失患者充满悲伤心情,甚至是绝望,常伴有社交退缩。

二、临终关怀常见心理问题评估的工具

心理评估(psychological assessment)是依据心理学的原则和方法,对所观察的心理事实或心理行为特性进行评价和测量。临床上常用的心理定性评估方法包括个案法、会谈法、观察法、调查法、作品分析法等;常用的定量评估包括各种心理测验的评定量表。

临终患者及家属最常见、突出的心理反应以抑郁、焦虑为主。常用的他评量表包括汉密尔顿抑郁量表和汉密尔顿焦虑量表。

(一) 汉密尔顿抑郁量表

汉密尔顿抑郁量表(Hamilton depression scale,HAMD)由 Hamilton 于 1960 年编制,其评定方法简便,标准明确,便于掌握,是临床上评定抑郁状态时应用得最为普遍的量表,有17 项、21 项和 24 项等 3 种版本(表 7 - 1)。

表 7 - 1　汉密尔顿抑郁量表

圈出最适合患者情况的分数			
1. 抑郁情绪	0 1 2 3 4	2. 有罪感	0 1 2 3
3. 自杀	0 1 2 3 4	4. 入睡困难	0 1 2
5. 睡眠不深	0 1 2	6. 早醒	0 1 2
7. 工作和兴趣	0 1 2 3 4	8. 迟缓	0 1 2 3 4
9. 激越	0 1 2 3 4	10. 精神性焦虑	0 1 2 3 4
11. 躯体性焦虑	0 1 2 3 4	12. 胃肠道症状	0 1 2
13. 全身症状	0 1 2	14. 性症状	0 1 2
15. 疑病	0 1 2 3 4	16. 体重减轻	0 1 2
17. 自知力	0 2	18. 日夜变化 A. 早	0 1 2
		B. 晚	0 1 2
19. 人格解体或现实解体	0 1 2 3 4	20. 偏执症状	0 1 2 3 4
21. 强迫症状	0 1 2	22. 能力减退感	0 1 2 3 4
23. 绝望感	0 1 2 3 4	24. 自卑感	0 1 2 3 4

总分:□□　　　备注:

1. 适用范围　可用于抑郁发作、抑郁障碍的诊断和严重程度的评定。

2. 使用方法

(1) 评定方法:由经过培训的两名评定者对患者进行联合检查,一般采用交谈与观察的方式,其中第 8、9 及 11 项,依据对患者的观察进行评定;其余各项则根据患者自己的口头叙述评分;其中第 1 项需两者兼顾。另外,第 7 和 22 项,尚需向患者家属或病房工作人员收集资料;而第 16 项最好是根据体重记录,也可依据患者主诉及其家属或病房工作人员所提供

的资料评定。检查结束后,两名评定者分别独立评分。

一次评定需 15～20 分钟。这主要取决于患者的病情严重程度及其合作情况,如患者严重阻滞时,则所需时间将更长。

(2) 评定标准:HAMD 分 5 级评分,0～4 分依次代表:"0"无症状;"1"轻;"2"中等;"3"重;"4"极重。

各项症状的评定标准如下:

(1) 抑郁情绪

只在问到时才诉述; 1

在言语中自发地表达; 2

不用言语也可从表情、姿势、声音或欲哭中流露出这种情绪; 3

患者的自发语言和非自发语言(表情、动作),几乎完全表现为这种情绪。 4

(2) 有罪感

责备自己,感到自己已连累他人; 1

认为自己犯了罪,或反复思考以往的过失和错误; 2

认为目前的疾病,是对自己错误的惩罚,或有罪恶妄想; 3

罪恶妄想伴有指责或威胁性幻觉。 4

(3) 自杀

觉得活着没有意义; 1

希望自己已经死去,或常想到与死有关的事; 2

消极观念(自杀念头); 3

有严重自杀行为。 4

(4) 入睡困难

主诉有时有入睡困难,即上床后半小时仍不能入睡; 1

主诉每晚均有入睡困难。 2

(5) 睡眠不深

睡眠浅多恶梦; 1

半夜(晚上 12 点以前)曾醒来(不包括上厕所)。 2

(6) 早醒

有早醒,比平时早醒 1 小时,但能重新入睡; 1

早醒后无法重新入睡。 2

(7) 工作和兴趣

提问时才诉述; 1

自发地直接或间接表达对活动、工作或学习失去兴趣,如感到没精打采,犹豫不决,不能坚持或需强迫自己去工作或活动; 2

平时劳动或娱乐不满 3 小时; 3

因目前的疾病而停止工作,住院患者不参加任何活动或者没有他人帮助便不能完成病室日常事务。 4

(8)迟缓:指思维和语言缓慢,注意力难以集中,主动性减退。

精神检查中发现轻度迟缓; ··1

精神检查中发现明显迟缓; ···2

精神检查进行困难; ··3

完全不能回答问题(木僵)。 ···4

(9) 激越

检查时表现的有些心神不定; ··1

明显的心神不定或小动作多; ···2

不能静坐,检查中曾站立; ··3

搓手,咬手指,扯头发,咬嘴唇。 ··4

(10) 精神性焦虑

问到时才诉述; ··1

自发地表达; ···2

表情和言谈流露明显忧虑; ···3

明显惊恐。 ···4

(11)躯体性焦虑:指焦虑的生理症状,包括口干、腹胀、腹泻、打呃、腹绞痛、心悸、头痛、过度换气和叹息,以及尿频和出汗等。

轻度; ··1

中度,有肯定的上述症状; ···2

重度,上述症状严重,影响生活或需加处理; ·······························3

严重影响生活和活动。 ···4

(12)胃肠道症状

食欲减退,但不需他人鼓励便自行进食; ······································1

进食需他人催促或请求或需要应用泻药或助消化药。 ····················2

(13) 全身症状

四肢、背部或颈部沉重感,背痛,头痛,肌肉疼痛,全身乏力或疲倦; ··1

上述症状明显。 ···2

(14)性症状:指性欲减退、月经紊乱等。

轻度; ··1

重度。 ···2

不能肯定,或该项对被评者不适合。(不计入总分)

(15)疑病

对身体过分关注; ··1

反复考虑健康问题; ···2

有疑病妄想; ···3

伴幻觉的疑病妄想。 ···4

（16）体重减轻

　　1 周内体重减轻 1 斤以上；⋯⋯⋯⋯⋯⋯⋯⋯⋯⋯⋯⋯⋯⋯⋯⋯⋯⋯⋯⋯⋯⋯⋯⋯⋯⋯⋯⋯⋯1

　　1 周内体重减轻 2 斤以上。⋯⋯⋯⋯⋯⋯⋯⋯⋯⋯⋯⋯⋯⋯⋯⋯⋯⋯⋯⋯⋯⋯⋯⋯⋯⋯⋯⋯⋯2

（17）自知力

　　知道自己有病，表现为忧郁；⋯⋯⋯⋯⋯⋯⋯⋯⋯⋯⋯⋯⋯⋯⋯⋯⋯⋯⋯⋯⋯⋯⋯⋯⋯⋯⋯⋯⋯0

　　知道自己有病，但归于伙食太差、环境问题、工作过忙、病毒感染或需要休息等；⋯⋯⋯1

　　完全否认有病。⋯⋯⋯⋯⋯⋯⋯⋯⋯⋯⋯⋯⋯⋯⋯⋯⋯⋯⋯⋯⋯⋯⋯⋯⋯⋯⋯⋯⋯⋯⋯⋯⋯⋯⋯2

（18）日夜变化（如果症状在早晨或傍晚加重，先指出哪种，然后按其变化程度评分）

　　轻度变化；⋯⋯⋯⋯⋯⋯⋯⋯⋯⋯⋯⋯⋯⋯⋯⋯⋯⋯⋯⋯⋯⋯⋯⋯⋯⋯⋯⋯⋯⋯⋯⋯⋯⋯⋯⋯⋯1

　　重度变化。⋯⋯⋯⋯⋯⋯⋯⋯⋯⋯⋯⋯⋯⋯⋯⋯⋯⋯⋯⋯⋯⋯⋯⋯⋯⋯⋯⋯⋯⋯⋯⋯⋯⋯⋯⋯⋯2

（19）人格解体或现实解体：指非真实感或虚无妄想。

　　问及时才诉述；⋯⋯⋯⋯⋯⋯⋯⋯⋯⋯⋯⋯⋯⋯⋯⋯⋯⋯⋯⋯⋯⋯⋯⋯⋯⋯⋯⋯⋯⋯⋯⋯⋯⋯1

　　自发诉述；⋯⋯⋯⋯⋯⋯⋯⋯⋯⋯⋯⋯⋯⋯⋯⋯⋯⋯⋯⋯⋯⋯⋯⋯⋯⋯⋯⋯⋯⋯⋯⋯⋯⋯⋯⋯⋯2

　　有虚无妄想；⋯⋯⋯⋯⋯⋯⋯⋯⋯⋯⋯⋯⋯⋯⋯⋯⋯⋯⋯⋯⋯⋯⋯⋯⋯⋯⋯⋯⋯⋯⋯⋯⋯⋯⋯⋯3

　　伴幻觉的虚无妄想。⋯⋯⋯⋯⋯⋯⋯⋯⋯⋯⋯⋯⋯⋯⋯⋯⋯⋯⋯⋯⋯⋯⋯⋯⋯⋯⋯⋯⋯⋯⋯⋯4

（20）偏执症状

　　有猜疑；⋯⋯⋯⋯⋯⋯⋯⋯⋯⋯⋯⋯⋯⋯⋯⋯⋯⋯⋯⋯⋯⋯⋯⋯⋯⋯⋯⋯⋯⋯⋯⋯⋯⋯⋯⋯⋯1

　　有关系观念；⋯⋯⋯⋯⋯⋯⋯⋯⋯⋯⋯⋯⋯⋯⋯⋯⋯⋯⋯⋯⋯⋯⋯⋯⋯⋯⋯⋯⋯⋯⋯⋯⋯⋯⋯2

　　有关系妄想或被害妄想；⋯⋯⋯⋯⋯⋯⋯⋯⋯⋯⋯⋯⋯⋯⋯⋯⋯⋯⋯⋯⋯⋯⋯⋯⋯⋯⋯⋯⋯3

　　伴有幻觉的关系妄想或被害妄想。⋯⋯⋯⋯⋯⋯⋯⋯⋯⋯⋯⋯⋯⋯⋯⋯⋯⋯⋯⋯⋯⋯⋯⋯4

（21）强迫症状：指强迫思维和强迫行为。

　　问及时才诉述；⋯⋯⋯⋯⋯⋯⋯⋯⋯⋯⋯⋯⋯⋯⋯⋯⋯⋯⋯⋯⋯⋯⋯⋯⋯⋯⋯⋯⋯⋯⋯⋯⋯⋯1

　　自发诉述。⋯⋯⋯⋯⋯⋯⋯⋯⋯⋯⋯⋯⋯⋯⋯⋯⋯⋯⋯⋯⋯⋯⋯⋯⋯⋯⋯⋯⋯⋯⋯⋯⋯⋯⋯⋯⋯2

（22）能力减退感

　　仅于提问时方引出主观体验；⋯⋯⋯⋯⋯⋯⋯⋯⋯⋯⋯⋯⋯⋯⋯⋯⋯⋯⋯⋯⋯⋯⋯⋯⋯⋯⋯1

　　患者主动表示能力减退感；⋯⋯⋯⋯⋯⋯⋯⋯⋯⋯⋯⋯⋯⋯⋯⋯⋯⋯⋯⋯⋯⋯⋯⋯⋯⋯⋯⋯2

　　需鼓励、指导和安慰才能完成病室日常事务或个人卫生；⋯⋯⋯⋯⋯⋯⋯⋯⋯⋯⋯⋯⋯3

　　穿衣、梳洗、进食、铺床或个人卫生均需他人协助。⋯⋯⋯⋯⋯⋯⋯⋯⋯⋯⋯⋯⋯⋯⋯⋯4

（23）绝望感

　　有时怀疑"情况是否会好转"，但解释后能接受；⋯⋯⋯⋯⋯⋯⋯⋯⋯⋯⋯⋯⋯⋯⋯⋯⋯1

　　持续感到"没有希望"，但解释后能接受；⋯⋯⋯⋯⋯⋯⋯⋯⋯⋯⋯⋯⋯⋯⋯⋯⋯⋯⋯⋯⋯2

　　对未来感到灰心、悲观和绝望，解释后不能排除；⋯⋯⋯⋯⋯⋯⋯⋯⋯⋯⋯⋯⋯⋯⋯⋯3

　　自动反复诉述"我的病不会好了"或诸如此类的情况。⋯⋯⋯⋯⋯⋯⋯⋯⋯⋯⋯⋯⋯⋯4

（24）自卑感

　　仅在询问时诉述有自卑感（我不如他人）；⋯⋯⋯⋯⋯⋯⋯⋯⋯⋯⋯⋯⋯⋯⋯⋯⋯⋯⋯⋯1

　　自动诉述有自卑感（我不如他人）；⋯⋯⋯⋯⋯⋯⋯⋯⋯⋯⋯⋯⋯⋯⋯⋯⋯⋯⋯⋯⋯⋯⋯⋯2

　　患者主动诉述："我一无是处"或"低人一等"，与评 2 分者只是程度的差别；⋯⋯⋯3

　　自卑感达妄想的程度，例如"我是废物"类似情况。⋯⋯⋯⋯⋯⋯⋯⋯⋯⋯⋯⋯⋯⋯⋯⋯4

（3）结果解释。总分＜8 分：正常；总分在 8～20 分：可能有抑郁症；总分在 20～35 分：肯定有抑郁症；总分＞35 分：严重抑郁症。

（二）汉密尔顿焦虑量表

汉密尔顿焦虑量表（Hamilton anxiety scale，HAMA）由 Hamilton 于 1959 年编制，包括 14 个项目（表 7-2）。它是精神科中应用较为广泛的由医生评定的量表之一。

表 7-2　汉密尔顿焦虑量表

圈出最适合患者情况的分数	
1. 焦虑心境	0 1 2 3 4
2. 紧张	0 1 2 3 4
3. 害怕	0 1 2 3 4
4. 失眠	0 1 2 3 4
5. 记忆或注意障碍	0 1 2 3 4
6. 抑郁心境	0 1 2 3 4
7. 肌肉系统症状	0 1 2 3 4
8. 感觉系统症状	0 1 2 3 4
9. 心血管系统症状	0 1 2 3 4
10. 呼吸系统症状	0 1 2 3 4
11. 胃肠道症状	0 1 2 3 4
12. 生殖泌尿神经系统症状	0 1 2 3 4
13. 自主神经系统症状	0 1 2 3 4
14. 会谈时行为表现	0 1 2 3 4

备注：　　　　　　　　　　　　　　　　　　　　　　　　　总分：□□

1. 适应范围

主要用于评定患者的焦虑症状的严重程度。

2. 使用方法

（1）评定方法：应由经过训练的两名评定员进行联合检查，采用交谈与观察的方式，检查结束后，两评定员各自独立评分。

（2）评定标准：HAMA 的评分为 0～4 分共 5 级评分："0"无症状；"1"轻；"2"中等；"3"重；"4"极重。

HAMA 各项症状的评定标准如下：

（1）焦虑心境（anxious mood）：担心、担忧，感到有最坏的事将要发生，容易激惹。

（2）紧张（tension）：紧张感、易疲劳、不能放松、情绪反应，易哭、颤抖、感到不安。

（3）害怕（fears）：害怕黑暗、陌生人、一人独处、动物、乘车或旅行及人多的场合。

（4）失眠（insomnia）：难以入睡、易醒、睡得不深、多梦、夜惊、醒后感疲倦。

（5）认知功能（cognitive）：或称记忆、注意障碍，注意力不能集中，记忆力差。

（6）抑郁心境（depressed mood）：丧失兴趣、对以往爱好缺乏快感、抑郁、早醒、昼重夜轻。

（7）躯体性焦虑：肌肉系统（somatic anxiety：muscular）：如肌肉酸痛、活动不灵活、肌肉抽动、肢体抽动、牙齿打颤、声音发抖。

（8）躯体性焦虑：感觉系统（somatic anxiety：sensory）：如视物模糊、发冷发热、软弱无力感、浑身刺痛。

（9）心血管系统症状（cardiovascular symptoms）：心动过速、心悸、胸痛、心管跳动感、昏倒感、心搏脱漏。

（10）呼吸系统症状（respiratory symptoms）：胸闷、窒息感、叹息、呼吸困难。

（11）胃肠道症状（gastrointestinal symptoms）：吞咽困难、嗳气、消化不良（进食后腹痛、腹胀、恶心、胃部饱胀感）、肠动感、肠鸣、腹泻、体重减轻、便秘。

（12）生殖泌尿神经系统症状（genitourinary nervous system symptoms）：尿意频数、尿急、停经、性冷淡、早泄、阳痿。

（13）植物神经系统症状（autonomic symptoms）：口干、潮红、苍白、易出汗、起鸡皮疙瘩、紧张性头痛、毛发竖起。

（14）会谈时行为表现（behavior at interview）：①一般表现。紧张、不能松弛、忐忑不安、咬手指、紧紧握拳、摸弄手帕、面肌抽动、不宁顿足、手发抖、皱眉、表情僵硬、肌张力高、叹气样呼吸、面色苍白。②生理表现。吞咽、打呃、安静时心率快、呼吸快（20次/分以上）、腱反射亢进、震颤、瞳孔放大、眼睑跳动、易出汗、眼球突出。

　　本量表除第14项需结合观察外，所有项目都根据患者的口头叙述进行评分；同时特别强调受检者的主观体验，可作为病情进步与否的标准。虽然HAMA无工作用评分标准，但一般可这样评为："1"症状轻微；"2"有肯定的症状，但不影响生活与活动；"3"症状重，需加处理，或已影响生活和活动；"4"症状极重，严重影响其生活。另外，评定员需由经训练的医生担任，作一次评定需10～15分钟。

　　（3）结果解释：按照全国精神科量表协作组提供的资料，总分超过29分，可能为严重焦虑；超过21分，肯定有明显焦虑；超过14分，肯定有焦虑；超过7分，可能有焦虑；如小于7分，便没有焦虑症状。一般划界，HAMA14项版本分界值为14分。

第三节　对临终患者心理问题的干预方法

　　临终患者是一个有生物和社会双重需求的个体。由于受医疗条件、科学技术条件的限制，其生物性治疗存在一定局限性，因此对其社会性的心理支持与治疗尤为重要。当临终患者出现心理问题时，常需要全科医生或精神专科医生介入，综合实施心理支持、心理治疗及药物治疗,尊重患者的需求,改善患者的情绪,并用适当的方法纠正某些异常行为及思维方式,从而使患者逐渐适应环境,尽量保持情绪稳定,减缓疾病因素造成的身心症状。

一、临终关怀中的医患沟通技巧

(一) 沟通的原则

1. **真诚地对待患者**　全科医生在与临终患者沟通的过程中,要注意从患者的角度考虑问题(即同理心),设身处地地为患者着想,关注患者的每一个细小变化,哪怕只是细微的心理变化和生理变化,尽自己最大的可能去满足患者的需要。

2. **避免伤害患者**　由于患者的生命即将走到人生终点,他们的心理承受能力相对较弱,容易受到伤害。在沟通中,医务人员要谨慎运用语言和情感,避免对患者的身心造成伤害。

3. **恰当运用情感**　全科医生在与临终患者沟通的过程中,要恰当地运用个人情感。充分表达医务人员对患者的理解、同情和关心,表达对他的鼓励、支持和愿意提供任何帮助的心愿,与患者建立一种理解、支持的情感关系。这样,临终患者才能愿意与医务人员进行沟通,表达其思想、情感及愿望。

4. **及时沟通**　患者一旦进入临终阶段,心理将发生一系列变化。医务人员要经常性地与患者交流,密切观察患者的动作、表情、语言,分析患者的心理变化;鼓励患者交谈,以表达其情感和需求,发现问题及时解决,以最大限度地减轻患者的痛苦。

5. **选择恰当的沟通方法**　恰当的沟通方法是实现有效沟通的关键,以患者的感受为标准来衡量。只要是患者可以接受的、效果较好的方法,医务人员就可以采用。恰当的方法需要临终关怀医务人员在实践中不断探索,与临终患者沟通的主要目的就是有的放矢、有针对性地提供各种支持措施,最大限度地满足患者的需要,减轻患者躯体和心理上的痛苦,因此恰当的沟通方法至关重要。

6. **语言的应用**　患者的语言往往有自己的语言习惯,甚至是方言,医务人员要学习运用患者惯常使用的语言和方言与之交流,更容易让患者接受和理解,便于良好人际关系的建立与维持。

(二) 沟通方式

全科医生与临终患者和家属的沟通方式可分为语言性沟通和非语言性沟通。

1. **语言性沟通**　临终关怀团队医务人员在收集患者的病史、实施诊疗措施、对患者及家属做健康教育的过程中,需要使用语言与临终患者及家属进行沟通。

(1) 书面语言(writing language):以文字及符号作为传递信息的工具的交流方式,如报告、信件、文件、书本、报纸等。书面沟通不受时空限制,具有标准性及权威性、便于保存、方便查阅或核对等特点。

(2) 口头语言(oral language):以语言作为传递信息的工具,包括交谈、演讲、汇报、电话、讨论等形式。使用语言性沟通时应注意选择合适的词语、语速、语调和声调,保证语言的清晰和简洁,适时使用幽默的语言,并注意时间的选择及话题的相关性。

2. **非语言性沟通**　非语言性沟通是不使用词语,通过身体语言传送信息的沟通形式,它是伴随着语言沟通而存在的一种表达方式。

非语言性沟通包括面部表情、声音的暗示、目光的接触、手势、身体的姿势、气味、身体的外观、着装、沉默，以及空间、时间和物体的使用等。有研究表明，在医患沟通中，非语言性沟通占据了患者获取信息和感受的 50% 以上，尤其是面对这个特殊的群体，非语言沟通显得更加重要。

(三) 临终关怀中的沟通内容

由于临终患者心理的特殊性，与之沟通的内容也与普通患者有所不同，主要包括六方面。

1. 死亡教育 临终患者心理痛苦的根源主要是对死亡的恐惧，因此，死亡教育可帮助患者减轻对死亡恐惧，应贯穿临终关怀照护全过程。

(1) 个体在临终阶段有尊严、无痛苦、舒适地走完人生的最后旅途，且家属的身心得到维护，照顾者的角色能够顺利转换，称为"优死"教育，也称优逝。

(2) 树立正确的死亡观：通过死亡教育可以帮助患者树立正确的死亡观，促使临终患者正确认识死亡的本质，有助于缓解临终患者对死亡的恐惧，也是临终患者完整理解生命和提高生命质量的重要途径。

(3) 尊重信仰：医护人员要尊重和保护有宗教信仰和民族民俗活动的临终患者，在条件许可时，应主动提供相应的服务。

2. 生命回顾 启发和帮助患者做生命的回顾，调节心理平衡，也称怀旧治疗、回顾治疗、记忆治疗和生命回忆等。

(1) 回忆成功：很多患者在临终阶段愿意把自己以往的成功业绩告诉别人，希望得到别人的赞赏与肯定，产生一种死而无憾的感觉。

(2) 回忆美好亲情：甜蜜的爱情、真诚的友谊、难忘的经历等以往生活中的美好回忆，可使临终患者获得心理上的满足。

(3) 回忆痛苦的经验：在回忆和宣泄既往的痛苦经历后，许多患者可释然并获得安宁。这与缅怀治疗衍生的激怒治疗相类似。

3. 诠释人生 临终阶段是人生的结束时期，也是对人生总结和感悟的宝贵阶段。临床上有些患者在临终阶段大彻大悟，对名利与地位的成功与失败、金钱与利益都有了更深刻的理解。通过对人生的回忆，患者可重新体验生命的意义，总结人生经验，引发有价值的人生哲理。

4. 家人及亲情 在临终阶段，患者心中最难以割舍的是家人，这也是他们最宝贵的记忆。许多临终患者会表达想在去世前要见家人和好友，要求回家看看，或是要求在家人的陪伴下在温暖的家中离世。对临终患者而言，回忆亲情、谈论亲情、寻找亲情都是对亲情的需求和眷念。

5. 感兴趣的话题 医务人员需要善于发现患者感兴趣的话题。由于每一位临终患者的文化水平、社会经历、宗教信仰及兴趣爱好不同，与他们谈论的话题也千差万别。医务人员可以通过引导患者交谈，从而满足其心理需求，减轻其内心的痛苦。

6. 家庭会议（family conference） 临终患者的家庭会议是以患者为中心，每个与会的家庭成员站在各自角度发言且表达想法，大家通过沟通交流达成共识，为患者制订出优选的个体化支持计划。协调和组织家庭会议是临终关怀团队的一项重要工作。在家庭会议的策划和实施过程中，需考虑到制订会议目标，选择合适地点、时间和人员。

（四）全科医生与不同心理阶段临终患者沟通的策略

1. **与否认期患者沟通的策略**　否认是防止心理伤害的一种自我防御机制。在此阶段，临终关怀工作人员不必破坏患者的这种心理防御，不必揭穿他，可以顺着患者的思路和语言，如可以说"你这病是挺重的，但也不是一点希望都没有"，耐心地倾听患者诉说，不要急于解决问题，主要表达对患者情绪的理解和支持，适当的时候给予一些引导。

2. **与愤怒期患者沟通的策略**　愤怒是患者的一种健康的适应性反应，对患者是有利的。临终关怀工作人员在沟通时要适度忍让、宽容患者的愤怒，表达自己对患者的理解和同情，如"得了这种病，谁都会心里不痛快，你就痛痛快快地发泄出来，也许会好受一些"。倾听仍然是好的沟通策略，但要注意适时的回应，不要回避患者。

3. **与协议期患者沟通的策略**　处在这一阶段的患者都能很好地与医护人员合作，配合治疗。医务人员要抓住这个契机，进行必要的健康教育，如关于如何配合治疗，争取最好结果的健康教育，以及关于死亡观念的指导和教育，同时，倾听患者的诉说和宣泄，运用语言和行为表达对患者的关爱、理解和支持。

4. **与抑郁期患者沟通的策略**　此时患者的抑郁和沉默会对沟通产生消极影响，医务人员要理解患者的沉默和寡言，耐心地倾听是这一阶段最好的沟通方法。

5. **与死亡接受期患者沟通的策略**　临终患者做好了准备去迎接死亡，此时，临终关怀工作人员要经常请家属陪伴在患者身边，运用一切可能的沟通技巧表达对患者的慰藉，家人适当地触摸会使患者体会到来自家人的温暖和支持。晚期患者会有其特殊的生理和心理表现，尤其是在心理方面的特征，更值得临终关怀工作人员注意。在没有更好的治疗手段能够延长患者生命的时候，良好的沟通和陪伴就是一剂能够慰藉患者心灵的良药。

二、一般心理治疗

一般心理治疗也称为支持性心理治疗（supportive psychotherapy），指心理治疗工作者用自己的语言、表情、动作等，向患者施加影响的一种方法，利用诸如建议、劝告和鼓励等方式来对心理受损的患者进行治疗。

患者与治疗医生之间的关系非常重要，良好的医患关系会有助于治疗的进展，反之则会影响治疗效果，全科医生需要熟练应用支持性心理治疗技巧。

对临终患者的一般心理治疗的基本技术包括倾听、解释和指导、减轻痛苦、提高自信心和鼓励自我帮助。

1. **倾听**　倾听是心理治疗的核心技术，首先需要安排充分的时间，耐心地倾听，让患者感到医生在关心和理解他。鼓励患者和家属说出自己的内心感受和需求，给予表达情感和宣泄不良情绪的机会。医生在倾听过程中重复、回述、归纳患者所讲的内容会有助于提高倾听的效果。

2. **解释和指导**　临终患者饱受躯体疾病的折磨，全科医生需要就患者有关的躯体和心理问题给予解释和知识教育,帮助临终患者及家属解决负面的心理问题和情绪反应,使他们更好地应对和度过临终阶段。

3. 减轻痛苦　鼓励患者表达自己的负面情绪来减轻苦恼和心理压抑,也称为疏泄。医生可以告诉患者:虽然有些问题无法解决,但是讲出来感觉会好许多。鼓励患者将自己的感受表达出来,而不是压抑。

4. 提高自信心　临终患者及其家属在面对患者即将离世的现实时,常充满无力和失控感。可以帮助患者回顾虽然患病,但仍保留的优点和兴趣爱好。比如有的患者仍保持做家务、外出活动、参加聚会等,有的患者安排好身后事,为家人做好打算。应鼓励他们认识到这一点。

5. 鼓励自我帮助　治疗医生应该鼓励患者和家属学会自助。帮助患者在配合常规临床治疗需要和继续保持原有功能之间建立起恰当的平衡。需要帮助保持和提升家属的信心和某种程度的控制感,帮助家属了解临终患者的病情,参与患者的照顾,并协助了解后续相关事宜,帮助其做好相应的准备。

三、尊严疗法

尊严疗法(dignity therapy,DT)是由加拿大马尼托巴(Manitoba)姑息治疗研究中心主任 Harvey Max Chochinov 教授创立的新型治疗方式,是一种以实证为基础、针对临终患者的个体化、简短的新型心理干预方法。要求须经专业尊严疗法培训的医务人员实施,旨在提高其人生目的、意义、价值感,降低精神和心理负担,从而提高患者生活质量,增强患者尊严感。尊严疗法已成为近几年国外护理研究的热点,在我国尚处于起步阶段。

(一)尊严疗法的核心

(1)给患者提供敞开心扉、表达内心感受的机会。

(2)在人生最后有限的时间里,让患者回顾自己的一生,将精神财富留给自己爱的人,感受到生命的价值。

(3)感受来自家庭和社会的关爱及支持,增强生存意愿,尊严度过余生。

(二)尊严疗法的应用框架

(1)确定受用人群。

(2)介绍疗法的具体实施方案,尽量使患者了解尊严疗法的目的并接受。在此基础上要收集患者的基本信息并进行访谈。访谈具体内容如下。

1)重要回忆:回想下您的过去,哪部分您记忆最深刻或者您认为最重要? 您觉得什么时候活得最充实?

2)关于自我:有哪些关于您自己的特别的事情想让家人了解或记住?

3)人生角色:您人生中承担过哪些重要角色(如家庭、职业或社会角色)? 为什么这些角色是重要的? 在这些角色中,您都做了什么?

4)个人成就:您这一生中最大的成就是什么? 最令您感到自豪的是什么?

5)特定事情:有什么特别的事情您想要告诉您爱的人吗? 有哪些事情您想和他们再说一次?

6)期望祝愿:您对您爱的人有什么期望或祝愿吗?

7）经验之谈：您有哪些人生经验想告诉别人吗？您有什么建议和忠告想告诉您的子女、配偶、父母或其他您关心的人？

8）教导嘱咐：您对家人有什么重要的话或者教导想要传达，以便于他们过好以后的生活？

9）其他事务：还有什么其他的话您想记录在这份文档里？

（3）收录并装订，装订后提供相关的传承文档。

（三）尊严疗法实施过程中的注意事项

在尊严疗法的实施过程中，需要格外注意患者资料采集的准确性和完整性，此外要严格保密患者的个人隐私，并且给予绝对的人格尊重。针对后期的访谈需要确保其真实性。

与其他心理支持疗法相比较，尊严疗法有如下特点：①对临终患者及患者家属均有积极作用。②重点强调实施此疗法过程本身的意义所在，不注重对研究结果的解释、叙述及报告。③综合多种传统心理学疗法的优点，如借鉴支持疗法中的移情和连通性、汲取人生回顾法和人生叙事法的优点。④简单易行，可在患者床边进行。

四、其他心理治疗的技术

面对临终患者及家属的抑郁、焦虑等情绪反应，可运用的其他心理治疗方法还包括认知行为治疗、人本主义治疗、家庭治疗及其他音乐、绘画等艺术治疗等。这些心理治疗方法能够对焦虑、抑郁情绪的改善起到较好的效果，但这些治疗方法的实施往往需要专业的心理治疗师或精神科医生，可能并不完全适用于临终患者和家属的需求。但全科医生可借鉴这些心理治疗中一些操作便捷、易学的技术，如行为治疗中的放松技术、正念冥想等，用于改善患者和家属的抑郁焦虑状况。

1. 放松技术　情绪抑郁焦虑会带来肌肉的紧张，令临终患者及家属产生不适，并加重情绪的焦虑和抑郁水平，形成恶性循环，可利用"心身交互"的原理，通过肌肉放松技术达到从肌肉放松到心理放松的目的。

渐进式肌肉放松训练（progressive relaxation training）是最常用的放松技术，指一种逐渐的、有序的、使肌肉先紧张后放松的训练方法。渐进式放松训练强调放松要循序渐进地进行，要求患者在放松之前先使肌肉收缩，继而进行放松。这样做是为了进一步要求被试者在肌肉收缩和放松后，通过比较和体验紧张和松弛的差别，从而体会放松的感觉。同时它还要求被试者在放松训练时，自上而下有顺序地进行，放松一部分肌肉之后再放松另外一部分，渐进而行。

具体做法是：找一个安静的场所，按照下述顺序进行：前额，眼，口，咽喉部，颈肩部，肱二头肌，前臂，手，胸，腹，臀部，大腿，小腿（脚尖向上、脚尖向下），脚（内收、外展）。先使肌肉紧张，保持5～7秒，注意肌肉紧张时所产生的感觉；紧接着很快地使紧张的肌肉彻底放松，并细心体察放松时肌肉有什么感觉。每部分肌肉一张一弛做两遍，然后对那些感到未彻底放松的肌肉，依照上述方法再行训练。当使一部分肌肉进行一张一弛的训练时，尽量使其他肌肉保持放松。

渐进式放松训练因为肌肉一张一弛有对比感，学习和掌握比较容易，但因耗时较长，具体操作时可根据自身情况进行变通。可每天晚上一次或早晚各一次,从而达到消除身体和心理方面的紧张状态的效果。

此外,腹式呼吸训练也是一种比较简单、方便且容易掌握的放松法,可以在感到焦虑紧张的时候,通过调节呼吸方法,达到快速放松的效果。具体方法是:取仰卧或舒适的坐姿,放松全身。观察自然呼吸一段时间。右手放在腹部肚脐,左手放在胸部。吸气时,最大限度地向外扩张腹部,胸部保持不动。呼气时,最大限度地向内收缩腹部,胸部保持不动。循环往复,保持每一次呼吸的节奏一致,细心体会腹部的一起一落。经过一段时间的练习之后,就可以将手拿开,只是用意识关注呼吸过程即可。

2. 正念冥想　正念(mindfulness)指的是个体有意识地把注意集中于当下而出现的一种意识,不作任何判断的一种自我调节方法,并以一种特定的方式来觉察,主要包含三层含义,即有意识地觉察、关注当下和不作评判。正念冥想是一种以正念技术为核心的冥想练习方法,起源于佛教,与现代心理学理论融合后,逐渐去宗教化。

近年来,正念冥想成为了研究的热点,已被证明对多种心理障碍有效,包括焦虑、抑郁、恐惧,被用于失眠、疼痛,心血管疾病和癌症等心身疾病的治疗,另外还有助于提高专注力、缓解疲劳、调节免疫功能、控制血压、提升自信心,等等。因其操作简便、经济易行,已经被广泛推广用于减轻压力、缓解负面情绪,适合临终患者学习和掌握。

正念冥想的操作方法:首先让患者选择一个注意的对象,如呼吸、声音等,接着选取一个舒适的方式坐着或躺下,闭上眼睛进行腹式呼吸,使自己充分放松;然后慢慢地调整呼吸,将注意力集中在自己选择的注意对象上,如将注意力集中在呼吸上,进行 10～15 分钟。在训练的过程中,若出现其他的一些想法,此时不必紧张,也无须做评判,只需再回到注意对象本身即可。

五、临终关怀中常见心理问题的药物治疗

在临终关怀中,当临终患者焦虑或抑郁,经评估已达到中、重度,一般性心理支持治疗或心理治疗技术干预效果不理想,或单一心理治疗患者病情恶化时,可联合应用药物治疗,以帮助减轻患者存在的心理问题及症状。

(一)抗焦虑药物

抗焦虑药物是主要用于减轻焦虑、紧张、恐惧,稳定情绪,兼有镇静催眠作用的药物。临床上使用的抗焦虑药物主要包括苯二氮䓬类和非苯二氮䓬类,其中苯二氮䓬类药物是目前应用最广泛的抗焦虑药。

常用的苯二氮䓬类药物根据其半衰期的长短,分为短效和长效两类。起效作用快,安全可靠,但因其易产生耐药性,不宜长期单独使用,目前已不单独用于抗焦虑,多用于药物治疗早期的辅助用药。常用的苯二氮䓬类药物及特点如下。

1. 地西泮(又名安定)　为中长效类苯二氮䓬类药物。用于催眠 2.5～5 mg,每晚 1 次。不良反应较轻,主要为嗜睡、眩晕、共济失调、心动过速等。青光眼、重症肌无力患者忌用。

2. 艾司唑仑　为中效类苯二氮䓬类药物。用于失眠,睡前 1～2 mg。主要不良反应为轻微乏力、口干、嗜睡、头晕。高血压患者、肝肾功能不全患者慎用。

3. 阿普唑仑　为中效类苯二氮䓬类药物。用于催眠,睡前服用 0.4～0.8 mg。不良反

应较少,主要为疲倦、头晕、头痛、口干、恶心、多汗、心动过速、低血压、震颤等。

4. 劳拉西泮 为短效类苯二氮草类药物。具有较强的抗焦虑和催眠作用。抗焦虑治疗,口服每天0.5~1mg。主要不良反应为疲乏、头晕、嗜睡等,无心血管系统不良反应,有轻度的呼吸抑制作用。

(二) 抗抑郁药物

抗抑郁药物主要用于抑郁症的治疗,也用于焦虑症、强迫症、恐怖症、应激障碍等疾病的治疗。

抗抑郁药物总体分为四类:单胺氧化酶抑制剂(monoamine oxidase inhibitor,MAOI)、三环类抗抑郁药(tricyclic antidepressant,TCA)、四环类抗抑郁药和新一代抗抑郁药。新一代抗抑郁药又分为选择性5-羟色胺再摄取抑制剂(selective serotonin reuptake inhibitor,SSRI)、5-羟色胺和去甲肾上腺素再摄取抑制剂(serotonin and noradrenergic reuptake inhibitor,SNRI)、去甲肾上腺素及特异性5-羟色胺能抗抑郁药(noradrenergic and specific serotonergic antidepressant,NaSSA)和去甲肾上腺素再摄取抑制剂(noradrenergic reuptake inhibitor,NRI),等等。

根据我国《抑郁障碍防治指南》对抗抑郁药物进行了分级推荐。

1. A级推荐药物

(1) 新一代抗抑郁药物:SSRI、SNRI、NaSSA、NRI。

(2) 其他新型抗抑郁药:阿戈美拉汀、褪黑素 MT_1/MT_2 受体激动剂、5-羟色胺2c受体拮抗剂。

2. B级推荐药物 主要包括三环类抗抑郁药、四环类药物,如噻奈普汀、曲唑酮。

3. C级推荐药物 MAOI由于安全性和耐受性问题,作为C级推荐药物,用于其他抗抑郁药物治疗无效的抑郁症患者。

4. 其他药物 如中草药、圣约翰草提取物片、舒肝解郁胶囊等,可用于轻、中度抑郁患者。对临床常用的新一代抗抑郁药物特点介绍见表7-3。

表7-3 常用新一代抗抑郁药物特点

类别	名称	用法用量	禁忌证	不良反应
SSRI	氟西汀	20~40 mg,每天1次	孕妇和哺乳期妇女	恶心、呕吐、厌食、头痛、失眠、激越、焦虑、体重下降、性功能减退
	帕罗西汀	20~40 mg,每天1次,最大剂量每天50 mg	癫痫、孕妇和哺乳期妇女慎用	口干、便秘、恶心、厌食、头晕、乏力、出汗、性功能减退等
	舍曲林	50~150 mg,每天1次,最大剂量每天200 mg	肝功能不全、癫痫、出血史患者、孕妇和哺乳期妇女慎用	恶心、厌食、口干、震颤、腹泻、失眠、多汗和性功能障碍
	氟伏沙明	50~100 mg,每天1次	癫痫、出血史患者、孕妇和哺乳期妇女慎用	嗜睡、头晕、恶心、厌食、便秘、口干、多汗、乏力、激动、性功能障碍

（续表）

类别	名称	用法用量	禁忌证	不良反应
	西酞普兰	20～40 mg,每天 1 次,最大剂量每天 60 mg	孕妇和哺乳期妇女慎用	恶心、出汗、头痛、睡眠时间缩短
SNRI	文拉法辛	75～22 mg,每天 1 次	躁狂、惊厥、急性青光眼、出血史者慎用。肝、肾功能不全者减量或慎用,孕妇和哺乳期妇女慎用	恶心、头痛、口干、嗜睡、紧张、出汗、性功能障碍等
NaSSA	米氮平	15～45 mg,每天 1 次	孕妇禁用,哺乳期妇女慎用。肝、肾功能不全,癫痫,心脏病,排尿困难,青光眼,躁狂患者慎用	口干、头晕、食欲增加、体重增加、嗜睡、体位性低血压、便秘等

六、临终关怀心理支持案例

患者 88 岁,女性,肺部恶性肿瘤终末期。全科医生在安宁疗护病房第一次遇见这位患者的时候,觉得她反应木讷,对生活的态度也很消极。即使有家属的陪伴和叮嘱,她也是眨眨眼睛地应答。医生考虑到这位不良预后的患者对治疗可能会有一定程度的排斥,需要一定的心理疏导。于是,主诊医生和责任护士与家属沟通了患者的病程和目前病情,并达成了帮助患者认识病情及正确生死观的共识。于是,大家在她的床旁放上了新鲜的植被花草,收音机播放着她喜爱的戏剧节目,陪护阿姨也时不时讲个笑话、哼个小曲给她听,大家创造了一个祥和温暖的氛围。同时,医护人员和患者一起分享了患者从年轻时一直信奉至今的佛教理经,帮助她认识死亡是一种自然规律,同时鼓励她的家人们多多探望,共同回忆和分享人生经历过的快乐时光。

在整个临终关怀诊疗过程中,医生做到以下三点。

1. 态度真诚　真诚的态度是交流的第一步,这样患者才能够接受进一步的心理疏导。

2. 互相尊重　在患者的临终关怀的阶段中,从心理及交流沟通层面,医护与患者需要相互尊重,表现在医护人员对患者的关注、倾听和适当的反应,并且要有目光的交流,做出言语的全面理解,这样才能让患者接受医护人员对其的心理安慰、疏导。

3. 共情　医生需要从患者的角度去看待事物,感受和理解对方的感情。患者在生命的终末期,许多感官体验及心理寄托都处于一个特殊的水平,医护人员需要从他们的角色出发,去无条件地感受当事人的心境,这样才能达成有效的交流和共识。

该患者最终由于长期卧床出现肺部感染而离世。在积极抢救治疗的最后一程中,家属给予了充分的陪伴,家庭其他成员也悉数多次探望,患者也尽可能配合治疗。患者过世后,患者家属表达了对此次住院临终关怀体验的满意,也让医护人员认识到社区卫生服务中心安宁疗护工作的重要性。

（于德华）

参考文献

［1］中华医学会精神病学分会.中国抑郁障碍防治指南,第 2 版.2015.

［2］李义庭,李伟,刘芳,等.临终关怀学[M].北京:中国科学技术出版社,2015.

［3］李凌江,马辛.中国抑郁障碍防治指南[M].2 版.北京:中华医学电子音像出版社,2015.

［4］邸淑珍.临终关怀护理学[M].10 版.北京:中国中医药出版社,2017.

［5］季建林.医学心理学[M].4 版.上海:复旦大学出版社,2005.

［6］季建林.精神医学[M].2 版.上海:复旦大学出版社,2009.

［7］施永兴.临终关怀概论[M].上海:复旦大学出版社,2015.

第八章

临终患者常见问题的护理与照护

临终护理又称临终关怀,是指在晚期肿瘤或其他疾病终末期的患者即将逝世前一段时间内,医护人员有组织地向患者及其家属提供一种全面的照护,包括生理、心理、社会等方面,其目的是减轻疾病症状、延缓病情发展、改善临终患者生活质量,维护和增强患者家属身心健康,让临终患者无痛苦、安宁、舒适地走完生命的最后阶段。临终关怀属于一门新兴边缘性交叉学科。

随着人类社会文明的进步,临终关怀的目标是通过对患者实施整体照护,运用科学心理关怀方式、综合的临床治疗手段,以及姑息、支持疗法最大限度地帮助患者减轻或消除痛苦与其他不适症状,排解心理问题和精神恐惧,提高临终生活质量,让患者安宁、平静、舒适地走完生命的最后阶段。临终关怀的宗旨:以照护为中心,尊重患者的权利和尊严,重视患者的生命质量,注重临终患者家属的心理支持。

第一节 常见问题的护理

一、生理护理

(一)疼痛护理

国际疼痛学会(International Association for the Study of Pain,IASP)将疼痛定义为一种与现有的或潜在组织损伤相关的感觉和情感上不愉快的体验。疼痛是癌症患者与临终患者最常见的症状之一,不仅影响患者的睡眠、饮食、活动和情绪,还可使患者感到沮丧和绝望。因此,对疼痛的护理尤其重要。

1. 疼痛评估与治疗 疼痛是个体的一种主观感受,以患者的主诉为疼痛评估的"金标准"。首次常规评估在入院后 8 小时内完成,对于轻度疼痛患者,每天评估一次;中、重度疼痛患者,每天评估 2~3 次。采用疼痛评估工具:疼痛数字分级法(numeric rating scale,NRS)面部表情疼痛评分量表、主诉疼痛程度分级法(verbal rating scale,VRS)等。关于疼痛的治疗,1982 年 WHO 提出了癌痛"三阶梯镇痛、五项给药原则"治疗方案,即口服、按时、按阶梯、个体化、注意细节,包括药物治疗和非药物治疗。详见本书第五章第四节"对症治疗"中的"一、疼痛"部分。

2. 给药护理　对于癌症患者或临终患者的慢性疼痛首选口服给药,并按阶梯给药(三阶梯),在规定时间间隔规律地用药,同时剂量要个体化,对存在吞咽困难或口服药物不良反应不能耐受的患者可选择皮下、静脉、直肠等途径给药。经皮给药途径适用于疼痛控制稳定且对阿片类药物耐受的患者。对于爆发性疼痛或疼痛危象〔患者在或未在服用止痛药的情况下出现中度疼痛(4～7 分)和重度疼痛(≥8 分)或出现尖锐爆发痛;重度疼痛或虽未达到重度但未能控制或达标的疼痛均属疼痛危象〕的患者可采取静脉给药,以快速缓解疼痛。

3. 透皮贴剂的使用　透皮贴剂常用于疼痛相对稳定的慢性癌痛患者,一次用药维持作用时间达 72 小时。护理中应注意以下几点。①部位选择。选择躯体平坦、体毛少、易于粘贴的部位,如前胸、后背、大腿内侧。②粘贴方法。粘贴前用清水清洁皮肤,禁用肥皂或酒精擦拭;待皮肤干燥后将贴剂平整地贴于皮肤上;用手掌按压 30 秒。③每 72 小时更换贴剂,并更换粘贴部位。④贴剂局部不可直接接触热源,不能使用刺激皮肤的用品。⑤芬太尼透皮贴剂禁止剪切使用。

4. 镇痛药物的常见不良反应及护理

(1) 上消化道出血:长期、大剂量服用非甾体抗炎药要密切观察有无胃肠道出血征象,有无黑便或柏油样便、进行性乏力、黑矇等;监测心、肝、肾功能。指导患者严格按照医嘱剂量使用,不可自行调整用药剂量和频率,应在饭后服用,避免引起胃肠道不适。

(2) 便秘:是阿片类药物最常见的不良反应之一。①服药期间按时服用缓泻剂,预防便秘。鼓励患者进食粗纤维食物、多饮水、养成规律排便的习惯及适量活动等。②全面评估引起便秘的原因,判断其他可能引起或加重便秘的因素。③动态评估患者的排便情况,一旦发生便秘,睡前口服缓泻剂。④严重便秘可能出现粪便嵌塞,甚至继发肠梗阻等,但禁止使用刺激性泻剂。⑤为卧床患者提供隐秘的排便环境和合适的便器。

(3) 恶心、呕吐:多见于服用阿片类药物后初期反应,4～7 天症状可自行缓解。①对初次用药的患者及其家属应做好解释,指导按时服用预防用药。②全面评估引起患者发生恶心、呕吐的其他因素。③合理使用止吐药,采用针灸疗法、放松疗法、音乐疗法等可以减轻症状。

(4) 过度镇静与呼吸抑制:密切监测患者的镇静程度,一旦出现阿片类药物过量引起的呼吸抑制,及时通知医生,同时增加疼痛刺激(如刺激角膜、用力拍打患者等)和使用纳洛酮进行解救。

(5) 皮肤瘙痒:嘱患者不可抓挠以防皮肤损伤,引发感染。局部可使用润肤剂,同时应保持皮肤清洁。严重者可使用止痒药物。

(二) 饮食护理

因疾病带来的疼痛与不适,导致临终患者的食欲下降,加之患者面对死亡的恐惧和心理上的不适也可降低食欲,甚至是拒绝进食。护理要注意以下几点。

(1) 为患者提供一个舒适的进食环境,保持房间光线充足、空气新鲜、温湿度适宜,一般温度控制在 20℃左右,相对湿度以 50%～60%为宜。

（2）鼓励患者少食多餐，尽量摄入足够的营养和能量。选择新鲜且易消化吸收的高蛋白食物，并根据患者的喜好选择饮食的种类。

（3）对于有吞咽困难的临终患者，需要留置鼻胃管来提供营养支持和治疗。

1）鼻饲时，床头抬高 30°～45°，半卧位禁忌证者除外。若不能耐受半卧位，可采取反特伦德伦伯格卧位（头高脚低的仰卧位），鼻饲结束后保持半卧位 30～60 分钟，防止进食过程中及进食后的呛咳、反流，引起吸入性肺炎。

2）每次鼻饲时要评估胃管的位置及外露长度，每次分次喂养的总量不能超过 400 mL。

3）温度以接近正常体温为宜，一般在腕部内侧进行试温。

4）营养液滴注速度均匀，每 4 小时用 20～30 mL 温水冲洗管道 1 次，每次中断输注或鼻饲给药前后用 20～30 mL 温水冲管道。

5）药物不能直接混入营养液中。

6）鼻饲给药前，暂停喂养，至少用 15 mL 水冲管。用大于 30 mL 的干净注射器抽吸药物。每次给药后，根据患者的出入液量用至少 15 mL 水冲管，然后再给另外一种药。不能将舌下含服药或口腔用药通过鼻饲给药。注意配伍禁忌，药物分开研磨，发生堵管时，用温水冲管；若不成功，使用碳酸氢钠或胰酶冲管。

7）长期留置胃管时，每 4～6 周更换一次，并轮换鼻孔。

8）肠内营养的配置、喂养都应该严格遵循无菌操作原则。现用现配，配置好的营养液要冷藏，室温下存放不能超过 4 小时，24 小时内未用完要丢弃。建议喂养时戴一次性手套。

（4）每天用油膏涂抹鼻腔，使用氯己定溶液行口腔护理，每天 2 次，可以降低机械通气患者肺炎的发生率。

（5）鼓励患者多饮水，保持口腔卫生，进食前进行口腔清洁，减少口腔异味，增加食欲。

（6）采用经外周静脉穿刺的中心静脉导管（peripherally inserted central catheter，PICC）或中心静脉导管（central venous catheter，CVC）进行肠外营养支持时，要评估患者输液通路外露长度、穿刺点及其周围皮肤情况。查看置管时间及敷料更换时间。测量置管侧上臂围并与置管前对照。更换敷料时，充分暴露穿刺部位，由导管的远心端向近心端按照 0°或 180°角撕除无菌透明敷料。采用 75% 的乙醇进行 2～3 遍脱脂，避免接触导管，防止损害导管，减少使用寿命。以穿刺点为中心进行至少 2 遍碘伏消毒，消毒面积大于敷料面积；采用无张力方式粘贴无菌透明敷料并塑形固定。冲、封管遵循 A－C－L 原则：A，评估导管功能；C，冲管；L，封管。每次用大于 10 mL 的注射器回抽血，确定导管在静脉内，给药前后用生理盐水进行脉冲式冲管。输液完毕后，使用生理盐水或肝素盐水正压封管。告知患者和照顾者保持穿刺部位的清洁干燥。一般 PICC 或 CVC 管每周维护一次，如接头内有血液残留、完整性受损、渗液、渗血、松动等情况时，应及时更换导管。配制好的营养液，密闭冰箱冷藏，输注前在室温下复温后再用，保存时间不超过 24 小时；如果运用 CVC 输注，要禁止在营养液输入的静脉管路采血、输血等操作。

（三）皮肤护理

压疮又称压力性损伤，是临终患者常见的皮肤问题，由于生活不能自理，需长期卧床，身体局部皮肤组织长期受压，血液循环障碍，持续缺血缺氧营养不良，而引起软组织的溃烂和坏死,严重影响患者的生活质量。为此,要做到预防性皮肤护理。

(1)保持皮肤清洁并适当保湿,大小便失禁后立即清洗皮肤,保持衣被清洁、干燥,避免使用碱性肥皂和清洁剂,使用高吸收性尿失禁产品等。

(2)众多研究指出,压力性损伤的发生、严重程度及愈合时间与营养不良相关。因此,应指导临终患者合理饮食,保证蛋白质和能量供应,以增强抵抗力,促进创面愈合。

(3)对长期卧床的临终患者,应做到勤翻身,2～3小时翻身一次,翻身时避免拖、拉、摩擦动作,侧卧角度为30°,且保持患者床头尽可能平放。

(4)鼓励患者在合适的椅子或轮椅上就坐,可更换使用压力的再分布支撑面。按摩长期受压的部位,促进血液循环,必要时使用气垫床、减压垫等设备,减少皮肤受压。

(四)口腔护理

(1)临终患者由于免疫功能下降及大量抗生素和激素等药物的使用,极易引起口腔黏膜菌群失调而发生感染、溃疡,影响食欲。因此,每天要评估患者的病情、意识状况、配合程度。

(2)观察口唇、口腔黏膜、舌苔有无异常,口腔有无异味、有无活动性义齿。告知患者及照顾者口腔护理的目的和配合方法。

(3)教会患者正确的漱口方法。凝血功能差的患者,擦洗时动作要轻柔,防止黏膜或牙龈出血。昏迷或者意识模糊的患者禁止漱口,需要张口器时,应从臼齿处放入;擦洗的棉球不要过湿,防止溶液误吸,导致窒息。

(4)义齿不可浸泡在酒精或热水中,防止变形、老化。平时不戴的义齿可放在清水中备用。

(5)痰液较多时,先进行吸痰。吸痰前,检查吸痰负压装置性能是否良好;严格执行无菌操作,吸痰顺序要准确,每吸痰一次应更换吸痰管;吸痰动作要轻柔,不带负压,以防止损伤呼吸道黏膜。痰液黏稠时,可给予翻身、扣背、雾化吸入等方法稀释痰液。吸痰过程中,若患者出现面色发绀、心率下降等缺氧症状,立即停止吸痰,给予高流量氧气吸入。吸痰前后给予高流量氧气吸入,每次吸痰时间小于15秒,防止缺氧。及时倾倒吸引瓶内痰液,一般不超过2/3,防止痰液吸入损坏机器。

(五)排泄护理

1. 便秘 是临终患者最常见的症状之一。因机体各个脏器功能逐渐衰退,肠道蠕动能力下降、肌张力低下,致使排便无力,加上活动量减少,食物中缺少膳食纤维,饮水量少,服用某些药物如阿片类镇痛剂、抗胆碱类药、抗抑郁药等易导致便秘。便秘让患者产生不安的情绪,加重疼痛感,严重影响患者的生活质量,还可导致患者营养不良,故需引起重视。

(1)通便护理:如灌肠、掏挖"粪石"、服用缓泻剂等。护理人员需加强心理护理,指导和帮助患者适应卧床排便,教会家属使用便盆,指导患者养成定时排便的习惯。

(2)饮食调整:注意调整饮食结构,多食高纤维素食物如麦麸、燕麦等,增加新鲜蔬菜和水果的摄入,保证每日饮水量1 500～2 000 mL。

(3)中医中药治疗:主要包括穴位注射、穴位贴敷、中药外敷、中药灌肠、耳穴压豆、腹部按摩和拔罐等。具有操作简单、成本较低、安全性较高、疗效好、注重整体调节等特点,被广泛应用于临床。

2. 腹泻　对于腹泻患者,要加强心理护理,给予心理安慰和耐心解释,做好清洁护理,提高患者自信心。护理时应注意以下几点。

(1) 注意腹部保暖,鼓励患者多饮水,酌情给予低脂、少渣、低纤维素食物,严重腹泻时应禁食。

(2) 每次便后用温开水擦洗干净,肛周涂抹护肤霜,保持肛周皮肤的清洁。

(3) 遵医嘱给予止泻剂、口服补液盐或静脉输液,维持机体电解质平衡。

(4) 密切观察并记录粪便的性质,必要时进行送检。疑似传染病时,按照肠道隔离原则护理。

3. 尿失禁　患者可能感到自我控制能力丧失、自尊心严重受挫,引起焦虑抑郁情绪。临终患者发生尿失禁,护理时应注意以下几点。

(1) 护士给予患者理解和帮助,尊重患者人格,安慰和鼓励患者配合治疗和护理,保持皮肤清洁干燥,防止压疮发生。

(2) 教会家属使用尿壶,必要时留置尿管,指导患者多饮水,进行膀胱训练、盆底肌肉训练。

4. 尿潴留　护理时应注意以下几点。

(1) 加强患者心理护理,解释、安慰患者,缓解其焦虑和不安情绪。

(2) 为患者提供一个隐蔽的排尿环境,如听流水声。

(3) 按摩腹部,针灸中极、三阴交等穴位刺激排尿,还可采用会阴冲洗等方式进行诱导排尿。必要时,遵医嘱使用利尿药。

(4) 留置导尿:上述处理均无效时,可给予导尿术。需注意以下几点。

1) 严格遵守无菌技术操作原则,定期更换引流装置,更换尿管。鼓励患者多饮水,防止尿路感染。

2) 保护患者隐私,插管前向患者及其家属做好解释工作,插管时动作要轻柔、避免损伤尿道黏膜。

3) 首次膀胱放尿量不超过 1 000 mL,避免膀胱压力突然降低,引起膀胱黏膜急剧充血,发生血尿。

4) 留置导尿管时,要固定引流管和尿袋。卧位时,尿袋要低于膀胱位置;下床活动时,要低于耻骨联合位置。及时倾倒尿液,防止尿液逆流。

5) 保持引流管通畅,患者翻身或起床时,妥善固定尿管,避免导管受压、扭曲、牵连、堵塞等,防止管道滑脱。

6) 保持尿道口的清洁,每天 1～2 次会阴部擦拭消毒。

7) 保持局部皮肤清洁。

8) 观察尿液的颜色、性质、量、气味等并记录,遵医嘱送检。

(六) 睡眠护理

睡眠障碍是临终患者最常见的症状之一。居住环境改变、躯体疾病引起的疼痛、咳嗽气喘、皮肤瘙痒、排泄障碍、强迫体位、长期卧床、精神疾病等原因均可导致睡眠障碍。长期睡眠障碍严重影响患者的生存质量,促使机体各个器官功能衰退,加快患者死亡的进程。要全面评估患者的睡眠情况,并了解其相关因素,及时有效地护理。

（1）若因居住环境引起的睡眠障碍,要为患者创造一个安静舒适的睡眠环境。卧室光亮度及温湿度应适宜,减少周围环境的噪音,各种治疗和护理操作应避开患者睡眠时间。

（2）开展睡眠卫生健康教育,帮助患者寻找不良睡眠卫生习惯产生的原因;指导其建立良好的睡眠习惯和行为,如建立有规律的活动和休息时间、午睡不超过 30 分钟、睡前 1 小时排尽小便、睡前温水泡脚及饮热牛奶等。

（3）通过心理及社会支持,减少镇静催眠药物的使用。若服用药物,要详细介绍药物的作用、服药的最佳时间及方法、常见的不良反应等,告知患者及其家属遵医嘱服药的重要性,避免私自停药或改变药量。

二、心理护理

（一）临终患者的心理分期及护理

随着社会和经济的发展,医学生物模式向生物-心理-社会模式转变,临终护理越来越被重视。作为护理人员,要指导和帮助临终患者舒适地、有尊严地度过人生的最后阶段。此时,心理护理就显得尤为重要。临终这一段时间里,患者会产生十分复杂的心理和行为反应。护理人员需要及时评估患者的心理需求,理解他们的心理与想法,根据性别、年龄、个性、认知方式及心理特点等个体差异性,提供个体化的心理护理。目前,美国精神病学家库伯勒·罗斯博士的《论死亡与濒死》一书中提出的临终患者心理变化分为 5 个时期:否认期、愤怒期、协议期、抑郁期和接受期,但这 5 个时期的心理反应可因人而异。并不是所有临终患者都必须经历的,并且即使患者都有上述的 5 个心理反应,也不一定按上述顺序出现,它有可能重复、也有可能提前或者退后,也可停留在某个时期。

1. 否认期　当患者知道自己病情严重时,都会感到震惊和否认。"不,不是我,不可能是真的。"难以接受既成的事实,往往四处求医或抱着侥幸心理希望是误诊,甚至逃避现实。随着病情的逐渐加重,患者已不再否认。

否认是患者采取的一种心理防御机制,不要轻易揭穿患者的防御机制,但也不要以谎言"帮助"患者继续否认,要保持一种坦率、诚实、关心的态度、仔细倾听患者讲他们的感受;对患者进行正确人生观、死亡观教育;尽量满足患者的心理需求;依靠面部表情、言行举止、言语态度获得患者的信任,通过给予热心、耐心的支持和理解,让其感受到医护人员对其的关爱,使之维持适当的希望感,顺利帮助患者度过这个阶段。

2. 愤怒期　随着病情程度日益严重,否认难以维持,患者因将失去生命而愤怒。"为什么是我？是我？"这时患者容易出现烦躁不安、暴怒嫉妒、怨天尤人等不良表现,只要某件事稍微没有合其心意,他们就会蛮不讲理、处处刁难,总是对家属、医护人员发泄自己的不满和愤怒。

此时要认真倾听患者的倾诉,允许患者合理地发泄心中的愤怒、痛苦;对于患者的种种行为表示理解,不要把患者的攻击看成对某个人有敌意,也不能用愤怒的表现反击他们;提供表达或发泄内心情绪的环境或场所,注意防止意外事件的发生;做好患者家属和朋友的工作,让他们给予患者关爱、同情和理解等。

3. 协议期　"是的,但是我……"这时患者暂停发泄,随着生命终结日子的临近,不少患者承认存在事实,觉得自己还有不少未完成的心愿,试图和死神磋商,希望生命可以延长来完成没有完成的心愿,努力配合治疗。

此时期除了要做好相应的护理外,要给予患者相应的指导和关心,鼓励其将内心的感受说出来;尊重患者的信仰,减轻压力;最大限度地满足患者的合理需求,使患者的压力得到缓解。

4. 抑郁期　这个阶段的患者病情越来越重,身体各个器官功能逐渐衰退,身体和精神上都出现痛苦状态。对于即将死去的事实,毫无疑问地承认:"是啊……是我。"虽然也有对生活留恋的想法,但是现实告诉其已经无力改变,表现明显的失落感、沉默、抑郁、绝望。

此时护士多给予患者照顾、鼓励和支持,增强其信心;让家属、亲戚或同事多陪伴在患者身边,给予精神支持;鼓励患者采用忧伤、哭泣等方式发泄情绪;鼓励患者保持自我形象和尊严;尽量满足患者提出的合理要求。注意心理疏导和死亡教育,防止自杀倾向。

5. 接受期　此阶段的患者机体已经处于极度衰弱的状态,对于死神即将到来,患者也已经做好心理准备,不愿意再抵抗死神,能够表现出平静的状态、喜欢独处、睡眠时间增长、情感减退。

此期,护士要积极、主动帮助患者了结未完成的心愿;为患者提供安静、舒适的休养环境,让患者家属继续陪伴在其身边,运用抚触、沉默等非语言沟通技巧对临终患者进行沟通,做好基础护理,让患者有尊严地离开人世。

（二）临终患者的心理特点及护理

1. 临终患者的心理特点　临终患者随着年龄的增长,机体发生衰老,表现为各个器官功能衰退,同时,因多病共存（如肿瘤、心血管疾病、脑血管病、肾衰竭）,加速了衰老的进程。当患者进入临终期,身心日益衰竭,深知恢复健康是一件很渺茫的事情,精神和肉体上承受着双重折磨,感受到死亡即将来临。因此,易出现情绪急躁、固执、意志薄弱、依赖性增强、自我调节能力下降、恐惧、忧郁、孤寂等心理变化,使患者常常感到对生命的绝望,并有自杀倾向。

2. 临终患者的心理护理　护理人员针对临终患者的心理特点给予相应的护理,防止意外发生。

（1）尊重患者。一般临终患者的自尊心很强,对于他们的不合理行为,应给予理解。

（2）消除患者的心理疑虑。由于患者的恐惧心理,常对各种检查和护理操作多次进行询问,护理人员要耐心地向患者解释,使他们产生安全感和信任感。

（3）加强与患者的沟通。根据患者的文化程度及宗教信仰,有针对性地进行死亡教育,帮助临终患者减轻对死亡的焦虑、恐惧等心理压力,使他们能坦然面对可能的死亡结局。

第二节　终末期照护

疾病终末期是指疾病已经无法以现有的医疗技术治疗或缓解并且将导致患者在未来6

个月内死亡的终末期状态。在这一段时间里,护理人员的目标要从"帮助患者恢复健康"转向"帮助患者减轻痛苦",采取科学、有效、人性化的护理措施,对终末期患者实施身体、心理和精神等方面的照料和人文关怀服务,提高临终患者的生命质量,帮助他们无痛苦、舒适、有尊严地走完最后的人生旅程。同时也要重视患者家属的心理需求,给予身心照护和精神支持,帮助家属接受患者的死亡是疾病的一种转归,也是生命的自然规律。

一、安宁照护的定义

终末期照护是通过安宁照护来满足临终前患者的意愿和需求,通过控制疼痛,缓解身体的不适症状,解决患者及家属在身体、心理、社会和灵性上的问题,以提高患者的生存质量,维护患者家属的身心健康。它是一种综合的照护服务,随着社会和经济的发展,尊严越来越被人们所重视,人生的时候要有尊严,死时也要有尊严,安宁照护的目的就是让他们有尊严地走完人生最后一段旅程。

二、安宁照护的内涵

安宁照护体现整体观念,强调全面照顾,让终末期患者舒适、安宁、无痛苦地走完人生最后阶段,同时,给予患者家属适宜的关心和照护。
(1) 重视生命,并视死亡为一个自然的过程。
(2) 它以照料为中心,维护尊严,不刻意加速、也不延缓死亡的进程。
(3) 它提供身体、心理、社会、灵性上整体的照顾。
(4) 采用多学科协作服务模式。
(5) 提高临终患者生存质量。
(6) 关注临终患者家属的心理需求。

三、安宁照护模式

安宁照护模式根据服务机构不同,可分为居家安宁照护模式、综合医院安宁照护病房模式、独立安宁照护机构模式。

(一) 居家安宁照护模式

居家安宁照护是指护士或安宁照护专业工作人员访问居家护理患者的形式。随着社区护理的开展,居家临终照护模式得到了较好发展,目前也是世界上最常见的照护模式。优点:节省医疗资源,减轻经济负担,在熟悉的家庭环境中进行各种护理;缺点:增加家庭成员的精神负担。

(二) 综合医院安宁照护病房模式

世界上第一个现代意义的安宁病房——圣·克里斯多弗安宁病房(St. Christopher's, Hospice)于1967年由桑德斯博士(Dr Dame Cicely Saunders)在英国伦敦东南方的希登汉成立。此后,美国、加拿大、澳大利亚、日本及南非等的许多国家都开展了安宁照护工作。我国安宁照护服务起步较晚,我国第一个临终关怀专门机构成立于天津医科大学临终关怀中心。随后在北京成立了第一所民办临终关怀医院——松堂医院。优点:具有固定的安宁疗护区接受照料;缺点:被误认为是死亡场所。

(三) 独立安宁照护机构模式

独立安宁照护机构是指专门的安宁护理机构,如安宁照护护理院,是为不能在医院或家庭接受照料的患者提供服务的机构。采用护士24小时陪伴、医生定期随访的形式。

四、安宁照护对象

(1) 癌症晚期患者。

(2) 慢性非传染性疾病(如终末期肾病、终末期肺病、终末期心脏病等)患者。

(3) 临终新生儿、临终儿童、临终青少年和老年人等特殊人群。

(4) 任何年龄的患有急性、严重危及生命疾病(如急性脑卒中、严重创伤、白血病等)的人。

(5) 临终患者家属及至亲好友。

五、安宁照护内容

(一) 身体照护

1. 控制疼痛

(1) 疼痛评估:

1) 评估患者疼痛部位、性质、程度及持续的时间,引起疼痛的相关因素,伴随的一些症状和患者的心理反应等。

2) 根据患者的认知能力,选择合适的疼痛评估工具。

3) 对疼痛进行动态、连续地评估,并记录疼痛控制情况。

(2) 镇痛治疗:

1) 遵医嘱给予镇痛药物治疗,告知患者应在医护人员的指导下进行镇痛治疗,规律、按时用药,不宜自行调整剂量。

2) 注意观察镇痛药物的不良反应,如使用阿片类镇痛药治疗时易发生呼吸困难,常会引起患者及其家属的烦躁、焦虑、紧张情绪,应注意安抚和鼓励。

3) 结合患者病情给予非药物治疗,如音乐疗法、注意力分散法、自我暗示法、深呼吸等,增强镇痛效果,减少药物的使用(详见本书第八章第一节"常见问题的护理")。

4) 为患者提供一个安静、温度、湿度适宜的环境。

5) 根据患者疼痛部位协助采取舒适体位。

6) 有针对性开展多种形式的疼痛教育,告知患者及其家属疼痛的原因或诱因,鼓励其主动讲述疼痛,教会他们疼痛自评方法,教会他们减轻缓解疼痛的方法。

2. 呼吸困难

(1) 评估终末期患者病史、诱发因素、伴随症状、心理反应、活动及用药情况、神志、呼吸及有无低氧血症表现等。

(2) 寻找诱发因素,及时控制症状。

(3) 提供安静、舒适、清洁、温湿度适宜的环境。

(4) 保证每天摄入足够的热量,鼓励患者多次、少量饮水。

(5) 根据患者病情及吞咽功能,采取鼻胃管或肠外营养方式进行营养支持,同时做好口腔、穿刺部位及管道护理。具体护理措施详见本书第八章第一节"常见问题的护理"。

(6) 保持呼吸道通畅,促进有效排痰,若痰液黏稠不易咳出,采用湿化或雾化吸入进行稀释痰液;若痰液较深、无禁忌证者,可给予翻身、叩背、体位引流等方式协助排痰,必要进行机械吸痰,记录痰液的颜色、性质和量。

(7) 根据患者病情可取坐位或半卧位,改善通气,选择合适的氧疗,减轻呼吸困难,告知患者及家属氧疗的作用及注意事项。

(8) 指导患者及其家属呼吸功能训练,如腹式呼吸、肺康复操、深呼吸等。

(9) 呼吸困难时不能进行口服给药,易加重患者的症状或呛咳,应采用鼻胃管或其他途径的给药方式。

3. 恶心、呕吐

(1) 评估患者恶心与呕吐发生的时间,频率,原因或诱因,呕吐物的颜色、性质、量、气味,以及伴随症状、生命体征、神志、有无电解质紊乱、酸碱平衡失调、营养状况等。

(2) 寻找引发恶心与呕吐的原因及诱因,如消化系统疾病、中枢神经系统疾病、药物不良反应等,给予针对性治疗。

(3) 患者出现恶心、呕吐时,协助其取坐位或侧卧位,防止呕吐物误吸、窒息。

(4) 及时清理呕吐物,做好口腔护理,更换清洁床单。

(5) 运用适度的语言方式或非语言方式安抚患者及其家属。

(6) 必要时给予心电监护,监测患者生命体征变化情况。

(7) 每天记录患者液体出入量、尿比重、体重和电解质平衡情况等。

(8) 剧烈呕吐时,暂时禁食,遵医嘱补充营养和水分。

4. 失眠

(1) 评估患者年龄,性别,既往失眠史,诱发失眠的药物及环境因素,有无不良的睡眠卫生及生活习惯,有无谵妄、焦虑或抑郁等精神障碍等。

(2) 改善睡眠环境,减少白天的睡眠时间,减少夜间强光及噪声刺激。

(3) 对于躯体症状如疼痛、呼吸困难引起的失眠,应积极控制症状。

(4) 采用增强日间活动、听轻音乐、按摩等方式,促进患者的睡眠。

(5) 给予心理护理,减轻患者因担心病情引起的焦虑、抑郁等情绪。

(6) 定期开展防止失眠症的健康教育,帮助患者改善睡眠质量。

(7) 必要时,用镇静催眠药物进行治疗,告知患者及其家属药物的不良反应,预防跌倒、低血压等事件发生。

5. 谵妄

(1) 评估患者思维意识、认知水平、记忆力、精神行为等改变,有无引发谵妄的药物及环境因素。

(2) 寻找病因及诱因,改变可能的危险因素。

(3) 保持病室环境温度、湿度适宜。

(4) 定期开窗,保持空气清新,无气味、无灰尘,光线适宜,应用夜视灯,降低照明。

（5）保持病室安静，尽可能提供单人房间，减少噪音，工作人员应做到"四轻"即说话轻、走路轻、操作轻、关门轻。

（6）保持病床单位清洁、地面干燥，物品布局合理、温馨。

（7）在醒目的地方粘贴防跌倒、防坠床、防烫伤等安全标识。

（8）加强与患者交流沟通，给予心理安抚，鼓励诉说心理的痛苦，并耐心地倾听和表示理解，帮助患者熟悉环境，减少心理恐惧。

（9）必要时给予小剂量的镇静药物，密切监测并及时处理尿潴留、便秘、跌倒外伤等并发症。

（10）告知家属及照护者谵妄发作的反复性和持续性，可适当使用合适的约束，充分向患者家属做好解释工作并让其知情同意。

（二）心理照护

心理照护贯穿终末期患者照护的全过程，是临终关怀的重要组成部分。在患者生命即将结束且承受诸多痛苦时，采取有效的舒缓治疗和心理干预的全面照护手段，缓解痛苦，消除患者面对死亡的恐惧心理，提高生活质量，以达到使患者平静、安宁地度过人生的最后旅程的目的。临终心理照护同时也包括针对临终患者家属的心理干预和居丧辅导，帮助家属接受患者的病情变化和死亡，减轻他们的悲痛。

1. 临终患者心理照护　临终患者在面对疾病和死亡时极易产生恐惧心理。常表现为：①绝望。表现为对生活失去信心和希望，内心极度哀伤。②愤怒。表现为不配合医护人员的治疗，甚至主动放弃治疗，出现厌食甚至绝食。③强烈的求生欲望。非常希望治愈自己的疾病，不惜一切代价地寻找方法治疗自己的疾病。临终患者的恐惧心理常常使患者身心状况恶化，加速疾病的进程，对家属造成巨大的心理压力和伤痛，所以消除临终患者的恐惧心理，让患者正确看待死亡很有必要。

护理人员要全面评估造成患者恐惧心理的相关因素，及时进行干预控制其症状，增加患者的舒适感。往往一个人的体态姿势、神态、面部表情、眼神等非语言行为，能够体现他的真正动机和内在需求。临终患者能够预感到自己的余生不多，在此阶段，易出现悲伤、绝望等复杂的心理，他们常表现为沉默寡言、表情呆板甚至情绪反常。此时，护理人员要认真观察患者的各种非语言行为，以了解他们的心理状态及需求，采取相应的护理措施，满足他们最后的心愿，维护临终患者的尊严，帮助他们无痛苦、安宁地走完人生最后阶段。

治疗性沟通是一种有目的的护患沟通，它能够帮助临终患者应对与适应不良环境和现状，克服心理障碍。当面临即将离世的事实时，临终患者内心充满了恐惧、绝望等心理困难。此时，护理人员要态度真挚、积极主动与患者沟通，建立信任关系，尊重临终患者的心理需求，并对患者进行关注、倾听和适当的反馈，让他们切实感受到被关心和照顾，并愿意倾诉和表露他们的故事和心理感受。同时护理人员要为患者创造安全环境，鼓励他们表达自己内心的感受并给予心理支持。在患者临终的时候，患者及其家属对人生有不同的理解和感受，对死亡也有不同程度的焦虑、恐惧。此时，护理人员除了倾听患者的心理需求，还要帮助患者从容地面对死亡。

2. 临终患者家属心理照护　临终不仅给患者带来痛苦，也可引起患者家属痛苦的心理反应。库伯勒·罗斯曾经说过:"往往家属比患者更难接受死亡的事实。"因此,给予家属心理支持也是十分重要的。每个人都可能会感受到面对家属或至亲好友临终期的极度恐惧和无助。医护人员要像关心临终患者一样加强对家属的关怀和照顾,给予心理安抚。加强与家属的沟通,鼓励家属将内心的痛苦诉说出来,认真倾听并用语言和非语言方式给予理解、支持和安慰。

患者临终前后,家属心理和精神上承受着巨大的痛苦和折磨。死亡对患者是痛苦的结束,而对家属则是悲哀的高峰。因此,医护人员除了表示理解和同情,还要给家属创造宣泄内心伤痛的方法,如使用呼吸方法和放松术、练气功、打太极拳等。为家属提供发泄内心痛苦的环境,并尽早帮助家属正确认识患者的病情进展及预后,做好充分心理准备,疏导悲痛过程,使之度过心理危机,恢复对生活的信心。

医护人员通过对患者的关怀照顾,使家属的心理得到安慰,积极主动地配合医护人员,完成对患者的临终关怀,并共同努力料理后事。对临终患者家属进行死亡教育,其目的在于帮助他们适应患者病情的变化和死亡,协助他们缩短悲痛过程、减轻悲痛程度。同时,为临终者的家属提供社会和心理上的支持,使他们的健康处于适应状态,送走亲人,做好善后,使逝者能善终,留者能善留。

(三) 社会支持

社会支持因人类社会产生而诞生,是当个体面临困难时会寻求他人的帮助并在他人处于困境时给予自己的援助。实质上,社会支持是一个多维的概念,是指在一定社会网络基础上由家庭成员、至亲好友、同事等个人或组织对个体所给予的各种有形的物质支持和无形的精神支持。根据支持内容和形式的不同,卡特纳和罗素将社会支持分为五大类:即情感、社会网络、满足自尊、物质和信息支持。国内目前运用得最广泛的是物质支持(如捐款、物品)、精神支持(如提供鼓励)、工具性(如帮助做家务)和信息支持(如通知某人有工作机会)四种。综合来说,社会支持是由社区、社会网络和信任的伙伴提供的可感知或实际的工具性或表达性的支持,是作为衡量心理健康的重要依据。

在安宁照护服务对象里,临终患者及其家属更需要社会的支持。他们具有追求舒适、保持良好心理状态和寻求社会支持的需求。美国通过成立"全球安宁疗护质量联盟""准备-拥抱-参与-交流-赋能(prepare-embrace-attend-communicate-empower, PEACE)项目"等多种形式,加强了政府、医疗机构、社会组织之间的社会关系互动、促进社会资源的整合,形成了多学科、多元化的社会网络支持系统。研究表明,给予临终患者的社会支持越多,其适应疾病不良反应的能力越强。社会支持帮助患者积极应对病情,减少抑郁等不良情绪。

因疾病的进展,临终患者往往表现为内心悲痛、沉默寡言、焦虑、抑郁等,医务人员要采用合适的语言或非语言沟通方式与临终患者建立相互信任关系,让患者感受到关心和照顾,才能使其准确诉说自己生理存在症状的真实感受。根据患者的病情,合理安排社交活动,通过参加娱乐活动来减轻身体的不适。鼓励患者积极参加健康病友会,同其他病友一起谈谈心、相互鼓励和支持,增强与病魔作斗争的信心。鼓励患者家属、至亲好友多陪伴他们,加强与患者的沟通,让他们感受到在生命的最后阶段,还有家人的关心和精神支持。同时鼓励他们表达自己的想法,如对死亡的恐惧、离世前未完成的心愿等。医护人员对患者进行死亡教育,告知死亡是疾病的一种自然转归,要患者安然面对,帮助他们完成临终前的愿望,让他们没有遗憾地离世。同时医护人员指导临终患者家属通过寻找心理咨询师来调节自身的心理压力,做好情绪管理。选择适当的方法,如逛街、聚会、运动、散步、电视等娱乐活动来转移心情,让自己沉重的心理压力得到缓解。

（四）灵性照护

人为万物之灵,远离灵性的人生旅程常失色于苍白,痛苦深重却不知何往。南丁格尔曾在《护理札记》中提到,全人护理是护理法则的中心。疾病发展到终末期,临终患者的心理、社会和灵性的人文需求更为突出。此时,各种宗教信仰、传统文化、哲学思想或家庭的完整,成为他们精神寄托和生存的意义。临终患者面对死亡极易出现强烈恐惧感,增加精神负担,加速死亡进程。

20世纪80年代,灵性作为一种独特的心理治愈系统被纳入人类健康范畴,与生理、心理、社会和情感并列构成人类健康五个层次。在一定条件下,人类对灵性追求的程度越高,心理健康程度也越高。有学者认为,灵性在心理治疗中有积极作用。

灵性需求存在于疾病的不同阶段,并随着病情进展逐渐增加。灵性需求往往受个人经验、遭遇及传统文化的影响。不同疾病或不同健康状态的人,他们对灵性需求也有所不同,如晚期肿瘤患者的灵性需求可能表现为对尊严的需求、对宗教信仰的需求、对生命价值的追求,也可能表现为对死亡方式的选择等。

灵性照护是临终关怀工作不可忽视的方面,也是整体护理的主要内容之一。灵性照护通过心理和精神的支持,协助患者在不佳的状态中,寻找人生的意义、寻求内在与外在资源,以超越目前困境,重获安宁与舒适。其目标是通过满足灵性需求,增加患者对生存的希望、降低对死亡的恐惧,最终达到生命快乐和心灵自由。

终末期患者的心理困扰主要源于疾病痛苦症状、对死亡的恐惧及疾病预后的不确定感。医护人员要关注临终患者的焦虑、抑郁等心理问题,为患者提供倾诉的机会,耐心聆听其感受,并作出反馈。通过与患者交谈,帮助他们回顾自己一生中最有意义和最有成就感的事情,在此过程中,患者可以重新审视自己的生活,正确认识并进行积极的自我评价,改善生存满意度和价值感。对终末期患者要具有同理心,只有建立良好的护患关系,才能深入了解其内心感受及照护需求。帮助终末期患者将人生智慧留给自己的家人,使患者感到自己生命存在的目的和意义,使其感受到来自家庭、社会的关爱和支持,激发他们的生存意愿,有尊严地度过最后时光。宗教上的照护是灵性照护的一个重要层面。因此,临床护理工作中尽可能帮助患者维持原有的宗教礼仪。宗教团体、牧灵人员探访和支持患者可令患者感受到没有被惩罚、被抛弃。这种因信仰产生的希望,可以使患者的心灵得到慰藉。另外,音乐疗法、艺术疗法、想象疗法、梦境疗法和沉思疗法等灵性疗法中深度作业有助于临终患者灵性康复,它可以带领患者进入灵魂更深处,帮助患者与那些在过去曾赋予其生存意义的生活各方面重建联系。

灵性照护可改善临终患者心理状况、提高其生活质量、降低其医疗费用,但还是存在诸多不足。护理研究者可以进一步探讨适合我国国情的灵性照护方法,通过开展灵性照护的质性研究,探讨我国终末期患者灵性需求;还可以编写本土专业化灵性照护教材,培养师资队伍,开设灵性照护课程,继而培养专业的灵性照护人才;与此同时,普及灵性对人的意义,提高大众对灵性照护的接纳程度;加强对临床灵性照护实施结果的评价,不断完善我国灵性照护的经验。

第三节　尸体护理及殡葬辅导

濒死即临终,是生命的最后阶段,指患者接受积极治疗或姑息性治疗后,病情加剧恶化,各种迹象显示生命即将结束。

死亡是指个体生命活动和新陈代谢的永久性停止。死亡是生命的一种自然阶段,也是人生旅途的终点站,任何人都要经历死亡,没有谁能够避免死亡。

一、死亡的标准

1. 传统死亡标准　1951年,美国布莱克法律词典:"血液循环全部停止后导致呼吸、脉搏等生命活动的终止。"

1979年,我国《辞海》:"把呼吸停止、心脏停跳,瞳孔散大和对光反射消失作为死亡的重要标准。"

2. 脑死亡标准　目前,医学界基本沿用1968年在美国哈佛大学医学院举行的世界第22次医学大会上提出的脑死亡诊断标准:①不可逆的深度昏迷;②自发呼吸停止;③脑干反射消失;④脑电波消失(平坦)。

以上标准在持续24小时或72小时观察及反复测试结果无变化,排除体温低于32.2℃及受中枢神经系统抑制剂的影响,即可宣布死亡。

二、死亡过程的分期

1. 濒死期　濒死期又称临终状态,是死亡的开始阶段。此时机体各系统的功能严重紊乱,脑干以上神经中枢系统功能处于抑制状态。表现为意识模糊或丧失,各种反射减弱或迟钝,肌张力减弱或消失,心跳减弱、血压下降,呼吸微弱或出现间断呼吸。

2. 临床死亡期　此期延髓处于深度抑制状态。表现为心跳、呼吸停止,各种反射消失,瞳孔散大固定,而各组织细胞仍有微弱短暂的代谢活动,持续时间极短,一般为5~6分钟,低温环境下可持续1小时或更久,超过这个时期大脑将有不可逆的变化。

3. 生物学死亡期　此期是死亡过程的最后阶段。神经系统及各器官的新陈代谢相继停止,并出现不可逆的变化,相继出现尸冷、尸斑、尸僵、尸体腐败等现象。

三、尸体护理概述

尸体护理是医学护理学基础操作手段之一,也是涉及死者、亲属、家庭、医院,以及心理学、社会学、宗教学等多方面的问题。尸体护理是对临终患者实施临终关怀的最后步骤,也是临终关怀的工作核心。通过尸体护理服务,帮助临终患者安宁、有尊严地离世。同时对死者家属给予精神支持与心灵慰籍,帮助他们减轻丧亲哀痛。尸体护理不仅体现了对死者的尊重和对死者家属的安慰,也体现了人道主义精神和崇高的职业道德。尸体护理的目的是保持尸体整洁、姿势良好、易于辨认,尊重死者,给予家属以安慰。

四、尸体护理程序

(一)评估

(1)接到医生开的死亡通知后,进行再次核实,并填写尸体识别卡。

(2)通知死者家属并向家属解释尸体护理的目的、方法、注意事项、配合要点。

(3)死者家属对死亡的态度。

(二)准备

(1)护理人员准备:衣帽整洁、洗手、戴口罩、戴手套。

(2)环境准备:安静、肃穆,必要时屏风遮挡。

(3)用物的准备:尸单(或尸袋),尸体识别卡(图8-1)3张,尸袍,弯止血钳,绷带,剪刀,不脱脂药棉适量,梳子,有伤口者备换药敷料、胶布、汽油、擦洗用具、屏风。必要时,备隔离衣、手套等。

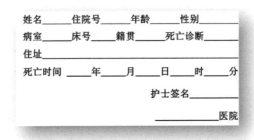

姓名_____住院号_____年龄_____性别_____

病室_____床号_____籍贯_____死亡诊断_____

住址_____

死亡时间_____年_____月_____日_____时_____分

护士签名_____

_____医院

▲ 图8-1　尸体识别卡

(三)实施

1. 尸体清洁擦洗　首先撤去治疗用物,如输液管、氧气管、胃管、尿管等,然后擦净尸体,可以用汽油拭去胶布的痕迹。其次让死者平卧,两手放在身旁,双目应紧闭。对不闭目者可用棉拭子浸湿放在死者眼睑上,使其闭目。如有义齿应尽量戴好以维持死者面部容貌。如果嘴闭合不上,可在颌下放一小枕垫之类的物件使其闭合。把死者的头发梳理好,将面颈部的污渍清洗干净。如有伤口应更换清洁敷料,尸体太脏时应用清水擦洗干净。最后对鼻腔、耳道、口腔、肛门、阴道等仍可能流血或仍有液体渗出者,可用棉球、凡士林纱布等堵塞,但应防止堵塞过多而引起容貌改变,更忌讳毁容。必要时,请化妆师给死者美容,以尽量保持其生前的容貌,给生者留下好的记忆,让患者有尊严地离世。

2. 穿寿衣　将死者面部朝上,双上肢避免弯曲,双手贴近躯体,双下肢避免弯曲、双脚并拢。操作者戴乳胶手套站于尸体右侧,全身擦洗后穿衣。将衣服开口朝向背面,下摆在上方靠近颈部,衣领在下方,覆盖于尸体上,同时穿上对侧与近侧的衣袖,然后展开双臂呈180°直线,操作者手握住下摆往上提,经面部绕过头翻转至尸体背面下方,与此同时衣服开口已朝向正面,衣领在上方,屈收双臂靠近躯体,整理衣服,扣好纽扣,随即再穿裤子及鞋子。

3. 放尸体识别卡 护理人员将第 1 张尸体识别卡系于腕部,撤去大单或被套。将尸单斜放在床上,移尸体于尸单上,先将尸单两端遮盖尸体的头和脚,再将尸单左右两边整齐包好,再用绷带将胸、腰、踝部固定,将第 2 张尸体识别卡别在尸体胸部的尸单上。将尸体搬运到平车上,盖上大单送至太平间,安置于停尸屉内,将第 3 张尸体识别卡挂在停尸屉外。

4. 做好死者的善后服务工作 死者的善后服务包括尸体的火化、安排丧葬仪式等一系列工作,有时需要医护人员或殡葬人员协助死者家属完成。当死者送去火葬场火化后,房间应做好清洁、消毒工作。如果是传染病患者,更需要按照消毒隔离技术进行操作,以防止传染。

(四)评价

(1)尸体整洁、姿势良好。

(2)尸体表情安详,易于辨别。

(五)尸体护理中的注意事项

1. 及时进行尸体护理,防止僵硬 护理人员接到患者死亡医嘱后,应尽快进行尸体的护理。人死亡后,各器官、组织和细胞的生命活动均停止,尸体受物理、化学和细菌等内外各种因素的作用,而发生一系列的变化,称为死后变化或尸体变化,主要表现为尸冷、尸斑、尸僵、尸体腐败等尸体现象。其中尸冷是由于人死后产热功能停止,而体表散热仍在继续,一般发生在死亡最初的 1~2 小时。尸斑是因死后血液循环停止,血管内血液因其本身重力而坠积于尸体最低部位,呈现出有色斑痕,一般发生在死后 2~4 小时。尸僵是指死后肌肉群发生僵硬,限制关节活动,而呈现出尸体僵硬状态,这种现象称为尸僵。尸僵一般在死后 1~3 小时开始出现,4~6 小时扩延到全身,12~24 小时最强,以后将逐渐缓解。

2. 工作严肃认真、一丝不苟 在尸体护理的时候,应始终保持尊重死者的态度,不随便摆弄、不随意暴露尸体,严肃、认真地按操作规程进行护理。既不能畏缩不前,也不能打逗乱语。动作敏捷果断,抓紧时间,以防尸体僵硬造成护理困难。同时,医护人员也会尊重家属的意见,并注意到死者的宗教信仰和民族习惯。

3. 注意减少对其他患者的叨扰 为避免惊扰其他患者,在条件允许的情况下,患者临终前应移至单间或抢救室,以便死后在此处进行尸体料理。如果床位紧张,也可以用屏风隔离遮挡。

4. 做好终末用物处理工作 对于死者的穿戴用物等,应予以彻底的消毒再抛弃处理。特别是患有传染病的死者,其尸体护理更应该按照严格的隔离消毒常规进行处理,防止传染病的传播。

5. 妥善护理遗嘱和遗物 医护人员会妥当地清点和保管好死者的遗嘱、遗物,及时移交给死者家属,便于家属对死者的纪念。

五、殡葬辅导

(一)殡葬的概述

所谓殡葬是对死者遗体进行处理的一种形式,是社会发展的产物,也是文化传统组成的一部分。“殡”是祭奠或悼念死者,即丧礼;“葬”是安葬遗体的行为。通过查阅民俗学和考古学等资料可知,我国殡葬的形式主要包括以下 10 种形式:即土葬、火葬、海葬、风葬、天葬、塔葬、树葬、悬棺葬、洞葬、二次葬。

1. 土葬　土葬是我国历史上出现最早、流传最久、覆盖地域最广的方式，也是我国各民族丧葬中最为普遍的一种方式。我国封建社会是土葬形式发展的鼎盛时期，一直延续至今。土葬多以圆形或长方形的竖穴土坑为主。死者以木棺、陶器、竹器或树皮盛殓多见。死者一般都有随葬品，并按照一定的埋葬方向进行土葬。

2. 火葬　火葬也是一种比较古老的丧葬形式，距今约8 000年的历史。从考古发掘来看，马家窑文化初期讲究已存在火葬形式。《庄子》曰："羌人死，燔而杨其灰。"《旧唐书》中也有记载："死者焚尸，名为火葬。"可见，历史上氏羌族系多实行火葬。自东汉时期佛教的不断发展，火葬的分布范围也不断扩大。新中国成立后，按照国家要求，除部分少数民族之外，一律实行火葬。

3. 海葬　海葬是将骨灰撒入大海的一种丧葬方式。继墓葬以后的又一次重大改革，是人类思想的一大飞跃，是社会文明的一大标志。这种丧葬方式有利于节约土地，促进发展经济，有利于移风易俗和社会主义精神文明的建设。

4. 风葬　风葬又称露天葬。是一种风化的丧葬形式。在我国东北和西南部地区流行过，一般将死者遗体裸露于树木或旷野中，或置于岩石下、山崖间或树洞内；有时还会将死者遗体放入棺枢里，再搁置于用茅草和木板制成的小茅屋或木棺棚里。

5. 天葬　天葬是藏族、蒙古族等少数民族的一种传统丧葬方式，人死后把遗体拿到指定的地方让老鹰（或其他的鸟类、兽类等）叼走吞食，人们认为这样可以被带到天堂。天葬的起源、形式及仪式的实施，都会受到自然地理环境和生活方式及相关文化等因素的影响。

6. 塔葬　塔葬又称灵塔葬，是我国藏族的葬仪风俗之一，是藏族中最高贵、最高待遇及最高规格的一种丧葬形式。当高僧/活佛圆寂后，把死者遗体的内脏经口或肛门取出，再以香料处理，然后根据地位高低供奉于金、银、铜、木或泥制的灵塔内。只有少数佛教活佛或高僧死后的遗体才能实行塔葬。

7. 树葬　树葬曾多见于我国东北和西南部少数民族地区，也是现代殡葬的一种新形式。就是人们认为养绿地的办法，种植一些树木，将亲人的骨灰撒在树下。现代树葬最大的特点在于它的地面没有任何殡葬设施，而是用纪念树或自然石头做标记。

8. 悬棺葬　悬棺葬流行于古代南方地区，它是最为神秘的一种丧葬方式。悬棺放置位置一般选择在临江面水的高崖绝壁上，棺木被放置在距离水面数十至数百米的天然或人工开凿的洞穴中，有些则是直接放在悬空的木桩上面。最早起源于商代后期，福建武夷山的"船悬棺"，至今仍存有遗迹十余处。

9. 洞葬　高坡的苗人把洞葬叫作"把洞杜"三个字。据说，"把"是洞的意思，"洞杜"则是苗语的死人尸体，合起来的意思就是"洞里面的死人尸体"。夜幕降临后，几十个后生抬起棺木，全村人打着火把将亡灵送出村寨。按照古规，他们不许走有人过的路，也不准许用砍刀开路，必须走一条陌生的路。几十个人抬着棺木前拉后推，将沉重的棺木送进半山上的亡灵洞中，然后一齐转身离开，任何人都不能回头再看一眼亡灵，而且从此任何人也不再走进这个亡灵安息地。

10. 二次葬　又称复葬或迁葬，是一种流行于我国南方地区的传统葬俗，特指对死者尸骸作二次或二次以上的处理。人死之后，先采用埋土、风化、架树、水浸、置洞等方式处理肉身。等三五年后,尸体腐烂,择吉日,开棺,拣取骨殖,洗净、晾干,再按照头、颈、胸、腰、下肢依次放入特制的陶瓷等容器内,重新埋葬。

(二) 悲伤辅导

殡葬除了安置死者遗体外,还要对丧亲者的悲伤心理进行辅导。西方学者认为,悲伤辅导是帮助丧亲者从事件中修复心灵损伤的有效方法,也是帮助他们重建自信的一个自我叙述过程。从广义上看,悲伤辅导是指对因失去所依恋对象(人或物)而悲伤过度者提供心理援助,协助他们在合理时间内重新开始正常生活的过程。从狭义上看,悲伤辅导专指对于因遭遇丧亲而形成病态悲伤或复杂悲伤之人,通过提供心理援助,帮助他们健康地完成悲伤任务,以增进其正常生活能力的过程。悲伤辅导实质上是一个心理适应过程。

1. 悲伤的表现形式

(1)生理悲伤:丧亲者的生理悲伤常发生在丧亲事件后的 30 分钟或 1 个小时之后,主要的症状:头痛、头晕、目眩、恶心、心悸、呼吸困难、疲乏无力、肢体麻木、喉咙发紧或与逝者相似的病症。这些症状有时会持续半个月之久。

(2)认知悲伤:丧亲者对死者的死亡事件存在认知上的悲伤,对死亡事件表示怀疑、思绪纷乱、健忘、注意力不集中、全神贯注于思念死者的情景,不断追忆与逝者的往事、有自杀念头等。

(3)情绪悲伤:面对死者的死亡事件,丧亲者常表现为忧郁、易哭、愧疚、孤寂、无助、自怜、痛苦、罪恶感、被遗弃与愤怒、绝望等情绪。

(4)行为悲伤:丧亲者往往出现失眠、食欲不佳、心不在焉、社会功能退缩、唉声叹气、哭泣、寻找逝者等表现。

2. 悲伤心理　殡葬本身就是一个告别处理遗体的过程,而殡葬心理使人们重新考虑生存的意义。殡葬心理学可以帮助理解丧亲者的心理特点,以便能更好地与他们相处。指导他们以正确的心理参加殡葬活动和恢复正常的生活。有些丧亲者面对尸体、灵柩、骨灰盒、坟墓,甚至面对相片、遗物、环境等都会产生悲哀之情,主要表现为悲伤痛哭、愤怒自责、焦虑不安、孤独空虚、心身疲惫、无助感、恐惧、无限思念、解脱轻松等多种负面情绪,这对其身心健康和社会适应都会造成巨大影响,严重影其生活质量。亲人亡逝是人生的创伤性应激事件,不仅给丧亲者带来沉重的心理悲痛,而且这种悲痛情绪会持续很久。因此,殡葬服务人员或心理咨询师要帮助丧亲者面对丧亲的现实,给予生活上的照顾,主动倾听他们内心的痛苦,鼓励和协助丧亲者恢复正常人际交往。

3. 悲伤心理反应三阶段理论　美国心理学家詹姆斯·彭尼贝克(James Penne baker)提出了悲伤心理反应三阶段论。第一阶段为紧急阶段,丧亲者的思想和言谈均围绕着创伤。第二阶段为抑制阶段,除了相关的言谈减少外,思想还围绕着创伤。因回避周围人的谈论,丧亲者往往抑制自己的情绪,这种抑制会影响其心理健康。此阶段要适当给予丧亲者心理疏导和恰当的沟通交流,为他们提供一些生活上的帮助和社会支持,这对丧亲者的身心健康和适应未来生活起着重要的作用。第三阶段为适应阶段,随着时间的推移,思想、言谈和压抑情绪都减轻。丧亲者的过度悲伤会严重阻碍其正常生活的恢复,需要殡葬服务人员提供专业的悲伤辅导,因悲伤反应受不同文化、种族、年龄、社会地位等因素的影响,丧亲者会在同一阶段有不同的悲伤反应,这就要求殡葬服务人员掌握专业的辅导技巧,为丧亲悲伤过度者提供心理援助。

4. 悲伤心理辅导

(1) 宣泄:是心理疏导的经典方法之一,是指人们将压抑在内心的痛苦、悲伤在一个适当的场合无所拘束地表达出来,使压力与痛苦得以减轻的过程。常用的宣泄方式有哭、诉、唱等。众所周知,哭诉是宣泄哀伤最直接、有效的途径。倘若强行压抑,不仅会导致身体功能失常,还会引发失眠、噩梦,甚至幻觉、妄想、惊恐发作等病理性居丧反应。哭丧是中国殡葬礼俗的一大特色,贯穿于整个殡葬仪式的始终,其中大的场面多达数次。因各地文化、习俗不同,丧葬仪式各异,哭丧也表现出鲜明的地方性差异。

(2) 转移注意力:也是情绪疏导的常用方法之一,是指将注意力从产生负面情绪的活动或事物转移到能产生正面情绪的活动或事物上。对丧亲者而言,压抑哀伤情绪固然不好,但过分沉溺于哀伤情绪同样有损于身心健康。闹丧活动可以转移人们的注意力,一方面,冲淡了灵堂阴森、压抑的气氛,减轻了人们的恐惧情绪;另一方面,也可避免丧亲者沉湎于哀伤情绪中无法自拔。

(3) 心理抚慰:心理抚慰实质上是通过与丧亲者进行心灵沟通,帮助他们尽快顺利度过情感危机期。根据丧亲者不同的心理反应,选择合适的抚慰方式。①书信式抚慰:比较适用于喜欢独自思考、喜好清静的丧亲者。②陪同式抚慰:对需要放松心境、转移注意力、喜欢挑剔的丧亲者较为适用。③无声式抚慰:对比较压抑的丧亲者有特定的作用。④治疗式抚慰:适用于内向、自责或悲伤过度的丧亲者。其实"不要再难过了""不要再哭了"这样的安慰话语,对于悲伤过度的丧亲者起不了什么作用,这时候要以同理心去聆听他们诉说自己伤心欲绝的心情、难过痛苦的回忆,或是内心的遗憾与歉疚感等。

(4) 共情陪伴:亲人去世的噩耗,往往会给丧亲者带来极大的精神创伤,殡葬服务人员应了解并接触悲伤的丧亲者此时的心情,并给予共情陪伴、回应与照顾。所谓的共情陪伴是指殡葬服务人员陪着丧亲者进行其意愿的表达活动。当殡葬服务人员能够去接触丧亲者内心哀痛的感受时,往往就能做出共情的回应,从而帮助他们减轻悲痛心情,顺利走过这段最哀伤的生命历程。

(5) 社会支持:社会支持是指个体可以从他人或社会环境(如社区、亲密伙伴、学校、法院等)中获得感知性的或实际性的表达性支持(情感)或工具性支持(行动或帮助)。通过死者的至亲好友和乡邻们的共情性陪伴、相互宽慰、相互支持和鼓励,一方面,可让丧亲者感受到温暖和慰藉,另一方面,起到了哀伤心理辅导师的作用。它们的到来构成了一个良好的社会支持系统,为丧亲者走出丧亲之痛提供了巨大的精神支撑。

(6) 颜色疗法:在悲伤辅导服务之前,相关人员要接受心理辅导的培训,掌握心理学及相关知识。根据悲伤反应心理特点的不同,采取不同的辅导方法。丧亲者是怀着哀痛、沮丧的心情来殡仪馆的,如果提供一个环境舒适、气氛宜人、灵堂布置安详的理丧场所,会使丧亲者感到舒适、愉悦,激发他们内心的好感,缓解其悲伤情绪。颜色疗法属于心理治疗的一种,它是心理治疗专家利用颜色改变来调节患者的不良情绪,使其恢复正常生活。殡仪馆要充分利用颜色的治疗作用,为丧亲者提供一个舒适的环境。

(7) 巧妙运用民间心理安慰术:中国民间对数字有一种巫术心理,如人们对"4"或"10"

比较回避,对"6""8""9"比较钟爱。因各地风俗不同,需要分别对待。殡葬服务人员可以避开民间不喜欢的这些数字,来满足人们的心理,如给悼念厅排号时,可以不排"4""10""14"等号码。另外,巧妙解释"风水"以缓解丧亲者的不安心理。例如,在为逝者下葬骨灰时,天下起小雨,这时丧亲者们心里很难过,认为是件不吉利的事情。作为殡葬服务人员要立即劝慰他们,巧妙解释下葬时下一点小雨是非常好的,这样可以洗尽人间的尘土和烦恼,让逝者安心地离开这个世界。丧亲者们顿时感到很欣慰,不安的情绪也得到了缓解。

综上所述,丧亲者的过度悲伤的心理会严重阻碍其正常生活的恢复,需要殡葬服务人员提供专业的悲伤心理辅导。殡葬服务人员在殡葬服务中要根据丧亲者的悲伤心理反应,综合考虑相关的影响因素,运用专业的辅导技巧为丧亲悲伤过度者提供心理辅导。但是,目前在我国殡葬服务业开展高质量的悲伤辅导服务还存在很多不足之处。首先,我国目前缺乏经过专业培训的悲伤辅导人才;其次,相比丧亲者们对悲伤辅导的强烈需求,医护人员的辅导意识相对薄弱;最后,目前中国式的悲伤辅导模式还处于空白领域。所以,心理学家和殡葬工作研究者都应高度重视研究悲伤辅导的实际应用,以促进人性化殡葬服务水平的提高。

临终关怀是一门特殊的临床学科,需要跨学科的团队来帮助临终的患者及其家人减轻身体和心理上的伤痛,提高其生活质量,使其有尊严地面对死亡。

根据临终关怀的模式不同,临终关怀人员组成也不同。目前主要包括以下几种模式。①疗养院临终关怀模式。此模式是一种最为传统的临终关怀模式,由疗养院、医院等相关医疗机构对晚期肿瘤患者开展临终关怀,组成人员是医护人员,主要为患者提供药物治疗、心理护理、针灸止痛等多项治疗护理措施。②家庭临终关怀模式。该模式是在临终患者家中开展临终关怀服务,组成人员主要是患者家属、护工或志愿者。该模式多适用于肿瘤患者或多种慢性疾病患者,在患者接受主要照顾者提供的生活照料及心理支持的同时,也可以接受到相关医疗机构提供的镇痛药物、基础医疗服务及家属护理指导等。③社区临终关怀模式。该模式是以社区服务中心为主体开展,提供住院与居家结合的临终关怀服务,其适用对象主要为肿瘤等疾病的终末期患者,组成人员包括全科医生、社区护士、药师、营养师、康复师、心理咨询师等。不仅为患者提供健康管理与生活照顾,也可以享受社区全科医生团队提供的家庭医生制的社区卫生服务。

(段学燕 杨婷)

参考文献

[1] 丁兰兰.略论郑洛地区仰韶文化成人瓮棺二次葬[J].四川文物,2008,(3):57-64.
[2] 丁丽君.灵性及灵性干预的扎根研究[D].苏州:苏州大学,2013.
[3] 中华人民共和国卫生部.临床护理实践指南(2011版)[M].北京:人民军医出版社,2011.
[4] 中华医学会肠外肠内营养学分会老年营养支持学组.老年患者肠外肠内营养支持中国专家共识[J].中华老年医学杂志,2013,32(9):913-929.
[5] 北京护理学会肿瘤专业委员会,北京市疼痛治疗质量控制和改进中心.北京市癌症疼痛护理专家共识(2018版)[J].中国疼痛医学杂志,2018,24(09):641-648.
[6] 卢巍,王丽华.临终病人非语言行为的护理[J].中国伤残医学,2008,(4):113-114.
[7] 田冬雪,刘蕾,迟琳琳.舒适护理在临终患者护理中的应用现状[J].沈阳医学院学报,2012,14(03):187-188.
[8] 白诗怡,惠驿晴.晚期癌症患者临终关怀护理的研究现状[J].吉林医药学院学报,2020,41(06):457-459.

［9］ 白厚喜,李春花.老年人假性腹泻40例分析[J].实用医学杂志,2011,27(16):3083.

［10］ 孙葳葳.癌末患者社会支持研究[D].长春:长春工业大学,2012.

［11］ 杨亚娟,赵金娣.帕金森病患者睡眠障碍的临床护理进展[J].中华护理杂志,2004,(11):58－59.

［12］ 杨亚娟,蒋珍珍,赵金娣,等.老年人睡眠障碍的原因及护理进展[J].中华护理杂志,2007,(1):75－77.

［13］ 李三华.尸体护理现状调查与护理对策[J].江西医药,2007,(12):1220－1221.

［14］ 李小寒,尚少梅.基础护理学[M].北京:人民卫生出版社,2017.

［15］ 李兵,田云,李冬,等.安宁疗护中社会支持相关理论的研究进展[J].医学与哲学,2020,41(05):36－39.

［16］ 邱小艳,燕良轼.论农村殡葬礼俗的心理治疗价值——以汉族为例[J].中国临床心理学杂志,2014,22(05):944－946,929.

［17］ 何菊,杨梅.临终患者的心理过程及临终护理[J].世界最新医学信息文摘,2016,16(76):342－346.

［18］ 何嫚.灵性照护在晚期肿瘤患者中的研究进展[J].护理学杂志,2017,32(13):102－105.

［19］ 邹婉婷,景建玲,庄淑梅.临终关怀国内外发展现状[J].天津护理,2023,31(03):372－376.

［20］ 张丽.中医穴位按摩在老年便秘患者护理中的临床应用研究[D].西安:第四军医大学,2016.

［21］ 张秋霞.临终关怀中的心理问题[J].中国老年学杂志,2005,25(1):104－106.

［22］ 张燕,韩玲玲,路琦,等.癌症晚期患者居家临终关怀服务模式研究及效果评价[J].中国全科医学,2014,17(31):3773－3776.

［23］ 陈梅.尸体护理中穿衣方法的改良[J].护理学杂志,2012,27(09):78.

［24］ 陈晶钰.生命教育与死亡辅导[J].中国医学人文,2018,4(05):49－50.

［25］ 邵桂芳.晚期肿瘤患者的护理新进展[J].实用临床护理学电子杂志,2019,4(13):197－198.

［26］ 国家卫生和计划生育委员会.安宁疗护中心基本标准和管理规范(试行)[J].中国护理管理,2017,17(3):289－290.

［27］ 罗艳珠.悲伤辅导及其在殡葬服务中的应用[J].长沙民政职业技术学院学报,2007,(2):29－32.

［28］ 罗艳珠.殡葬心理学概论[M].北京:中央文献出版社,2007.

［29］ 周如南.殡葬习俗历史文化变迁与现代厚养薄葬新风尚[J].中国民政,2018,(7):56.

［30］ 周笋,黄静,谭柳梅.中医技术在老年便秘患者护理中的应用进展[J].世界最新医学信息文摘,2019,19(80):134－136.

［31］ 胡延秋,程云.成人鼻饲护理相关临床实践指南现况及内容分析[J].中华护理杂志,2014,49(10):1177－1183.

［32］ 莫孙淑冰,廖进芳,赖芷君,等.运用治疗性沟通技巧解决临终病人的心理问题[J].中华护理杂志,2002,(10):75－77.

［33］ 徐雪晋.社会支持视角下失智老人照顾者的压力及其应对[D].金华:浙江师范大学,2014.

［34］ 黄俊,宋绍征.我国临终关怀现状及研究进展[J].现代医药卫生,2020,36(02):214－216.

［35］ 董凤齐.灵性照护在终末期癌症患者中的研究进展[J].护士进修杂志,2015,30(20):1853－1856.

［36］ 强万敏,郑瑞双.尊严疗法在癌症患者中的研究进展及对我国临终护理的启示[J].中华护理杂志,2013,48(10):949－952.

［37］ 路桂军.临终患者灵性痛苦识别与抚慰[J].医学与哲学,2019,40(19):9－11,69.

［38］ 潘艳华,胡郁.晚期肿瘤患者临终关怀的现状与照护模式的研究进展[J].中华肿瘤防治杂志,2018,25(S2):310－312.

［39］ 魏瑞,罗承乾,林蓓蕾.临终病人及照顾者需求与家庭照护服务模式的研究进展[J].全科护理,2018,16(25):3087－3089.

［40］ BANKHEAD R, BOULLATA J, BRANTLEY S, et al. Enteral nutrition practice recommendations [J]. J Parenter Enteral Nutr, 2009,33(2):122－167.

［41］ LEE J H. The effects of music on pain: a meta-analysis [J]. J Music Ther, 2016,53(4):430－477.

第九章

各级机构及居家临终关怀

第一节　概述

　　机构、居家临终关怀是开展临终关怀服务的主要形式,是实践以临终患者和家属为中心,以多学科协作模式进行临终关怀服务的主要场所,是患者舒适、平静、安详、有尊严地度过人生最后旅程的重要驿站。通过机构、居家临终关怀服务,实施临终患者的症状控制、舒适护理、心理疏导、精神慰藉、人文关怀、社会支持、哀伤辅导等,进而达到提高临终患者生活生存质量,维护人格尊严权益,诠释医学人文精神,体现资源分配公平原则,提供优质医疗服务需求的目的,对普惠性、基础性、兜底性民生建设,使有限的医疗资源更加充分地发挥效用,缓解社会需求与医疗资源供需的不平衡,全方位、全周期维护和保障人民健康,对推进健康中国建设具有重要意义。

第二节　机构临终关怀

一、机构临终关怀定义

　　机构临终关怀是依据国家相应的法律法规的规定,经过卫生行政管理部门的认证,依法取得临终关怀执业许可、合法提供相关临终关怀服务的机构。

二、机构临终关怀类型

根据其性质可以分为医疗机构临终关怀和非医疗机构临终关怀两大类型。

(一) 医疗机构临终关怀

包括独立的临终关怀医院,综合医院及专科医院内的临终关怀病房,儿童医院、儿童医学中心的临终关怀病房,区域安宁疗护中心,社区卫生机构中心,社会办民营医院,老年护理院等。

（二）非医疗机构临终关怀

包括养老院、敬老院、福利院日间照料中心、托老所等。

三、机构临终关怀形式

（一）独立的临终关怀医院

这种临终关怀机构是指不隶属于任何医疗、护理或其他医疗保健服务机构的临终关怀服务机构。临终关怀医院的规模一般都不大,所设置的床位一般为 30～50 张。现代临终关怀创始人、英国的桑德斯博士创办的圣克里斯多弗临终关怀医院就是一家典型的临终关怀医院。

（二）附设的临终关怀病房

是在医院中划出一个病区、一个病房或一间医室（安宁病房、宁养病房）用来收治临终患者,可以利用医院原有的房舍、设施、专业人员和各种辅助科室及设备等资源。我国目前设立独立的临终关怀医院比较困难,多数是采用这种附设临终关怀病房的形式来开展临终关怀服务。

四、机构临终关怀服务对象

①生存期有限的患者（6 个月或更少的患者）。②晚期恶性肿瘤终末期患者。③所有慢性疾病终末期的患者。④高龄老衰的临终患者。

五、机构临终关怀服务时间

机构临终关怀门诊服务时间:一般按照机构门诊作息时间。

机构临终关怀住院服务时间:办理入院时间一般按照门诊作息时间,入院后患者接受 24 小时临终关怀服务。

需在办理入住病房 24 小时内完成入院评估、身体评估,制订诊疗计划。治疗过程中做好动态评估。包括入院 1 周、半个月、1 个月、2 个月的生存期,心理需求和社会需求,每天开展疼痛及需求的动态评估等。

六、机构临终关怀服务人员

临终关怀机构医疗卫生技术人员需要是经过正规化医药卫生教育或培训,掌握医药卫生知识,经过相关资格考试取得相应资质,并经注册后从事医疗护理专业的专业技术人员。同时取得省（市）级临终关怀岗位培训合格证书,需要经过 60 小时培训（至少含 30 个小时实习培训）方可从事临终关怀医疗护理执业活动。主要有以下人员。

（一）医生

对患者进行姑息医疗和对症治疗,评估临终患者预生存期,提出诊治方案;为患者及其家属提供有关临终关怀方面咨询、心理辅导等。

（二）护士

对临终患者进行积极评估；完成患者基础护理、治疗护理、心理护理、疼痛护理和临终护理。

（三）医务社工

为患者提供心理关怀、社会服务等，解答患者提出的各种疑问，协调患者遇到的服务问题。

（四）志愿者

多方参与提高临终患者的生命质量，给予其精神安慰和寄托，让其能够在充满关爱和较少的痛苦中平静地离去。

（五）其他人员

可以根据实际需要配备适宜的药师，技师，临床营养师，心理咨询（治疗）师，康复治疗师，中医师，行政管理、后勤等人员。

七、机构临终关怀服务模式

（一）多专业团队模式

作为一门交叉学科，临终关怀为疾病终末期患者及其家属提供涵盖身体、心理、灵性和社会需求各个层面的照护，通过提高生命质量，帮助患者舒适、安详、有尊严地离世，帮助家属缓解亲人离世的哀伤。临终关怀提供医学照料和人文关怀，有必要建立一支由医学、人文诸多不同专业人员组成的多专业团队（multiple professional team，MPT）进行工作。

（二）多学科团队模式

多学科团队（multiple disciplinary team，MDT）模式指肿瘤科医生负责肿瘤领域的相关评估和治疗，而其他症状交由不同学科领域的医生处理，如疼痛科医生负责疼痛症状管理，神经科医生处理谵妄等神经系统症状，肠梗阻、呼吸困难、心理症状等分别由消化科、呼吸科和心理医生处理。该模式存在的主要问题是多学科介入会增加患者及其家庭经济负担，而且如果多学科专家间交流不够及时和充分，可能影响患者的治疗效果。

八、机构临终关怀服务内容

（1）临终患者疼痛和症状的控制，如镇痛、镇静、抗惊厥、止吐、通便、利尿等。

（2）临终患者的基础护理。

（3）临终患者心理护理和社会、精神支持。

（4）临终患者家属的支持和关心。

（5）临终患者的非药物治疗和哀伤辅导。

（6）发挥中医药优势与特色，如中药内服、全息治疗、经络疗法、中医外治法、食疗药膳等。

九、机构临终关怀服务的目的

主要是为了降低临终患者的身心痛苦感觉、提高患者的适应能力,同时提高临终患者在最后的生命阶段中的生命质量。

十、机构临终关怀服务流程

(一) 门诊流程

(1) 机构临终关怀门诊人员详细阅读患者提供的资料进行评估。

(2) 医生对患者进行体格检查和疼痛、病情、心理、护理评估。

(3) 适当地止痛、疾病治疗、心理舒缓、护理指导。

(4) 填写病例等资料。

(5) 有麻醉处方权的医生开出处方,护士核对无误并记录。

(6) 患者家属至门诊药房麻醉专用窗口取药。

(7) 定期门诊随访。

(二) 住院流程

(1) 机构临终关怀门诊人员详细阅读患者提供的资料进行评估。

(2) 医生对患者进行体格检查和疼痛、病情、心理、护理评估。

(3) 确定为机构服务对象。

(4) 填写入院通知书收治入院。

(5) 临终关怀病区对患者进行入院时的病情评估。

(6) 病史撰写。

(7) 入院开展临终关怀治疗。

(三) 转介流程

根据病情进展、患者及其家属需求,经过与患者及其家属进行沟通后,可提供转介服务。在机构治疗的临终关怀患者,当其急性症状得到控制后,经患者及其家属同意,可转为居家临终关怀。

十一、各级临终关怀机构介绍

主要包括各临终关怀机构的概念、服务特点、基本条件、收治标准、服务目的、服务内容、服务方法。

(一) 独立的临终关怀医院

独立的临终关怀医院是一种特殊类型的医院,它是专门收治临终患者,给予特殊的抚慰与照顾以减轻或消除患者生理上的痛苦,以及提供患者死亡后的服务的医疗机构。

1. 收治患者的标准

(1) 生存期有限的患者。

(2) 晚期恶性肿瘤终末期,需要支持治疗的患者。

（3）所有慢性疾病终末期的患者。

（4）高龄老衰的临终患者。

2. 治疗目的

（1）临终患者各类不适症状控制。

（2）临终患者各类生理、心理、社会、心灵等问题的处理。

3. 机构服务特点

（1）完善的临终关怀制度及工作流程。

（2）医院环境及人员配置均有利于临终关怀工作开展。

4. 服务内容

（1）医生负责患者临终关怀方案的制订，症状控制。

（2）护士负责患者的基础护理，评估患者的身体及精神状态。

（3）心理咨询师帮助患者疏导抑郁、无助等负面情绪和解决心理问题。

（4）康复理疗师为临终患者进行康复治疗，减轻疼痛，提高舒适感。

（5）志愿者服务团队针对患者的不同需求提供服务。

（6）根据临终患者的需求可引入不同专业人员。

（二）综合医院及专科医院内的临终关怀病房

综合医院和专科医院的临终关怀病房内由肿瘤专科医生负责肿瘤领域的相关评估和治疗，而其他症状交由不同学科领域的医生处理。具有较高医疗技术水平，有较高的诊疗规范性及诊疗质量，较强医疗服务能力。

1. 收治患者的标准

（1）临终患者姑息治疗相关放、化疗。

（2）临终患者姑息治疗相关手术。

（3）临终患者需要调整目前治疗方案。

（4）临终患者出现严重症状时，需要紧急处理。

2. 治疗目的

（1）对临终患者进行姑息医疗和对症治疗。

（2）评估临终患者预生存期，提出诊治方案。

（3）为临终患者及家属提供有关临终关怀方面的咨询、心理辅导等。

（4）倾向临终患者急性或复杂性的照护处置。

3. 机构服务特点

（1）以治疗床位为主。

（2）专业性较强，侧重在临床症状控制。

（3）控制的症状较为严重，如剧烈的疼痛、肠梗阻、呼吸困难等。

（4）承担临终关怀教学任务。

（5）一般由肿瘤科医生提供常规临终关怀服务，必要时再由专业人员提供专科临终关怀服务。

4．服务内容

（1）专科医生负责肿瘤领域的相关评估和治疗。

（2）护士负责制订临终患者照护计划，症状控制护理、舒适护理。

（3）疼痛科医生负责疼痛症状管理。

（4）神经科医生处理谵妄等神经系统症状。

（5）肠梗阻、呼吸困难、心理症状等分别由消化科、呼吸科和心理医生处理。

（6）必要时，由其他专业人员提供临终关怀相关服务。

（三）儿童医院、儿童医学中心的临终关怀病房

是承担儿童肿瘤登记与监测、提升相关儿童肿瘤疾病的规范化诊疗水平的专科医院。

1．收治患者的标准

（1）各种肿瘤、癌症、血液病、脊肌萎缩儿童等。

（2）一些慢性疾病和难以救治的疾病，以及病情危重的儿童。

2．治疗目的　为临终儿童提供舒缓治疗、症状控制和临终期照护。

3．机构服务特点

（1）临终关怀团队除护士、医生、社工、志愿者等工作人员外，还需要有儿童生活专家。

（2）所有的服务均应切合儿童的特点。

4．服务内容　提供医疗服务、教育与培训、支持服务，为家属及患儿提供生理、心理及灵性照护。

（四）区域安宁疗护中心

区域安宁疗护中心是在基本临终关怀服务的基础上，进一步整合资源，形成的高质量、特殊的临终关怀服务中心。重在强化临终关怀服务技术支撑和转介平台建设，畅通临终关怀双向转诊渠道。充分发挥综合性、公益性、高校和附属医院的特色优势，为临终患者提供全链条、高质量医养临终关怀服务。

在功能设置上，除常规的病房、护士站、治疗室等功能区域外，还设置有配膳室、谈心室、沐浴室、告别室、室内及室外日常活动场所等区域。充分考虑临终患者的特殊性，沐浴室还配备移动洗澡设施，并做好防滑等安全防护措施。其他设备仪器按二级综合医院配备，保证满足临终关怀的各种需求。

1．收治患者的标准

（1）卡氏功能评分量表（KPS）不大于50分，姑息功能量表（PPS）评估预期生存期不大于3个月。

（2）临终患者术后放、化疗等有效治疗方案已确定。

（3）临终患者术后一般情况差，需要支持治疗。

（4）临终患者抗肿瘤治疗已结束或术后的后续治疗已完成。

2．治疗目的

（1）临终患者各类症状控制。

（2）临终患者各类生理、心理、社会、心灵等问题的处理。

（3）倾向临终患者急性或复杂性的照护处置。

（4）为临终患者及家属提供有关临终关怀方面咨询、心理辅导等。

3. 机构服务特点

（1）有多学科临终关怀团队。

（2）有完善的临终关怀制度及工作流程。

（3）去医化的病房环境，营造温馨气氛。

（4）坚持以患者需求为导向，开展全方位照护。

（5）引入志愿服务团队。

4. 服务内容

（1）安宁疗护中心医生负责患者临终关怀方案的制订和症状控制。

（2）医联体或上级医疗单位医生负责对患者的治疗方案给予指导。

（3）安宁疗护中心护士负责患者的基础护理，评估患者的身体及精神状态。

（4）心理咨询师帮助患者疏导抑郁、无助等负面情绪和解决心理问题，鼓励患者积极面对现状，享受生活，以提高终末阶段的生命质量。

（5）康复理疗师为临终患者进行按摩，协助卧床患者进行床上肢体运动，减轻疼痛，提升舒适感。

（6）牧师提供宗教服务，抚平负面情绪，也能使临终患者学习面对死亡。

（7）志愿者服务团队针对患者的不同需求提供服务。

（五）社区卫生服务中心

社区卫生服务中心是在政府领导、社区参与、上级卫生机构指导下，以全科医生为骨干，合理使用社区资源和适宜技术，以人的健康为中心，家庭为单位，社区为范围，需求为导向，以妇女、儿童、老年人、慢性疾病患者、残疾人等为重点，以解决社区主要卫生问题、满足基本卫生服务需求为目的，融预防、医疗、保健、康复、健康教育、计划生育技术服务等为一体的，有效、经济、方便、综合、连续的基层卫生服务。目前社区卫生服务中心依托家庭病床开展临终关怀服务。

1. 收治患者的标准

（1）KPS量表评分不大于50分，PPS量表评估预期生存期不大于3个月。

（2）由于肿瘤多处转移，临终患者常伴有多器官功能衰竭和不同程度的营养不良。

（3）疼痛、疲乏、对死亡的恐惧等严重影响临终患者的生活质量。

2. 治疗目的

（1）满足临终患者的生理、心理及精神需要。

（2）让临终患者平静告别。

（3）为临终患者及家属提供有关临终关怀方面咨询、心理辅导等。

（4）开展面向社区的生命教育。

3. 机构服务特点

（1）以社区医院为载体，面向临终患者开展临终关怀服务。

（2）以"医院-社区-家庭-社工"多方协助平台为基础。

（3）让临终患者在生命的最后阶段待在自己熟悉社区里，更加符合"家本位"的思想观念。

（4）在社区医院可以得到护士和护工更为专业的照护，减轻了家属的照料压力。

4. 服务内容

（1）医生负责临终患者的全程诊疗管理、制订诊疗计划、控制疼痛等不适症状，对团队成员进行技术指导等。

（2）护士负责临终患者照护计划制订，症状控制护理、舒适护理；缓解并支持患者和家属生理、情感问题，开展丧亲护理，包括尸体护理和家属情感支持等。

（3）社会工作者负责协调临终患者及家属与医护人员的沟通；为患者及家属提供人文关怀，帮助患者尽可能实现临终愿望。

（4）药剂师负责用药管理，提供治疗和控制症状的用药指导。

（5）心理咨询师负责评估临终患者及家属的心理状况、缓解心理问题、舒缓压力，缓解安宁疗护团队人员的心理压力。

（6）营养师负责制订饮食方案，推荐饮食搭配和营养供给，为临终患者及家属提供饮食营养知识教育和咨询。

（7）护理员负责陪伴临终患者实施各项检查及治疗。

（8）志愿者负责关怀、倾听及陪伴临终患者。

（六）社会办民营医院

社会办医是我国医疗卫生服务体系的重要组成部分，对满足人民群众多样化、多层次医疗卫生服务需求具有重大意义。社会办民营医院是政府积极倡导发展的机构，其优势是为患者提供舒适、安静、温馨的家庭化环境，为有需求的临终患者提供医疗资源。

1. 收治患者的标准

（1）临终患者病情较为稳定。

（2）临终患者需要支持治疗。

（3）经济基础良好。

2. 治疗目的

（1）临终患者生命支持。

（2）临终患者症状控制。

（3）为临终患者及家属提供有关临终关怀方面咨询、心理辅导等。

3. 机构服务特点

（1）由政府积极倡导发展的机构临终关怀形式。

（2）临终患者提供较为舒适、安静、温馨的家庭化环境。

（3）在护理的基础上给予全面的人文关怀护理。

4. 服务内容

（1）医生负责临终患者康复及临终关怀方案的制订，症状控制。

（2）护士负责临终患者的基础护理，评估患者的身体及精神状态。

（3）心理咨询师可以帮助临终患者疏导抑郁、无助等负面情绪和解决心理问题，鼓励患者积极面对现状、享受生活，以提高终末阶段的生命质量。

（4）康复理疗师可以给临终患者进行按摩,协助卧床患者进行床上肢体运动,减轻疼痛,促进舒适。

（5）牧师提供宗教服务,能抚平其负面情绪,也能使临终患者学习面对死亡。

（七）老年护理院

老年护理院是为老年人提供集体居住,并具有相对完善的配套服务设施的机构。既可以为老年人提供日常的养生保健、康复治疗、生活照顾、健身娱乐等养老服务,还可随时提供医疗救助和临终关怀。

1. 收治患者的标准

（1）临终患者病情较为稳定。

（2）临终患者需要支持治疗。

（3）临终患者饮食起居需要他人协助。

2. 治疗目的

（1）临终患者日常照护、症状控制。

（2）帮助临终阶段的患者在有限的时间里接受死亡的事实。

（3）尽力满足临终老人的愿望,使他们安详、舒适、无憾地走完生命旅程。

3. 机构服务特点

（1）主要针对身患疾病而又缺人照顾的老年人而设。

（2）既为老年人提供日常的养生保健、康复治疗、生活照顾、健身娱乐等养老服务,又提供医疗救助和临终关怀。

（3）医疗服务能力相对较弱。

4. 服务内容

（1）医生负责临终患者康复及临终关怀方案的制订,症状控制。

（2）护士负责临终患者的基础护理,评估患者的身体及精神状态。

（3）护工提供饮食起居等日常生活照护。

（八）养老院

是非营利性组织,接收没有法定赡养人或因其他原因而不能在家生活的老年人,为老年人提供养老服务的,通常由地方政府或慈善机构与企业合作开办。

1. 收治患者的标准

（1）病情稳定的临终患者。

（2）临终患者存在某方面的功能障碍。

（3）临终患者饮食起居需要他人协助。

2. 治疗目的　满足临终老人生命最后阶段日常生活的照护。

3. 机构服务特点

（1）负责饮食起居,以日常照料为主。

（2）医疗服务能力相对较弱。

4. 服务内容

（1）护工提供饮食起居等日常生活照护。

（2）工作人员提供有关临终关怀方面的咨询。

（九）日间照料中心

是提供日间托养服务设施的机构，为社区内生活不能完全自理、日常生活需要照料的半失能老年人提供膳食供应、个人照顾、保健康复、休闲娱乐等。是一种适合半失能老年人的"白天入托接受照顾和参与活动，晚上回家享受家庭生活"的社区居家养老服务新模式。提供交通接送、生活辅助，以及早托、晚托等个性化服务。

1. 收治患者的标准

（1）病情较为稳定的临终老人。

（2）生活基本自理的临终老人。

2. 治疗目的 临终老人目前处于基本稳定期，提供日间生活的照护。

3. 机构服务特点

（1）日间提供基本生活照料服务与精神慰藉服务。

（2）医疗水平相对较弱。

4. 服务内容

（1）工作人员负责临终患者日间的吃饭等问题。

（2）提供洗头理发、扦脚修甲、钟点家政及配送服务等。

（3）工作人员提供有关临终关怀方面的咨询。

（十）托老所

托老所属于老人之家。大体上可分三类：一是收容身体健康、生活能自理的老人；二是收容生活可部分自理，但还需要部分照顾的老人；三是收容生活上不能自理、患有各种慢性疾病或残疾的老人。

1. 收治患者的标准 失去生活自理能力，必须依靠子女和亲属照顾的临终老人。

2. 治疗目的 满足临终老人生命最后阶段日常生活的照护。

3. 机构服务特点

（1）托老所接受子女亲属委托，对临终老人进行照看。

（2）一般不承担医疗救治服务。

4. 服务内容

（1）提供食宿。

（2）提供照料和看护。

（3）工作人员提供有关临终关怀方面的咨询。

第三节　居家临终关怀

一、居家临终关怀定义

是由社区医护人员、社会志愿者等组成的临终关怀服务团队，为居家临终患者及其家属提供的缓和性和支持性照顾。

二、居家临终关怀意义

（1）缓解不断增长的临终关怀照护的需求与临终关怀机构床位不足之间的矛盾。

（2）从临终者的情感角度出发，大部分临终者更想要在家这个最熟悉、最温馨的环境中平静地走完生命最后的旅程。

（3）与医院环境相比，温馨舒适的家庭环境更适合开展临终关怀，更利于提高临终者的生活质量。

（4）方便亲戚邻里前来走动聊天，在熟悉的地方与自己熟悉的人聊聊家常会使临终者心里更加舒坦。

（5）居家临终关怀服务模式给临终者生活带来较大帮助和安慰。

（6）节约医疗机构资源、缓解人力及床位资源等方面的紧张状态。

（7）减轻家庭经济负担，节约医疗资源，与住院相比，费用较低。

（8）有利于家庭成员为临终者奉献爱心、孝心和亲情。

（9）居家临终关怀更符合我国的民俗习惯。

三、居家临终关怀形式

设置居家临终关怀病床，通过全科团队设置家庭病床的方式，医护人员根据患者的需要定期上门开展临终医疗及护理服务。并通过加强与二三级医院肿瘤姑息科的沟通交流，建立居家与机构临终关怀的相互转介制度。

四、居家临终关怀服务对象

以居住在辖区内的临终患者为主。

（1）生存期有限的患者（6个月或更少的患者）。

（2）晚期恶性肿瘤终末期的患者。

（3）所有慢性病终末期的患者。

（4）高龄老衰的临终患者。

五、居家临终关怀服务时间

（1）医护人员在2天内完成首次家访。

（2）一般每周上门服务1次。

（3）病情稳定、治疗方法在一段时间内不变的患者，医疗机构可2周上门服务1次。

（4）当患者病情需要或出现病情变化时，医疗机构可增加上门服务次数。以家庭病床服务形式实施治疗，治疗过程中做好动态评估。包括居家2周、1个月、2个月生存期、心理需求和社会需求，以及在每次上门服务时开展疼痛及需求的动态评估。

六、居家临终关怀服务人员

（1）家庭成员：包括配偶、父母、子女、亲朋好友。

（2）医务人员：包括医生、护理人员、药剂师、营养师、心理咨询（治疗）师、中医药服务人员。

（3）社会人士：包括社会工作者、志愿者等。

七、居家临终关怀服务模式

居家临终关怀以居家为主体，完善转诊机制，依托社区卫生服务中心全科医生团队和家庭病床服务建立肿瘤条线、家庭病床、安宁门诊、机构病房"四位一体"的工作模式，同时利用家庭病床、社区居家安宁病床、机构安宁病床构成"三床联动"的工作机制，为临终患者提供连续性的居家临终关怀服务。

八、居家临终关怀服务内容

临终关怀的宗旨在于尽量满足临终者的缓解疼痛、舒适护理、消减心理负担和恐惧情绪等需求，从而达到提高临终者生命质量，帮助临终者舒适、安详和有尊严离世的目的。居家临终关怀的服务内容也是从这些角度展开的。

（一）家庭成员

临终患者基本生理功能退化，导致日常活动需要在照顾者协助下进行。家庭成员需要对临终患者的饮食起居，各项检查及治疗，生理及心理、精神、心灵等方方面面进行照顾。

（二）医生

负责临终患者的全程诊疗管理；负责临终患者上门建床、管理和转诊；动态评估临终患者，制订诊疗计划；控制疼痛等不适症状；提供咨询；对团队成员进行技术指导等。

（三）护理人员

协助医生开展临终患者的护理工作；提供上门建床、转诊、照护、舒缓治疗咨询；开展症状控制护理、舒适护理；动态评估患者，制订照护计划；缓解并支持患者和家属生理、情感问题；开展丧亲护理指导，包括尸体护理和家属情感支持；指导家属并协助患者洗头、洗澡、口腔清洁、食物准备与喂食等；指导家属并协助患者开展简易肢体运动，并实施适宜按摩。

（四）药剂师

负责用药管理；提高治疗和控制症状的用药指导。特别是麻醉药物和一类精神药品的合理和正确使用。

（五）营养师

根据临终患者病情、年龄、身体等情况，制订饮食方案，推荐饮食搭配和营养供给；为临终患者及家属提供饮食营养知识教育和咨询。

（六）心理咨询（治疗）师

负责评估临终患者及家属的心理状况；缓解心理问题，舒缓压力；缓解安宁疗护团队人员的心理压力。

（七）中医药服务人员

负责提供中药内服、中医外治法、食疗药膳等服务；开展中医药适宜技术项目，减轻患者疼痛、便秘、失眠、水肿、呃逆等疾病终末期症状；综合运用音乐治疗、芳香治疗、水疗等方法，提高临终患者生命质量。

（八）社会工作者

负责协调患者及家属与医护人员的沟通；参与医护团队的常规查房和病例讨论；为患者及家属提供人文关怀，帮助患者尽可能实现临终愿望；开展对患者及家属的生命教育，协助组织召开家庭会议，协助磋商与疾病相关的家庭问题；协助患者及家属申请其他公共服务，如申请医疗保险、贫困经济补助等；对家属开展哀伤辅导；指导和培训志愿者。

（九）志愿者

负责关怀、倾听及陪伴患者；为患者读报或者代写书信；协助患者心愿完成；协助患者洗头、洗澡等；组织患者相互沟通、交流；鼓励患者参与适当的文化、娱乐活动。

九、居家临终关怀服务收治标准

（一）入选必备条件

（1）晚期肿瘤（指原发肿瘤无切除或淋巴转移、血行转移、局部复发）患者。

（2）肿瘤患者需提供二级及以上医院的明确病理学诊断或明确影像学诊断，对骨转移患者需要有相应磁共振或 CT 诊断报告证实。

（3）有服务需求、自愿、接受协议的患者。

（二）入选优先条件

（1）KPS 评分 70 分以下。

（2）预计生存期 6 个月或以下。

（3）确定癌性疼痛患者。

十、居家临终关怀服务流程

（一）建床流程

（1）患者（或家属）提出建床申请。医疗机构根据服务对象和护理环境评估是否建床。确定予以建床的，应指定医生和护士。

（2）医生、护士详细告知患者（或家属）建床手续、服务内容、患者及家属责任、查床及诊疗基本方案、收费和可能发生意外情况等注意事项，给予《建床告知书》。责任医生或护士指导患者（或家属）按规定办理建床手续，签订《服务协议书》。

（3）医生首次访视应详细询问建床患者病情，进行生命体征和其他检查，并作诊断，对建床患者制订治疗计划。

（4）医生应完整填写相关信息，规范书写病床病历。

（5）注册中医类别执业医师建立的家庭病床，应积极应用中医药技术方法，其病史应反映中医诊疗基本情况。

（二）撤床流程

（1）符合下列情况之一的，给予撤床：

1）经治疗,病情得到稳定或好转需定期转床者。

2）病情变化,受家庭病床服务条件限制,需转诊至临终关怀机构。

3）患者由于各种原因自行要求停止治疗或撤床。

4）患者死亡。

5）医生应开具家庭病床撤床单,指导患者(或家属)按规定办理撤床手续,并书写《撤床记录》。

（2）建床患者(或家属)要求停止治疗或撤床,医生应将该情况记录在《撤床记录》中,经患者(或家属)签字后办理撤床手续。

（3）撤床后,家庭病床病历由医疗机构按住院病历存档要求进行保管。

（三）转介流程

根据病情进展、患者及家属需求,经过与患者及其家属进行沟通告知后,可提供转介服务。KPS评分不大于50分且预期生存期不大于3个月的临终患者,可由居家临终关怀转为住院临终关怀,也可转介至区安宁疗护中心或相关医疗机构。

十一、居家临终关怀服务方法

设置居家临终关怀病床,通过全科团队设置家庭病床的方式,医护人员根据患者的需要定期上门开展医疗护理服务;并通过加强与二三级医院肿瘤姑息科的沟通交流,建立居家与机构临终关怀的相互转介制度。

十二、居家临终关怀服务目的

1. 为临终者提供帮助　在临终前通过控制痛苦和不适症状,提供生理、心理、精神和心灵等方面的照料和人文关怀等服务,以提高患者生命质量,帮助患者舒适、安详、有尊严离世,以及减轻家属心理哀伤的一种卫生服务。

2. 为临终者的家属提供帮助　帮助临终者家属疏导悲伤的情绪,教会家属舒缓压力的方法,为家属提供各类相关咨询。

（陈海英　曹筱筱）

参考文献

［1］王多.临终关怀社会工作:如何让非同寻常的"人生"圆满落幕［EB/OL］.(2017 - 04 - 26)［2020 - 01 - 30］. https://www.jfdaily.com/news/detail?id=50999.

［2］申亮亮,刘冰冰,赵利梅,等.我国台湾安宁疗护的发展历程及启示［J］.护理管理杂志,2017,17(3):189 - 191.

［3］叶家宪,管美玉,赵清永,等.弘扬红十字精神办好老年护理院［J］.中国卫生资源,2000,3(1):47.

［4］田霞.以家庭为中心护理干预对消化道恶性肿瘤患者心理障碍的影响［J］.国际护理学杂志,2015,34(14):1896 - 1899.

［5］冯韵卉,侯媛媛,刘美华,等.积极老龄化背景下公办养老机构"医养结合"模式分析——以山东省 H 市某公办护养中心为例［J］.菏泽医学专科学校学报,2020,32(4):85 - 87.

［6］刘霞,龙安菊,游亚男.人文关怀在癌症晚期患者护理中的应用［J］.齐齐哈尔医学院学报,2016,37(31): 3965 - 3966.

［7］李敏,王峥,陆士银,等.老年病房善别护理流程的建立与实践［J］.护理学杂志,2017,32(15):43 - 45.

［8］张迎春,公欣.眼外伤患者术前心理焦虑的护理干预及效果［J］.实用临床医药杂志,2011,15(2):86.

［9］陈静,王笑蕾.安宁疗护的发展现状与思考［J］.护理研究,2018,32(7):1004－1007.

［10］易春涛,杨芸峰,浦斌红.舒缓疗护的研究进展和思考［J］.上海医药,2014,35(20):15－18.

［11］岳林,张雷.我国临终关怀的特点及其发展展望［J］.护理进修杂志,2011,27(17):117－119.

［12］周永红,杨海魁,钟华娟,等.60例患者社区优质服务与家庭照护相结合的临终关怀实践［J］.护理学报,2016,23(14):71－75.

［13］赵可式.台湾安宁疗护的发展与前瞻［J］.护理杂志,2009,56(1):5－10.

［14］施永兴,张静.临终关怀学概论［M］.上海:复旦大学出版社,2015:285－331.

［15］钱娟之.中国临终关怀服务的现状及分析［D］.上海:上海交通大学,2015.

［16］徐芳,王伟,施永兴.我国居家临终关怀服务发展分析［J］.医学与社会,2018,31(3):25－28.

［17］黄成礼.社会中为老年人口提供健康照顾的形式及展望［J］.中国初级卫生保健,2015,19(1):10－12.

［18］黄芸,雷云,邝海东,等.居家安宁疗护服务实施的背景与现状［J］.上海医药,2020,41(18):11－13.

［19］龚国梅,骆俊宏,陈瑞娥,等.中国台湾地区安宁疗护发展及启示［J］.中华现代护理杂志,2016,22(3):313－316.

［20］谢琼,叶钧齐.台湾地区临终关怀服务体系及其借鉴［J］.社会政策研究,2020,1(1):37－46.

［21］强万敏,郑瑞双.尊严疗法在癌症患者中的研究进展及对我国临终护理的启示［J］.中华护理杂志,2013,48(10):949－951.

［22］廖娟,邓虹.构建适应我国经济文化发展的临终关怀体系［J］.医学与法学,2017,9(6):13－18.

［23］潘丽,李亚芳,孙垚,等.肿瘤患者专科临终关怀服务模式现状及发展建议［J］.中国全科医学,2018,21(2):132－135.

第十章

临终关怀工作程序

第一节　概述

医护人员在各项政策制度措施保障支撑下,以临终关怀学为理论框架,改善患者生命质量及其家属对生命观的认知为目的而进行的一系列有目的、有计划的临终关怀活动。医护人员对临终患者及其家属进行主动的、全面的整体关怀,使其受到最佳的照护。

一、临终关怀工作程序的定义

(一) 程序

程序(process)是指事情进行的先后次序,朝向某个特定目标的步骤或行动。

(二) 临终关怀工作程序

2016 年 12 月,国务院印发《"十三五"卫生与健康规划》(国发〔2016〕77 号)、2017 年 10 月发布《关于开展安宁疗护试点工作的通知》均把安宁疗护服务内容逐步纳入社区健康服务清单基本项目。界定了社区卫生服务机构是开展临终关怀的基础单位。其基本工作程序大致涵盖:财政政策确立、医保支付政策保障、服务场所定位、临终关怀机构登记注册、工作流程规范保障及人才队伍建设等。

二、临终关怀工作程序的特征

临终关怀学逐渐形成一门以疾病终末期患者的生理、心理发展规律和为这部分人群及其家属提供全面照护实践规律为主要研究对象的新兴交叉学科。临终关怀学由于其独特的研究对象,从"大医学"中分化;与医学、护理学、中医学及康复学、姑息医学、心理学、伦理学、社会学、文化人类学、哲学和现代生死学等多门学科之间发生交叉与融合,跨学科方法贯穿了整个临终关怀学内容和发展历程。

（一）临终关怀对象的界定

（1）凡是在现有的医疗技术条件下，所患疾病已无被治愈的希望且有不断恶化濒临死亡趋势，经被评估为预期生命周期≤6个月者，即视为生命终末期关怀照料对象。

（2）患者的家属同样具有重要的临终关怀学的价值，在临终关怀程序中承担起双重身份，既参与协同照料又同时接受生命观和哀伤教育和照护。

（二）服务内容广泛全面

临终关怀服务不是单纯的医疗护理服务，而是包括医疗、护理、心理咨询辅导、健康教育、死亡教育、精神和社会支援、居丧照护等多学科、多方面的综合性服务。服务范围包括控制疼痛和缓解相关不适症状、心理和精神关怀、社会支援和居丧照护4个基本方面。

（三）服务方式多样化、本土化

临终关怀概念与观念具有国际化特征，但其服务既有同国际化一致的类型又有根据本土文化体现的显著多样化特征。现代临终关怀起源于20世纪60年代英国，中国大陆于1988年开始引入临终关怀实践。自2017年起，国家卫生和计划生育委员会发布了《安宁疗护中心基本标准（试行）》《安宁疗护中心管理规范（试行）》和《安宁疗护实践指南（试行）》，有助于指导各地加强安宁疗护中心的建设和管理。在学习与接轨的基础上致力于具有特色创新的本土化服务方式。

三、临终关怀工作程序的应用

临终关怀工作程序应用指导了本学科对患者和家属照护的实践，如姑息治疗、护理关怀和哀伤服务，同时在管理、教育、多部门合作等方面的研究政策和学术研究等方面也给予极大的帮助。

建立完善的临终关怀工作程序有利于解决临终关怀的瓶颈问题、提高临终关怀的服务质量、提升临终关怀机构的管理水平、强化临终关怀服务团队的科学精神、促进临终关怀事业的发展，对树立科学的世界观、人生观和道德观与人类社会的进步具有重要意义。

第二节　临终关怀工作程序

一、临终关怀政策制度措施保障

如前所述，临终关怀工作程序关系到政策、制度的保障，财政和医疗保障的支撑，机构场所的注册、设备设施配置、人才队伍的培养和建设等一系列措施落实到位。

中国大陆临终关怀服务体系的历史发展可划分为以下几个阶段：第一阶段（1978—1987年）：引进姑息医学概念与临终关怀理念阶段。第二阶段（1988—2000年）：理论思考学术研究和临床姑息医学探索阶段。第三阶段（2001—2010年）：李嘉诚基金会宁养项目全国推广和各地姑息医护实践广泛探索阶段。第四阶段（2011—2015年）：中国特色现代临终关怀服务体系建设阶段。2016年至今：每一阶段国家都有相关文件出台，推进全国临终关怀试点工作规范化发展。

自1988年以来，由国家各层面出台了一系列推进临终关怀学发展的相关文件（见附录1）。这些文件从各个方面把临终关怀工作纳入国家卫生服务体系的政策和制度中，列为公共政策的主体，明确成为卫生资源优先安排的新举措，成为临终关怀服务实施的出发点和归宿点，亦是实现临终关怀服务的关键之举。

二、临终关怀财政政策确立

（一）中央专项政策

2016年12月，发展改革委、民政部、中国残联联合印发《关于印发"十三五"社会服务兜底工程实施方案的通知》（发改社会〔2016〕2848号），加大对养老服务体系建设的支持力度。

（二）土地、税收、收费等相关优惠政策

民政部指导地方落实《关于政府购买社会工作服务的指导意见》（民发〔2012〕196号），通过政府购买服务等方式，重点开展针对老年人、病患儿童等重点群体的临终关怀服务，引导社会资金投入、推动提供临终关怀服务机构配备使用专（兼）职社会工作者。同时，民政部门历年逐步加大临终关怀服务资金保障，推动更多地方建立失能老年人护理补贴制度，鼓励有条件的地方建立长期护理保险制度，将临终关怀服务纳入补贴和保障范围。

目前已有部分省市出台补贴政策：每服务一位临终关怀患者，每病床有相应的补贴。

三、临终关怀与医保支付政策落实

（一）医保支付临终关怀项目

2016年4月21日，全国政协第49次双周协商会首次提出了由国家层面推进全国临终关怀服务，建立由社区卫生服务中心/乡镇卫生院承担，以居家为基础、二三级医院为支撑的临终关怀服务体系，各级医疗机构享受同等条件的医保支付政策。

（二）长期护理保险

人力资源社会保障部于2016年6月印发了《关于开展长期护理保险制度试点的指导意见》（人社厅发〔2016〕80号），选择15个城市组织开展长期护理保险制度试点，为包括临终老年人在内的长期失能人员的基本生活照料和与基本生活密切相关的医疗护理提供资金或服务保障的社会保险制度。其费用由医保支付，医疗机构、民政养老机构实施。

2017—2018年，长期护理保险制度试点工作进入全面启动实施阶段。上海率先推行长期护理保险制度，由国家对提供服务者补贴理论和技能培训费1780元/人，通过考评取得养老护理（医疗照护）资质后可以在家庭、养老机构等场所提供生活和密切相关的医疗护理照料。截至2022年底，全市共有养老护理员6.15万人，为全市50多万失能、失智和疾病终末期患者提供照护，被服务者90%的费用由医疗保障部门提供。

四、临终关怀机构场所定位

中国大陆临终关怀服务体系的发展方向是以政府为主导、社区为基础、社区卫生服务中心/乡镇卫生院为依托、居家为单位、住院为支撑、社会资源为补充的"六位一体"服务体系。

目前临终关怀场所主要在医疗机构和非医疗机构开展,前者包括专科医院、区域医疗中心、社区卫生服务中心/乡镇卫生院、社区民营医院和老年护理院,后者由养老院、日间照料中心和托老所等(表10-1)形成医院型、社区型、居家型、日间型和远程服务型五种临终关怀服务模式。

表 10-1　临终关怀机构具体场所

临终关怀机构	具体场所
医疗机构	专科医院
	区域医疗中心
	社区卫生服务中心/乡镇卫生院
	社区民营医院
	老年护理院
非医疗机构	养老院
	日间照料中心
	托老所

五、临终关怀机构登记注册

临终关怀机构是指依据国家相应的法律法规的规定,经过卫生行政主管部门认证,依法取得医疗机构(临终关怀)执业许可证书,并登记注册临终关怀科,从事临终关怀服务活动的机构。

1994年,卫生部的第35号令《医疗机构管理条例》和《医疗机构诊疗科目名录》中,明确临终关怀科作为卫生行政部门核定医疗机构诊疗科目可以进行登记注册。2006年6月29日,卫生部、国家中医药管理局《城市社区卫生服务机构管理办法(试行)》规定:"有条件的社区卫生服务中心可登记注册临终关怀科。"卫生部《护理院基本标准(2011年版)》科室设置中规定:临床科室至少设内科、康复医学科、临终关怀科。2013年,《国务院关于促进健康服务业发展的若干意见》提出积极发展临终关怀医院。2016年12月,国务院印发《"十三五"卫生与健康规划》(国发〔2016〕77号),提出提高基层医疗卫生机构康复、护理床位占比,鼓励其根据服务需求增设老年养护、安宁疗护(临终关怀)病床。

2006年,卫生部国家中医药管理局《城市社区卫生服务机构管理办法(试行)》规定,只有经政府部门登记注册并取得《医疗机构执业许可证》临终关怀科的诊疗科目才能使用临终关怀标识名,考虑文化传统等因素在标识使用范围可使用通用名称,如安宁病房、关怀科、舒缓疗护科等,包括临终关怀牌匾、灯箱、标牌、旗帜、文件、宣传栏、宣传资料、办公用品、网页等。

临终关怀机构还需包括:①完整健全的管理制度及运作机制;②全天候服务形式;③隶属于一个健全的医疗卫生机构;④有能力并有计划对社区全科医生和护士进行临终关怀知识与技能教育训练;⑤与从事临终关怀学的专家建立良好的联系和指导的绿色通道,并与相关学科的专家密切联系,联合进行教育训练与临终关怀科学研究;⑥接收肿瘤晚期及疾病终末期患者。

六、临终关怀工作流程规范

参照上海市卫生健康委员会在 2020 年 8 月 5 日发布的关于印发《上海市安宁疗护服务规范》的通知(沪卫基层〔2020〕9 号),安宁疗护(临终关怀)服务流程包括登记、识别、收治、评估、照护和转介等。

(一) 登记

疾病终末期,老年患者或其家属提出申请,或医护人员结合临床症状提出建议,经相关医疗机构的执业医师、患者及家属协商确定,由患者及家属选择安宁疗护(临终关怀)服务机构和服务方式,并预约登记。

(二) 识别

由执业医师根据收治标准,判断患者是否应接受安宁疗护(临终关怀)服务,以及安宁疗护(临终关怀)服务的形式。

(1) 安宁疗护(临终关怀)识别是由执业医师依据病史和收治条件对患者进行判断,运用 KPS 量表初步评估患者功能状态,运用 PPS 量表评估预期生存期。

(2) 安宁疗护(临终关怀)服务对象应达到以下识别结果:

1) 居家安宁疗护(临终关怀)服务对象:KPS 评分≤70 分,PPS 量表评估预期生存期≤6 个月。

2) 住院安宁疗护(临终关怀)服务对象:KPS 评分≤50 分,PPS 量表评估预期生存期≤3 个月。

(三) 收治

执业医师应综合评估患者,同时根据家属的需求、家庭环境、经济状况等,确定安宁疗护(临终关怀)服务形式:居家、门诊或住院。开展安宁疗护(临终关怀)服务的机构应向患者或家属发放《安宁疗护(临终关怀)告患者(家属)书》(见附录 2),并签署《安宁疗护(临终关怀)协议书(知情同意书)》(见附录 3)。非安宁疗护(临终关怀)床位的住院患者安宁疗护(临终关怀)服务,可参照执行。

(四) 评估

安宁疗护(临终关怀)评估由执业医师、注册护士和社会工作者共同完成。评估内容包括临终患者病情(生存期)、疼痛等一系列症状,临终患者及家属的心理与社会需求、社会支持等。入住安宁疗护(临终关怀)床位的患者,完成入院评估、身体评估,制订诊疗计划。居家安宁疗护(临终关怀)的患者,各相关医疗机构完成上门评估并制订诊疗计划。

(五) 照护

1. 诊疗计划　执业医师、执业护士应制订诊疗、护理计划。居家安宁疗护(临终关怀)

服务应结合家庭病床服务,制订出诊计划。

2. 照护内容　包括症状控制、舒适照护、心理支持和人文关怀。

(1) 症状控制:开展支持治疗技术,控制疼痛,缓解相关不适症状。

(2) 舒适照护:提供具有整体性、连续性的临终护理、临终护理指导与临终护理咨询服务。

(3) 心理支持和人文关怀:开展心理、社会等多层面评估,做好医患沟通,帮助患者和家属应对情绪反应。鼓励患者和家属参与服务计划,引导患者保持顺应的态度度过生命终期,促进患者舒适、安详、有尊严离世。

3. 药物　使用麻醉药品和一类精神药品的,应按《麻醉药品和精神药品管理条例》(国务院令第 442 号),由家属签署《麻精药物使用知情同意书》(见附录 4)。

4. 开展综合治疗　发挥中医药特色优势,开展中医药适宜技术项目,提高患者生命质量。

(六) 转介

根据病情进展、患者及家属需求,经与患者及其家属进行沟通告知后,相关医疗机构可提供机构内或机构间的转介服务。

(1) KPS 评分≤50 分,且预期生存期≤3 个月的临终患者,可由居家安宁疗护(临终关怀)转为住院安宁疗护(临终关怀),也可转介至区域安宁疗护(临终关怀)中心或相关医疗机构。

(2) 住院安宁疗护(临终关怀)患者急性症状得到控制后,经患者及其家属同意,可再次转为居家安宁疗护(临终关怀)。

七、临终关怀学人才队伍建设

(一) 岗位培训

目前从事临终关怀工作的专职医护人员较少,兼职比例高,主要来源于转岗培养,通过加强从事临终关怀工作各类医务人员的临终关怀知识、理念和技术的继续教育建立工作队伍。上海市自 2012 年将临终关怀工作纳入市政府实事起,市卫生行政部门就委托上海市社区卫生协会和生命关怀协会每年开展相关人员的岗位培训,已达 3 571 人次,为上海市连续十余年落实政府实事奠定人才队伍基础。

(二) 毕业后教育

中国大陆自 2013 年开始与国际接轨,在全国范围内开展医学生的毕业后教育,即构建起住院医师"5+3"培养模式。全科医学专业率先建立了全科医生培养制度,统一规范了培养方法和内容,培训后取得住院医师规范化培训证书。2019 年 9 月,国家卫健委科教司提出了"5+3+X"模式(X 为专科培养),目前首先纳入专科培养学科的是老年科、临终关怀与姑息医学方向,委托大学医学院培养。

(三) 高校培养

根据人才缺口,建议在高校医疗护理专业的课程设置上增加临终关怀学相关必修或选修课程,为提高临终关怀学术地位和学科发展,与国际接轨定向培养硕、博研究型人才。

(四)相关人员培养

1. 医务社会工作者的人才培养

(1)在高校设立医务社会工作专业,加快开展相关人员的研究生教育。

(2)培养复合型人才,建立和完善相关实习基地及平台,分层开展岗位培训,提升专业化水平。

(3)健全继续教育制度,将医务社会工作者纳入专业技术岗位管理范围并纳入医学继续教育体系。

2. 临终关怀志愿者教育和培训　招募有意愿从事临终关怀事业的社会爱心人士为志愿者,开设临终关怀基础入门课程,教授临终关怀基本概念,使志愿者具备正确的理念,掌握沟通、交流、倾听等技巧。

第三节　临终关怀多学科整合协作

2017年1月25日,国家卫生和计划生育委员会制订《安宁疗护实践指南(试行)》明确指出:"安宁疗护(临终关怀)实践以临终患者和家属为中心,以多学科协作模式进行,主要内容包括疼痛及其他症状控制,舒适照护,心理、精神及社会支持等",逐步推广多学科协作模式的临终关怀服务。

一、临终关怀学与多学科关系

(一)临终关怀学与医学

临终关怀学始于医学,继而分化为专业的临终关怀学,在理论上相互促进,在方法上相互启迪,在技术上相互借用。其运用医学方法,研究控制疼痛、缓解症状。研究对象的交叉部分在于疾病终末期的患者和家属,其目的是尊重临终患者对生命的选择,倡导缓解症状、舒适照护来提高终末期生命的质量。医学的进步推动了临终关怀学的更新与发展,丰富了临终关怀学的医学内容,临终关怀学的发展影响了医学实践和医学科学的发展,并带来巨大的变化。

(二)临终关怀学与护理学

临终关怀学借用了护理学照料理念,应用照护行为发展了临终关怀学理论。护理学是临终关怀学的基础,临终关怀学是护理学的延伸和发展。其服务理念与宗旨相同,服务对象存在异同。护理学的服务对象是疾病各阶段的患者,而临终关怀学的服务对象是生命终末期患者及其家属,开辟了护理学新的服务领域。

(三)临终关怀学与中医学、康复学

临终关怀学与中医学的方法论、基本原则和医学观都十分相似。两者拥有相同的唯物辩证的整体论这一哲学基础。两者均强调医患关系的重要性,重视心理精神活动对疾病和患者的影响。医护人员在临终关怀实践中应该结合中医学的方法,充分应用中医药适宜技术、音乐治疗、芳香治疗等,为疾病终末期患者提供预防和治疗等服务。

临终康复治疗是指在充分考虑患者躯体、精神心理、情绪、社会和经济能力的前提下,促使晚期患者在疾病或残疾的限制下,最大限度地发挥其功能的过程。其涉及多学科专业人员的团队式服务过程,既包括疾病对躯体影响的康复,又包括精神心理方面的康复,是晚期患者提高生存质量的有效途径之一。

(四) 临终关怀学与姑息医学

两者在服务对象上部分重叠,其基本理论和技术方法又互相借用。姑息医学是一种暂时缓解或减轻患者的某些症状的学科,而临终关怀学是一门独立的社会学和医学等相交叉的边缘性学科。在姑息医学治疗的基础上,临终关怀学力求满足患者躯体、精神、心理、文化、社会的需要,亦考虑个体化和宗教的价值观。

(五) 临终关怀学与心理学

心理学是临终关怀服务的重要学科之一,两者既互相支持又彼此补充,使其具有新的内涵、价值和作用。心理学为临终关怀学发展提供思想导向,而发展临终关怀学能进一步完善心理学的理论和技术应用。在临床实践中运用心理学,为制订满足患者需要的照护计划和措施提供了依据。另外,心理学对从事临终关怀服务的医务人员因共情现象产生的心理压力的自我调适和对其心理疏导也有积极的意义。

(六) 临终关怀学与生命伦理学

生命伦理学是临终关怀学理论、研究方法的基础,而临终关怀学是对生命伦理学在医学实践活动中的运用和发展。生命伦理学的基本理论及观点是临终关怀学基本出发点和归宿点;是临终关怀学的指导规范,用生命伦理学的原则要求、规范临终关怀人员。在临终关怀学中充分体现了伦理学中的道德原则、伦理思想,使伦理学得到新的发展,是生命伦理学发展的实践载体。

(七) 临终关怀学与社会学

临终关怀学借用社会学方法,两者的研究成果互相贯通、互为所用,均是建立临终领域的正常秩序、促进社会和谐。但两者的学科性质有异:临终关怀学作为独立的交叉性学科,其中部分属于医学的范畴,部分是社会学范畴。社会学是临终关怀学对疾病终末期患者的身心全面照护和对家属的社会支持,而不是研究社会因素对人的影响。两者的学科队伍构成存在差异,从事临终关怀学研究主要是以医学背景为主的专业人员。

(八) 临终关怀学与文化人类学

文化人类学在临终关怀学的重要贡献体现在文化如何影响人们的行为。在各国之间,以及同一国家内部也存在文化上的区别。在价值观、生死观和接受临终关怀行为及观念方面均存在文化区别影响。临终关怀态度和行为受传统文化和不同民族对生死态度及价值观的影响。在了解了各地域和各民族临终关怀价值、态度和行为上的根本差异后,人类学家有关文化和环境的研究可被应用于临终关怀学领域。

(九) 临终关怀学与哲学

临终关怀理论是在哲学理念基础上帮助并建立的,也是哲学研究的对象和素材。医护人员用哲学眼光研究临终关怀学时，其思想亦能达到新的深度。临终关怀学就是在特定历史条件下进行评价得到的结果，这些痕迹存在于临终关怀学的有关原则、方法和理论中。

（十）临终关怀学与现代生死学

现代生死学偏重于相互主体性间的哲学道理，属于理论层面；而临终关怀学强调心性体验，属于实践层面。两者既相互促进发展，又共同深化，共同促进提升死亡尊严。现代生死学应用于生活实践中，为临终关怀学的研究与发展提供了宝贵的思想资源。

二、临终关怀与社会支持

（一）临终关怀医务社会工作者

国内大陆地区医务社工仍处于起步阶段，尚未形成全国统一配置标准。2012 年 2 月，上海市卫生局联合上海市教委、市民政局、市人社局下发《关于推进医务社会工作人才队伍建设的实施意见(试行)》(沪卫人事〔2012〕80 号)，参照其标准，临终关怀机构按照每 50～100 张床位配备 1 名专职医务社工。

1. 在临终关怀服务中的定位　医务社工的定位主要是协助医务人员为患者及其家属提供帮助，做好心理疏导等服务。结合医疗卫生服务特点，综合运用社会工作方法开展形式多样的服务模式。

2. 在临终关怀服务中的角色

（1）临终关怀服务的提供者：向疾病终末期患者提供心理、物质和劳务帮助，缓解其对死亡的恐惧和焦虑，努力帮助其面对现实、直面人生和正视死亡。

（2）临终关怀服务对象的支持者：做好对患者的临终关怀及其家属的心理疏导、照护常识的指导与哀伤辅导、善后事宜，以及帮助亲属走出亲人去世的伤痛。

（3）临终关怀服务中各种关系的协调者：发挥其专业优势，使医生与患者相互信任、相互支持。帮助协调临终关怀这个跨学科专业团队之间的关系，化解矛盾冲突，增强团队凝聚力及力量。

（4）临终关怀服务中社会资源的整合者：利用其专业优势，帮助实现各方面资源的整合，以便最大限度地满足服务对象的需求。

（5）临终关怀服务理念及其政策的倡导者：重视临终关怀，尊重死亡，提高生命质量，树立"善终"观念，推动临终关怀相关政策法规的落实。

3. 在临终关怀服务中的工作内容　协助医护人员制订患者出入院计划，协助评估患者社会及心理状况并予干预，配合医护人员对诊疗提出建议，协助医护人员对患者及其家属开展健康教育并提供咨询。主动发现、筛选和处理转介的个案，配合开展双向转诊，积极预防医患纠纷。整合社区资源，与家庭医生制相结合开展社区工作，组织管理医院志愿者。对医护人员进行心理疏导与支持，减轻其心理压力。

（二）临终关怀志愿者

志愿者又名义工、志工，是不为任何物质报酬，志愿贡献个人时间、精力来改善社会服务，促进社会进步的一群人。具有志愿性、无偿性、公益性和组织性四大特征。

1. 在临终关怀服务中的角色　是临终关怀服务的提供者、协助者、陪伴者和关怀者。

协助医务人员辅助缓解疾病终末期患者心理、精神痛苦;陪伴患者并尽可能消除孤独感、恐惧感,获得轻松、快乐的心情;满足患者需要并帮助其实现愿望等。

2. 志愿者队伍的组成　在20世纪80年代中期,民政部号召推进社区志愿服务,天津市和平区新兴街社区卫生服务中心早期开展社区服务;至90年代初,中国青年志愿者协会成立。故目前社区志愿者和青年志愿者是国内最大的两支志愿队伍。主要由医务人员和非医务人员组成,非医务人员中相当一部分为当地居民和学生,除此之外,还有一些宗教人士。

3. 志愿者服务内容　主要是提高疾病终末期患者的生活质量,组织其参与力所能及的活动;对终末期患者进行陪伴并承担简单的生活照料;对居家临终关怀患者进行上门探访,协助其处理简单的家务;亦帮助其家属面对生活需要及办理殡葬事宜等。

(三) 宗教人士

宗教人士在疾病终末期患者允许下进行探望和安慰,并提供心灵上的照顾,帮助对有宗教信仰的患者积极、乐观地面对痛苦及死亡。另外,临终关怀病房或居家护士可适当提供宗教信仰相关咨询服务。

三、网络化临终关怀建设

医疗机构应利用互联网信息技术,开展远程医疗、健康咨询、生命教育等,开通双向转诊、预约就诊绿色通道,加强上级医院与社区之间的专科协作,制订上级医院与社区双向工作规划,促进机构、部门、医务人员、患者之间的沟通与服务链接。将互联网技术应用到临终关怀的工作中,利用信息化技术,开发一套能帮助患者随时随地应用智慧、高效的互联网平台。通过申请远程会诊进行指导,开展双向联动培训、技术帮扶,共享医疗资源等提供居家临终关怀的相关技术和殡葬善后事宜的指导。为其提供医疗、护理、心理社会支持,居家生活照料及临终关怀一体化服务。

(陈冬冬　虞智杰)

──────────── 参考文献 ────────────

[1] 国家卫生和计划生育委员会. 国家卫生计生委办公厅关于印发安宁疗护实践指南(试行)的通知. 北京:国卫办医发〔2017〕5号[EB/OL]. (2017 - 02 - 09)[2023 - 11 - 17]. http://www. nhc. gov. cn/yzygj/s3593/201702/83797c0261a94781b158dbd76666b717. shtml.

[2] 施永兴. 临终关怀学概论[M]. 上海:复旦大学出版社,2015.

[3] 曹西友,施永兴,吴颖. 临终关怀学概论[M]. 2版. 上海:复旦大学出版社,2023.

[4] GVMC F, SEAN H. Team approaches in palliative care: a review of the literature [J]. Int J PalliatNurs, 2019, 25(9):444 - 451.

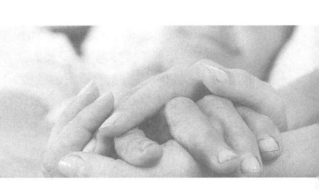

第十一章

临终关怀伦理

第一节　临终关怀中的权利与义务

　　1914 年,美国最高法院提出,非患者本人同意的任何疑虑行为都可能构成故意侵权行为。自此,全世界开始关注患者自主选择医疗的权利和医疗机构提供医疗服务的义务。1978 年新西兰的《患者权利与义务守则》、1990 年美国的《病人自决法》等,均通过法案界定了患者的权利与义务。我国在《中华人民共和国宪法》《中华人民共和国侵权责任法》及其他卫生行政法规中,也都提出需保护患者的权利。自 1988 年天津市第一家临终关怀研究中心成立至今,我国的临终关怀事业逐步发展。临终关怀不仅是我国老龄化社会的发展必需,也是社会文明进步及提供高质量医疗服务的重要内容。

一、临终关怀中的权利

(一) 生命权

　　临终关怀是通过医学手段,帮助临终阶段的患者有效地控制或者减轻病痛,在提高生存质量的前提下,度过生命的最终阶段。其根本目的不是单纯地延长患者生命,而是从患者延伸到家属,给予最后的心理抚慰。

　　临终关怀中的医疗服务对象是各部分器官的生理功能自然衰老的老年人群,以及现有的医疗技术无法逆转的恶性疾病患者。对于这类特殊人群,姑息治疗是最好的选择,医疗服务更多地关注患者的躯体症状、患者与家属的精神压力和负担。临终关怀应突出"尊重自主(autonomy)""行善(beneficence)"的生命伦理,真正地尊重患者的尊严。

(二) 死亡权

　　WHO 定义的临终关怀,即采用舒缓或姑息医疗既不缩短生命也不延长生命。死亡权是患者有权决定是否接受延长生命的治疗,包括自然死亡、安乐死或协助死亡。死亡权与临终关怀都是以尊重患者自主权为核心,确保患者有权选择面对生命的终末期。当患者明确提出拒绝维持生的治疗后,医护人员仍可以持续提供舒缓照顾。如果不顾一切代价去抢救终末期或重症患者,一味主张"只要人活着就行",这种对患者的救治仅仅关注"生命权";而临终关怀强调的是"守护有质量的生命"。对于需要临终关怀或姑息治疗患者,是否有权利选择结束自己的生命? 安乐死的合法化? 这些问题在我国甚至全球范围尚存争议,且我国目前也缺乏临终关怀与临终患者自主权的医疗法律文件。

(三) 知情同意权

知情同意权是指任何患者均有了解自己病情、治疗方案及风险、医疗服务水平及费用等相关内容的权益,并根据自身实际情况,自主作出选择或者放弃治疗的权利。全面且准确的知情是同意的前提,自由且被尊重是知情的结果。

在我国,尤其对于重症或终末期疾病的患者,医务人员首先选择与患者的直系亲属沟通病情,甚至绕过患者本人,由家属对医疗方案作出选择。而大多数家属,也会要求医务人员对患者进行善意的隐瞒。其根本原因是认为向患者坦白所有病情与预后,会加重患者本人的心理负担,恶化病情,加速患者的死亡。但随着社会文化的进步、医学技术的发展、我国人群知识文化水平的提高,这一传统观念暴露出一些弊端。有些患者认为,自己具备面对真实病情的心理承受能力,也有意愿根据自身的身体状况与经济能力,对医疗行为作出选择;有些患者在持续就医治疗的过程中,随着疾病的恶化,对疾病的真实情况产生怀疑,但医生和家属的反馈意见与自身的病痛存在偏差,患者会觉得被漠视;有些患者面对自己生命的逝去很豁达,他们希望医生预测生命最后的长度进行合理规划,预先立好生前遗嘱。

(四) 隐私保密权

患者的隐私保密权是我国医师法中明确规定的,指患者的个人信息、疾病状况、治疗方案的选择等。在诊疗过程中,医患双方是一种相互信任的关系,患者需要把自身的情况透露给医生,包括一切难以启齿的秘密,并配合医生进行一系列必要的检查和治疗。当就医行为开始后,医患双方即形成一种医疗合作关系,患者默许医生合理地询问并对医疗方案作出判断,但患者的所有信息仅对诊疗过程中直接相关的医护人员公开,除此之外的任何医务工作者均无权知悉患者的隐私,这是医务人员基本的执业规范与执业道德。特别对于临终阶段的患者,在生理病痛、心理压力巨大的背景下,患者的敏感程度远高于普通就诊患者;且由于疾病终末阶段全身多器官损伤,需要配合的检查多、需要会诊的次数多,接触的医护人员的数量也明显多于普通患者,在临终关怀的医疗活动过程中,更应重视患者的个人隐私,谨慎对待患者的医疗资料。

(五) 医疗权

医疗权包括卫生机构对医疗资源的分配权,即由医务人员根据医学知识作出公平、公正的判断,将有限的医疗资源分配给最需要的患者。临终患者虽然疾病状况不可逆转,生存周期短暂,但从人权角度,仍具有平等的、得到周到而全面医疗服务的权益。我国的临终关怀主要依托专门的临终关怀机构、综合性医院的临终关怀病房和居家照顾三种模式,而前两个机构的社会资源严重不足。临终关怀机构缺乏国家政府或社会资金支持,患者个人承担费用较高;综合性医院以医疗救治为主,可以提供的临终关怀资源是极其有限的。但我们不能因临终患者即将结束生命,而忽视其医疗权的平等,应尽可能地帮助患者减轻疾病痛苦,帮助患者及家属以积极的心态生存,不加速也不拖延死亡,提供基本的医疗服务。

二、临终关怀中的义务

(一)国家与政府的资金支持

我国自 1988 年天津成立第一家临床关怀中心起,全国创建安宁机构已逾百家。1996 年上海成立安宁病房纳入医保报销,1998 年起李嘉诚基金在我国多地开办宁养院。随着终末期患者数量的日益增多,临终关怀、舒缓医学、姑息医疗概念的普及,我国各省市地区逐步增加具备临终医疗照护能力的医疗机构。中央和各级地方政府也在根据自身情况,借鉴国外及中国台湾和香港地区的经验,发展临终关怀。目前我国对住院宁养费用尚未完全纳入医保报销。因此,老百姓需承担较高的医疗护理费用,但部分发达地区的政府机构已逐步将上述费用列入医保报销范围,同时鼓励非政府资助的慈善机构进行捐赠。

(二)合理配置医疗资源

我国目前绝大多数大型综合医院没有专门的临终关怀病房,但几乎所有综合医院都有处于终末期的患者。这类患者长期占用病床,不仅消耗了大量的医疗资源,使得更有医疗需求的患者无法就医,而且由于综合医院在检查、治疗、重症监护病房急救的费用十分高昂,导致临终阶段的患者在生命的最后阶段支出过高。这些患者在三级医院控制病情趋向稳定后,建议转至二级医院、社区基层卫生机构、养老或安宁机构,甚至居家照料。充分发挥我国各级医疗组织的资源优势,建立科学的分级诊疗制度,机构间协调发展是临终关怀合理分配医疗资源的重要方向,特别是充分利用三级甲等医院的资源优势,明确各区域、各级临终关怀机构的职责与分工,建立对口支援、技术协作网络,形成高效的全社会临终医疗体系。

(三)打造临终关怀团队

临终关怀不仅仅是改善患者的躯体症状,还包括对患者及其家属提供涵盖社会、生理、心理等全方位的支持和照顾,可能涉及医生、护士、社会工作者、心理咨询师、营养师和慈善机构的志愿者等。临终关怀综合团队是提高我国临终关怀服务质量与水平的重要方法,包括建立启动临终关怀治疗的评价体系、制订治疗的模块与流程、规范护理服务的内容、对患者及家属进行死亡教育、做好心理疏导、让患者亲友好好告别。

(四)做好死亡教育

临终关怀遵守"关怀人类的生命""维系人类的尊严""保障人类的权利"三大原则,因此让患者理性地面对死亡,引导人们正视自己的死亡或者亲人的死亡,树立科学的死亡认知,更多地关注生命的质量而非单纯的生命周期,做到生命内在与外在价值的统一。一个社会给予临终患者的支持程度和水平是衡量社会文明程度与居民生活质量的指标。死亡教育引导人们正确认识死亡,认识到死亡是必然的,尽可能地减少和消除对自己或他人死亡的恐惧、悲伤等心理;知道死亡即将到来时,自己拥有的权益,包括治疗、遗嘱、丧葬形式等,尊重临终患者的人权与尊严,提高每一位临终患者的生命质量。

实施临终关怀是我国大力发展和完善医疗卫生公共事业的重要内容,这是一个新兴事业,依托于国家政府的大力支持,进一步完善和健全相关法律法规,有赖于社会各界的努力和参与,共同促进我国临终关怀工作的长足发展。

第二节 安乐死与临终关怀

一、安乐死的定义及分类

随着时代的发展和社会的进步,人们对身心健康的关注也逐渐提高,人们对死亡的态度发生着转变。如何高尊严、高生活质量地活着成为人们关注的话题。对于身患严重疾病的患者而言,病痛的折磨不仅造成躯体的痛苦,同时也严重损害其人格尊严。无法承受的巨大痛苦、极低的生活质量和人格尊严等问题引起患者及其家属的思考,患者对平静安详、无痛苦的死亡方式存在渴望。

(一) 安乐死的定义

"安乐死"一词来源于希腊文 euthanasia,由 eu(好)和 thanatos(死亡)两部分组成,这个词直译为"好的死亡",即表示无痛苦死亡、快乐死亡。《中国安乐死研究》中,安乐死的定义为:经濒临死亡且正遭受难以忍受的身心痛苦的患者的真诚请求,医生以人道主义的方式帮助其摆脱痛苦的死亡方式。

(二) 安乐死的分类

根据不同分类标准,安乐死有二分法、三分法、四分法等多种分类方式。

按照实施措施不同,安乐死可分为两类:一类是采取促使患者死亡的措施以结束其生命的主动安乐死(积极安乐死),另一类是对抢救中的患者不给予或撤除治疗措施,任其死亡的被动安乐死(消极安乐死)。被动安乐死虽在我国不具有合法性,但因不存在主动安乐死中"故意杀死"的强烈意愿,在不同国家具有不同的法律约束。

根据实施对象的不同,安乐死可分为针对绝症患者快速无痛死亡的狭义安乐死,以及针对包括重度精神病患者、不可逆植物人等实施的广义安乐死。

2010 年,德国联邦最高法院在一案件判决中,将安乐死重新架构,分为"中断医疗型"安乐死、主动直接安乐死、间接安乐死 3 种。

1. "中断医疗型"安乐死　指满足以下 3 个条件的安乐死:①经多名医生诊断为生命即将结束的患者;②患者患有不可逆转的致死性疾病;③患者同意安乐死。

2. 主动直接安乐死　指针对治愈无望的患者,医疗人员主动参与、通过注射药物等医学干预方法加速其死亡。此类安乐死所涉及的医学干预方法需满足无痛、无感的要求,主要干预药物有氰化物、麻醉剂及凝血剂等。氰化物中的氰根离子(CN^-)能抑制机体中枢神经系统等组织内细胞色素 C 氧化酶、过氧化物酶、脱羧酶、琥珀酸脱氢酶及乳酸脱氢酶等生物酶的活性,使血液及组织细胞缺氧,引起大脑受损,导致患者发生中枢性呼吸衰竭而死亡。强力镇静麻醉剂通过作用于调控人体节律性呼吸运动的神经元,抑制呼吸,导致患者窒息而引起死亡。凝血剂通过活化血液中凝血因子,形成血栓,阻断血液流动,导致脑及心脏等重要脏器缺血缺氧而引起死亡。在荷兰,满足以下 4 项"注意要求"、并由至少一位独立医生来出具书面意见后，医生实施主动直接安乐死将无需承担刑事责任：①确信该患者在自愿并且深思熟虑之后作出了安乐死的决定；②确信患者没有好转的可能并且不能忍受疾病带来的痛苦；③医生对患者解释了病情和治疗预后；④对于患者当下的病情，医生没有其他可供选择的治疗方案。

3. 间接安乐死　是指医生未使用致死性药物、未停止患者的医疗支持，仅仅通过对患者进行"吗啡可以缓解疼痛，但会造成寿命缩短"等医学相关暗示，实现减轻患者痛苦、加速患者死亡的隐性安乐死行为。在德国，若患者在已知服药后果的前提下，逐步实现加速死亡，医生将不会受到刑事处罚。

二、国内外安乐死现状

（一）国外安乐死现状

安乐死涉及法律、医学等多个学科，与刑法保护生命的出发点相背。因此安乐死自出现起，尤其是"对严重痴呆及重度精神病等患者"实施广义安乐死、"以致死性注射等主动方式造成死亡"的积极安乐死，在世界范围内都是极具争议的话题。目前，仅有少数国家通过安乐死相关法律承认其合法性。

1987年起，安乐死在荷兰的医院和家庭已经被实施。1993年，荷兰议会通过了有关指导原则，其主要内容是尽管实施安乐死虽未合法，但实施安乐死的医务人员不必担心被起诉。2001年11月荷兰议会通过安乐死法令，并从2002年4月1日起正式生效，使荷兰成为世界上第一个安乐死合法化的国家。该法案规定，遭受"令人无法承受的巨大痛苦"的绝症患者可提起安乐死申请，按照规定程序对患者实施安乐死的医护人员将不会受到起诉。规定程序安乐死必须同时满足以下条件：第一，患者是意识清醒的，该决定是经过谨慎思考的；第二，患者在当前的医疗条件下没有办法获得痊愈的可能，并且躯体和心理正饱受折磨；第三，患者对自己疾病未来的趋势是清楚的，并且了解自己现在身体的基本情况；第四，安乐死已经成为患者和医生一致同意结束生命的方式；第五，医生要对实施安乐死及患者的基本情况出具书面材料；第六，在实施安乐死之前，要有一个和患者及医生不相关的医生辅助实施。

美国受联邦制度的影响，各州对安乐死合法化进程存在差异。1999年，美国联邦众议院明文禁止医生通过麻醉药剂促进患者死亡的行为。2002年，夏威夷州批准对意识清醒的临终患者在自愿的情况下通过服用药物实现死亡。2006年，联邦法院批准了俄勒冈州关于允许医生协助患者实施安乐死的相关规定。2001年，瑞士苏黎世市政府允许为苏黎世的20余家养老机构对申请安乐死的老人提供协助。比利时议会众议院于2002年5月通过安乐死相关法案。2017年11月，澳大利亚维多利亚州众议院通过安乐死合法化议案修正案，使之成为澳大利亚国内首个安乐死合法化的州。2019年6月19日，该州自愿协助死亡法获批，该法规定成年绝症患者可提出协助死亡申请，该申请由两名医学专家审批通过并度过一段冷静期后可实施协助死亡。2019年11月13日，新西兰国会通过《生命终结选择法案》（End of Life Choice Bill）。该法案允许年满18岁、身体功能明显且持续下降、经受难以忍受的痛苦且可能在6个月内离世的绝症患者对安乐死作出知情决定，由医生、护士给其药物或自行服用药物以减轻痛苦的方式结束生命（即本法案定义的"协助死亡"）。

(二) 国内安乐死现状与争论

随着社会的发展和死亡观念的改变,越来越多的国家启动安乐死合法化进程,但全球大多数国家对于安乐死问题仍持不置可否的态度。有学者认为,各国安乐死相关法令的差异从本质上与社会的发展水平及人们面对死亡的态度及传统密切相关。安乐死颠覆了我国传统"好生之德、洽于民心"的生命观,存在伦理及传统的双重阻力。当前关于安乐死的争论主要在于以下几个方面:赞成者认为,安乐死尊重了患者对于如何度过临终阶段的自由意志,保障了患者的生命权中包含的重要内容——死亡权,它符合患者的意愿。但反对者认为,患者可能出于减轻家庭负担等其他伦理与道德考量,而致使最终决定并非本人"自愿",或出于冲动等,导致患者未能真实选择自己的命运。医生在安乐死实施过程中责任重大,如何防治医生被利用以证明安乐死的程序合理性而实现"借刀杀人"、导致安乐死被滥用是现实中必须面对的程序难题。如何防治重症患者在非自愿的情况下被非法实施安乐死考验着行政机构的审查能力。

早在1987年,王群等32名人大代表在我国第六届全国人大会议中提出制定《安乐死条例》的建议,标志着我国安乐死合法性问题进入立法机关议事日程。2001年,9名尿毒症晚期患者联名发表希望实施安乐死的相关文章,引发社会关注。学者研究发现,《健康报》等机构及学者对北京、上海等地养老机构老人的逾千人大样本调查结果显示,超八成受调查老人支持安乐死立法。近30年来,几乎每年都有人大代表在人大会议上提议将安乐死合法化。

随着人们思想的开放、绝症患者对生命终末期思考的深入,安乐死合法化的呼声越来越高。国民对死亡认知的逐步进步及整体社会的发展为我国安乐死立法提供伦理基础。

三、安乐死与临终关怀的关系

死亡前的弥留时刻是每个人都要经历的一个生命过程。安乐死是绝症患者临终关怀中的一种重要、直接且极端的手段和方法。两者同样注重主体患者的价值选择。患者在临终时刻有表达自己意愿的权利,尊重其安详、有尊严地度过生命临终阶段的意愿是对患者生命权利的尊重及对其生命尊严的维护。此外,随着科学技术的发展,当前无法医治的疾病可能在未来被治愈,医学现状的改变、医疗难题的突破、医疗技术的进步都需要长时间的临床研究和试验才能实现。因此,濒死的概念取决于当时的医疗技术能力边界,在不同时期有着不同具体范畴。安乐死与临终关怀的适用主体都是当前医疗技术无法医治的绝症濒死患者。

第三节 临终关怀伦理

一、临终关怀的伦理意义

(1) 体现人道主义精神。

(2) 体现生命的神圣。

（3）提高对死亡意义的认识。

（4）提高社会文明水平。

（5）节约医疗卫生资源。

二、临终关怀的道德要求

1. 认识和理解临终患者 对于处于多重病痛折磨下的临终患者，其承受着极大的精神痛苦，心理状况非常脆弱，我们需要了解患者心理变化及需求，给予精神上的理解与支持。在遵循基本原则的情况下，减少患者的痛苦，提高患者的生活质量。

2. 尊重临终患者的权利 患者的权利是指作为患者应该得以行使的权利和应该享受的利益，如免除部分社会义务的权利、获得治疗的权利、享有医疗卫生保健的权利等。这种权利是一种道德的、合理的、普遍的和有条件的权利。它是一种道德权利，是和社会总体道德要求相一致的。

3. 满足临终患者的意愿 尽量满足临终患者提出的愿望，无法满足时，向患者做解释，不可轻视甚至无视患者。

4. 重视临终患者的生命品质 临终患者需要安静、舒适的环境，使其处在熟悉的环境里，亲人与朋友的陪伴会减轻其不安与恐惧，尽量满足其对于饮食及嗜好方面的要求，不应过度限制。临终关怀的目标是提高临终患者的生活质量。

5. 维护临终患者的生命尊严 尽管生命已经接近临终状态，但生命仍然是生命，我们需要尊重生命，要像对待正常人的生命一样对待临终患者的生命，维护其尊严。

6. 同情和关心临终患者的家属 对于临终患者的家属，医务人员应给予鼓励与帮助，与家属共同帮助患者。死亡对于患者来说是结束，但对于家属来说并没有结束。与家属建立良好的医患关系，充分告知家属患者病情及发展情况，使患者家属理解并接受，做好一定的心理准备。

三、临终关怀的伦理困境

临终关怀中坚持照护为主的原则历史悠久，现代的临终关怀起源于欧洲国家。我国文化属于伦理型文化，文化与临终关怀都受到特定的自然环境与历史条件的影响，尤其临终关怀深受特定的自然环境与历史条件孕育下文化的影响。我国的传统文化和新兴文化之间的冲突让临终关怀面临重重困境。在临终关怀过程中，医务人员难免面临与患者及家属的价值观念和人情伦理的冲突，临终关怀在我国的发展陷入了伦理困境。面对各种各样的伦理困境，医务人员作出的选择将直接或间接影响患者的生活质量。

（一）传统生死观影响对死的看法

当患者生命趋于终结，在临床工作中难免会涉及生与死的冲突。古代儒家重生恶死，道家生死自然，释家生死皆苦。人们的生死观一般以关注生的价值为主，而对死亡采取逃避的负面态度，不愿直面死亡，对死亡的探讨最终都落于对生的追求。因此，没有对死亡本身进行研究，缺乏对死亡本质的理性认识，对死亡的意义缺少认识和理解。

临终关怀作为最后阶段的照护，应该引导患者正确、理性地对待死亡，临终关怀关注的是人作为主体的权利和意愿。这与我国传统生死观相悖,无法得到患者及其家属的认同,从而阻碍了临终关怀的开展。因此,患者及家属对待死亡的逃避态度使临终关怀陷入了实践困境,在一定程度上阻碍了我国临终关怀的发展。

(二) 保护性医疗与知情权之间的冲突

在临床工作中,一旦患者被确诊为患有严重的疾病,考虑到患者的心理承受能力,家属及医务人员会对患者的病情有所隐瞒,这就是保护性医疗。虽然这种方式是为了将患者的不良情绪降到最低,但是在实际的操作中,病情的隐瞒妨碍了患者对最后生活的规划,降低了临终患者的生活质量,还会影响临终关怀工作的开展。

伦理原则强调临终患者具有知情权,我国的法律、法规也都规定了医护人员有告知义务,以此保障患者的知情同意权利。

再者,临终者有权利选择生活和治疗的方式,决定自己走向生命尽头的方式。只有这样才能维护生命的尊严。临终关怀事业看重患者本身的意愿,帮助患者冷静地接受事实,甚至直面死亡。这正与保护性医疗提倡的做法相冲突,给医护人员造成了两难的道德选择,也给临终关怀事业的发展带来了阻碍。

(三) 滞后的医护观与临终关怀之间的冲突

如今医学模式已从生物医学模式转向生物-心理-社会医学模式。然而部分医务人员依然只重视疾病,却忽略患者的感情,认为医疗手段处于临终关怀的核心地位,不重视情感、思想对临终患者的影响,以治疗为主要目的,过度集中于医疗层面的"临终关怀",忽略了临终关怀以照护为主的原则,忽略了临终关怀人性化的要义,从而造成某种层面上的"过度的治疗"。过度的临床治疗导致对患者的思想、情感缺乏关注,极大影响了临终关怀的效果。

临终关怀的治疗方式不仅是对患者死亡的尊重,更是对医疗资源进行公正分配的有效方式,是对现有医疗资源的尊重,更是对人的尊重。

四、临终关怀伦理困境对策

面对临终关怀中的伦理困境,需要采取有效的措施,做出正确的抉择。

(一) 重构临终关怀伦理原则

临终关怀要确立人的尊严的价值原则。在价值原则的指导下,重构临终关怀的伦理原则,即舒缓疗护的原则、人道主义原则、尊重临终者的原则、临终者优先选择的原则和对临终者进行关怀的原则。

1. 照护为主 以全面的护理为主,借以提高临终患者终末阶段的生命质量,维护患者死的尊严。

2. 适度治疗 以支持患者、控制症状、解除痛苦的姑息治疗和照护为主。

3. 注重心理 对其进行安抚、同情、体贴、关心、因势利导,使其平静地面对死亡。

4. 整体服务 全天 24 小时服务;主要包括临终患者的生理、心理和社会等方面的全面照护与关心;既关心患者,又给予患者的家属、亲友以慰藉、关怀和帮助。

(二) 对患者实施个性化关怀服务

针对临终患者的不同需求,提供具有个性化的临终服务,以提高患者的生活质量。

可以通过以下 4 方面的措施：①为患者提供合适的医疗环境，使患者稳定情绪，减少对死亡的恐惧；②帮助患者保持干净的仪容仪表，保持生活用具的整洁、干燥；③做好患者的饮食管理，鼓励患者多进食，增进患者的食欲；④安排好患者的日常活动，鼓励患者多做适当的运动，鼓励家属与患者进行良好的互动，以消除焦虑的情绪。

（三）推进临终关怀教育

完整的尊重生命应该包括尊重死亡，完整的生命教育应该包括死亡教育。临终关怀也应该对患者及家属进行死亡教育，目的在于帮助患者正视死亡、接受死亡，使患者坦然地、有尊严而无遗憾地走向死亡。让患者及其家属明白生和死的意义，使患者克服对死亡的恐惧。

科学的死亡观教育包括三方面：一是了解死亡的本质；二是正确看待死亡；三是面对死亡时以正确的方式处理和调节情绪。医护人员应向患者及其家属普及死亡教育的相关知识，一方面，有利于帮助患者及其家属坦然接受死亡，减轻患者的焦虑和恐惧心理；另一方面，也有助于医护人员临终关怀水平的提升，帮助患者及其家属树立正确的生死观和价值观。

（占伊杨　曾彦英）

参考文献

［1］王勇.论安乐死的合法化及中国的安乐死立法构想［D］.济南：山东大学，2014.

［2］王涵墨.我国安乐死合法化的伦理探究［D］.沈阳：沈阳工业大学，2019.

［3］刘兵.我国实施安乐死的现实障碍及其伦理分析［D］.昆明：昆明理工大学，2018.

［4］孙璇.安乐死涉罪若干问题研究［D］.贵阳：贵州民族大学，2015.

［5］李倩.“中断医疗型”安乐死在德国的刑法教义学考察［J］.北方法学，2017.11（5）：61－71.

［6］李惠.生命、心理、情境：中国安乐死研究［M］.北京：法律出版社，2011：21－34.

［7］陈廷廷，彭小兵.“四全”照顾：院舍老人临终关怀的社会工作模式研究［J］.医学与哲学，2020，（18）：28－32.

［8］展鑫.安乐死合法化研究［D］.沈阳：辽宁大学，2020.

［9］谢琼.死得其安：临终关怀服务体系的构建与完善［J］.中国行政管理，2019，（12）：28－32.

［10］潘丽，李亚芳，孙垚，等.肿瘤患者专科临终关怀服务模式现状及发展建议［J］.中国全科医学，2018，21（2）：132－135.

［11］BALLOU J H, BRASEL K J. Palliative care and geriatric surgery［J］. Clin Geriatr Med, 2019, 35（1）：35－44.

［12］KAVALIERATOS D, GELFMAN L P, TYCON L E, et al. Palliative care in heart failure: rationale, evidence, and future priorities［J］. J Am Coll Cardiol, 2017, 70（15）：1919－1930.

［13］MACIVER J, ROSS H J. A palliative approach for heart failure end-of-life care［J］. Curr Opin Cardiol, 2018, 33（2）：202－207.

［14］ZHOU M, WANG H, ZENG X, et al. Mortality, morbidity, and risk factors in China and its provinces, 1990－2017: a systematic analysis for the Global Burden of Disease Study 2017［J］. Lancet, 2019, 394（10204）：1145－1158.

第十二章
死亡教育

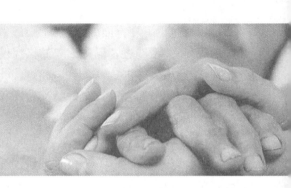

第一节　死亡概述

一、死亡定义

死亡是机体整体功能的永久性停止，是机体生命活动和新陈代谢的终止；死亡是一个不可逆的自然现象，是机体生命活动的一个过程，是生命的必经阶段，不可避免。

二、死亡标准

目前死亡标准分为心死亡与脑死亡两种。

（一）心死亡

心死亡是指人的血液循环完全停止，即脉搏、呼吸停止，是人类公认的死亡标准，在临床实践中易观察和评定。心死亡是世界各国广泛认同的评判死亡的标准，也是我国现行法律承认的死亡标准。

（二）脑死亡

脑死亡是指脑组织或脑细胞全部死亡，包括大脑、小脑、脑干在内的全部脑功能完全、永久、不可逆地丧失和停止，是判定人死亡的科学标准。目前世界各国对判定脑死亡的标准尚未完全统一。我国卫生部脑死亡制定专家委员会在 2009 年提出《脑死亡判定标准（成人）》规定如下。

1. 判定先决条件　①昏迷原因明确；②排除各种原因的可逆性昏迷。

2. 临床判定　①深昏迷；②脑干反射消失；③无自主呼吸（靠呼吸机维持，自主呼吸激发试验证实无自主呼吸）。以上 3 项必须全部具备。

3. 确认试验　①正中神经短潜伏期体感诱发电位显示 N9 和/或 N13 存在，P14、N18 和 N20 消失；②脑电图显示电静息；③经颅多普勒超声显示颅内前循环和后循环呈振荡波，尖小收缩波或血流信号消失。以上 3 项中至少 2 项为阳性。

4. 判定时间　临床判定和确认试验结果均符合脑死亡判定标准者,方可最终确认为脑死亡。

5. 判定脑死亡的意义　判定和实施脑死亡标准可以适时终止毫无意义的医疗救治,节约医疗卫生资源。若脑死亡者捐献器官移植,可明显改善供体器官质量,有助于提高移植手术成功率及受体术后器官功能恢复。另外,在减轻社会负担的同时,实施脑死亡标准也可减轻脑死亡者家属的精神与经济负担。

三、死亡的特点及价值

(一) 死亡的特点

每个人都会经历死亡,不以人的意志为转移。因此,死亡具有不可抗拒性及必然性。但每个人的死亡原因不尽相同,自然灾害、交通意外、各种疾病都可能导致死亡,所以死亡也具有偶然性。

(二) 死亡的价值

死亡对于人类整体而言,既能自然调控人口增长的速度,又能让死亡的机体参与大自然的生态循环,为新的机体提供能量,与人类的生存与发展密不可分。就个人而言,因为存在死亡,个体感受生命的宝贵,从而更积极地生活、更珍惜当下的时光。

四、死亡方式

(一) 民俗关于死亡方式的分类

1. 正常死亡　可以理解为寿终正寝,包括无疾而终的老死和因疾病死亡。

2. 非正常死亡　机械的、化学的或其他因素所造成的意外死亡。

(二) 医学关于死亡方式的分类

1. 依据死亡的原因或现象的不同分类　分为自然死亡及非自然死亡。自然死亡又称生理性死亡,即因生理衰老而导致的死亡。而非自然死亡是指机械的、化学的或其他因素所造成的意外死亡。

2. 依据死亡时间、死亡方式分类　分为突然死亡及预期死亡。

(1) 突然死亡:是指人们受到突发性灾难导致的猝死。一般从活着到死亡之间的时间很短,如致命的交通意外。因发生突然,死者及家属均没有心理准备,因此死者本人的死亡焦虑与痛苦一般较少,但家属的悲痛特别巨大和强烈,可能诱发心理疾病。

(2) 预期死亡:是指依靠医学科学的诊断能确定患者存活期限的必然死亡,如癌症患者死亡。

(三) 常见非自然死亡方式

非自然死亡又称为暴力性死亡,是外界因素作用于人体所引起的死亡。按施加暴力性质的不同分为以下 4 种。

(1) 他杀、自杀和意外死亡。

(2) 机械性损伤及窒息所致死亡。

（3）其他物理因素损伤所致死亡。

（4）中毒所致死亡。

五、死亡原因

死亡原因包含遗传、自然及社会因素，三方面原因相互依存、关联。

1. 遗传因素　遗传性是死亡的内在因素，与死亡紧密相关。

2. 自然因素　是造成死亡的外在因素，包括自然灾害及疾病。水灾、火灾、沙尘暴、飓风、台风和地震等自然灾害受害面大，容易导致群死群伤。疾病是导致人类死亡的主要原因。心脑血管疾病、恶性肿瘤、糖尿病、阿尔茨海默病等疾病已严重影响人类的生命及健康。

3. 社会因素　包括交通意外、职业因素、战争、环境等。

六、死亡分期

分为濒死期、临床死亡期和生物学死亡期三个阶段。濒死期又称临终状态或濒临死亡阶段，死亡分为临床和生物学死亡的两个阶段。临床死亡指心跳、呼吸停止，但组织细胞似进行着微弱的代谢活动；生物学死亡指机体的生理功能陷于不能恢复的状态，细胞功能停止，是死亡过程中的最后阶段。濒死-临床死亡-生物学死亡是死亡的线性过程，各期主要特点、表现及时限见表 12-1。

表 12-1　死亡各期的主要特点、主要表现及时限特征

分期	主要特点	主要表现	时限
濒死期	脑干以上的神经中枢功能丧失或深度抑制，而脑干以下的功能犹存，但由于失去上位中枢神经的控制处于紊乱状态	① 意识模糊或消失，脉搏微弱不规则，甚至摸不到。心率及血压降低 ② 皮肤苍白或有瘀血、瘀斑，四肢变冷，口唇、指甲呈灰白色或紫色 ③ 鼻翼翕动，面部明显发绀，有痰鸣音 ④ 各种反射迟钝，肌张力丧失	一般 3～5 天，短则数小时，也有极少不经过濒死期而直接到临床死亡期
临床死亡期	延髓深度抑制和功能丧失的状态	心跳、呼吸停止，反射完全消失	5～6 分钟，但在低温或耗氧量低的情况下可以延长1小时或更久
生物学死亡期	神经系统及其他器官系统的新陈代谢相继停止，整个机体出现不可逆变化	体表温度经 6～10 小时接近室温；死后 6～10 小时开始出现尸僵；临床死亡后 24 小时出现尸斑	—

七、死亡时间预估

预估死亡时间对临终关怀的实施有非常重要的意义，可以使医护人员、患者及其家属对疾病进展有所预期，帮助患者及其家属做余生期待与安排，协助医护人员制订医疗决策，适

时地启动机构或居家临终关怀服务。死亡时间预估表见表12-2。

表12-2　死亡时间预估表

百分比（%）	行走	活动与疾病征象	自理能力	摄入	神志
100	全能走	正常活动无疾病征象	完全自理	正常	清醒
90	全能走	正常活动有一些疾病征象	完全自理	正常	清醒
80	全能走	活动正常需努力,有一些疾病征象	完全自理	改变	清醒
70	行动减少	无能力从事活动,有一些疾病征象	完全自理	改变	清醒
60	行动减少	无能力从事自己爱好的活动与家务,有明显疾病征象	有时需要帮助	改变	清醒
50	大部分时间卧床和坐	无能力做任何活动,有明显疾病征象	需要合理的帮助	改变	清醒
40	主要是卧床	无能力做任何活动,有明显疾病征象	主要靠帮助	改变	清醒或昏睡
30	全部卧床	无能力做任何活动,有明显疾病征象	需要全部护理	减少	清醒或昏睡
20	将死亡	无能力做任何活动,有明显疾病征象	需要全部护理	减少	清醒或昏睡
10	将死亡	无能力做任何活动,有明显疾病征象	需要全部护理	只能口腔护理	清醒或昏睡
0	死亡	—	—	—	—

八、安然死亡及安乐死

安然死亡(又称自然死亡)是指在临终期不做过分的治疗,而是以安宁疗护的方式最大限度地减轻临终患者的痛苦,让他们自然、有尊严地离开这个世界。需要指出的是,在自然死亡的过程中不给予过分治疗,并不意味着要完全终止维持患者生命体征的一些治疗方案。

安乐死是指对无法救治的患者停止治疗或使用药物,让患者无痛苦地死去。它包括两层含义,一是安乐的无痛苦死亡;二是无痛致死术。

两者的区别在于安然死亡不采取任何主动促进死亡或缩短生命时限的方式,不主动为临终患者提供致死手段和具体方法。安然死亡没有明确的死亡时限,而安乐死的患者其死期比较明确。

第二节 死亡观与死亡态度

一、死亡观

(一) 死亡观的定义

死亡观是人类对自身死亡的本质、价值和意义的根本观点和根本看法,是世界观、人生观的组成部分。

(二) 死亡观的东西方文化差异

由于文化背景不同,东西方的生死观也显示出不同的内涵。从根本上来说,我国文化是重生的,而西方文化则是"向死而生"的理念。

1. 儒家的生死观 儒家文化是一种乐生文化,儒家认为人生最重要的是专注于现实的感性生活,应该把死亡当作一种自然宁息来承受。

儒家注重人伦关系与家族关系,认为生命经血脉传承得以继续下去,永无止息。因子孙后代的延续,自己并没有完全消失。在这样的思想影响下,可以使人在心灵上有所归依,死亡的痛苦得到缓解,在死亡来临前保持内心的平静与安宁。因此,儒家生死观在化解人的临终痛苦方面确实能发挥作用。

2. 道家的生死观 与大多数宗教强调对彼岸天国的追求不同,道家重视此岸生命获得永恒,重视现实生命,追求现世快乐。与儒家相比,道家主张亲近自然,顺其自然。庄子认为生死是如一的,生命来自自然,死后复归自然,人们不必为生而"喜",也不必为死而"悲";既要平静地"活",也要坦然地"死"。每个人都会死亡,应把死亡作为生命的一种自然、合理的发展归宿,始终以一种自然的心态去面对生死。死与生不可避免,正如白天与黑夜一样,这是自然规律。

3. 佛家的生死观 佛家文化把"生、死"看作是无限反复轮回阶段中的一个过程,佛教的生死轮回教义和理念在一定程度上减轻了死亡对临终者带来的恐惧和孤寂感。死亡不是结局而是开始,给濒死者留下了美好的想象。从对临终患者的生死循环的引导、追求死的安宁、消解死的痛苦来讲,对临终患者极具心理指示作用的,具有极强的临终心理抚慰作用。

4. 基督教的生死观 基督教认定人及万物都是由万能、至善的上帝所创造。上帝按照人们生前的善恶行为,经过公正的末日审判决定人在死亡之后是进入天堂还是落入地狱。生前作恶的人,死后必定下地狱;生前为善者,死后必定进天堂。对于基督教而言,死亡意味着他们将进入美好的天堂,在天堂里他们沐浴在上帝神性的光辉之中,得到平安,享受永恒的福乐。

5. 伊斯兰教的生死观 伊斯兰教认为一切生命源于真主的赐予。死亡是真主的召唤,是必然要发生的事;死亡意味着今世生活的结束,后世生活的开始,是由今世幸福到后世幸福的转折点。在天地万物中,唯有真主安拉的存在是永恒的、不朽的,此外一切都要灭亡。因此死亡是人之必然,对于临终患者的精神压力有极强的舒缓作用。

二、死亡态度

(一) 死亡态度的定义

是指人们对死亡的看法及在死亡事件中采取的行为方式。

(二) 死亡态度的类型

1. 接受死亡　认为死亡是不可避免的,死亡赋予生命循环有意义的连贯性,多与宗教有关。

2. 否认死亡　认为人不应该死亡,希望医学能使人永生。

(三) 不同人群对死亡的态度

1. 儿童及青少年对死亡的态度　1948 年,Maria Nagy 曾以 378 位 3～10 岁的儿童作为研究对象,探讨儿童对死亡的看法,推断出儿童对死亡理解的三个阶段,与其成长发育密切相关,每个阶段都有不同的特征。

3～5 岁的儿童认为死亡是暂时、可逆转的。他们把死亡看成是死者去旅行或睡着了,他们相信死者会回来,认为死者会像活着一样进行各种活动,如吃东西、想事情。

5～8 岁的儿童逐渐了解到死亡是生命永久的终结,他们会把死亡拟人化,认为死亡是精灵或恶魔把死者抓走了,开始试图逃避死亡。这个年龄段的儿童不会将自己和死亡联系在一起,他们认为死亡只会发生在年纪较大的人身上,以为只要跑快点不被抓到就不会死亡。

9～10 岁的儿童对死亡有了成熟的理解,对死亡的了解更趋于真实,了解死亡是不可避免的,自己有一天也会死。

青少年对死亡的态度一般有恐惧和游戏两种。一般认为高中生比初中生更易产生恐惧、焦虑和沮丧的情绪。处于青春期、有自杀倾向的青少年,遇到问题时承受力差,容易将死亡当成是一种解脱。

2. 成年人对死亡的态度　成年人在智能上已成熟,把死亡看成是生命的最后阶段,不再否认死亡是不可避免的,认识到死亡是自然规律。因成年人有各自的家庭、事业,故面对死亡会产生愤怒、挫败、绝望感。

3. 老年人对死亡的态度　随着身体功能的衰退和丧失,老年人通常比年轻人更害怕、回避死亡。但也有研究认为,老年人因亲朋的死亡经历,会经常思考有关死亡的相关问题,反而不害怕和回避死亡的问题。老年人对死亡的态度一般分为以下 5 种。

(1) 理智对待:能客观面对死亡,安排好家庭、工作及身后事。

(2) 积极面对:这类老人有强烈的生存愿望,努力延长生命,以积极的态度与疾病作斗争。

(3) 接纳死亡:很多有宗教信仰的老年人,把死亡看成是自然规律。

(4) 解脱:有些老年人由于心理、精神等方面的问题,造成他们对生活已经没有兴趣、悲观失望,不再留恋生活。

(5) 恐惧死亡:一些老年人十分惧怕死亡,过分珍惜生命,他们不想失去美好的生活,想尽办法寻求起死回生的方法来挽救生命。

4. 肿瘤患者及非肿瘤终末期患者对死亡的态度　疾病诊断初期,患者因不能接受自己患病,往往不愿意提及死亡。到疾病后期(肿瘤及非肿瘤终末期)接受自己的病情后,部分患者能接受死亡,但也有部分患者仍害怕、回避死亡。患者对死亡的态度主要受传统思想、宗教信仰、文化程度、经济状况及与家人的关系等多方面的影响。肿瘤患者及非肿瘤终末期患者对死亡的态度有以下5种。

(1) 积极开朗型:患者认为死亡是生命的一部分,应该积极、快乐地过好每一天。

(2) 自然接受型:这一类型的患者往往有宗教信仰,他们认为死亡不是人生的最后归宿,根据不同的宗教教义,通过死亡他们可以抵达彼岸。因此,这类患者通常能理智看待死亡。

(3) 解脱型:这类患者认为死亡不可避免,死亡的痛苦要远小于生活中正经历的痛苦,认为死亡是一种解脱现世痛苦的方式,他们会主动地结束自己的生命。

(4) 悲观恐惧型:患者内心非常害怕和恐惧死亡,可能并发抑郁和惊恐发作。

(5) 逃避型:这类人群尽可能地回避与死亡相关的事物,不去想和讨论死亡的话题。

5. 医护人员的死亡态度　医护人员在医疗过程中经常会面对死亡,面对自己照护的患者离世往往存在焦虑、失落、恐惧等心理。虽然在行医过程中,他们不断克服这些负面情绪,减少患者死亡对自己的内心冲击,但现有的医学教育并未提供医学死亡相关的课程,并且缺乏相关专业资深从业者的指导,使大部分医护人员在遇到临终患者或患者死亡时缺乏应对患者及家属情感需求的能力。

第三节　死亡教育

一、死亡教育的概述

(一) 死亡教育的概念

死亡教育是引导人们科学、人道地认识死亡,对待死亡,以及利用医学死亡知识服务于医疗实践和社会的教育。它围绕如何认识和对待死亡这一核心问题,将有关死亡、濒死及其与生活关系的知识传授给人们。

死亡教育应当贯穿于人生教育的全过程,是每个人从小就应该接受的基本教育,让每个人对死亡形成客观、科学的认识,能正确地认识、对待自己的生死,同时也能正确认识他人的生死。

(二) 死亡教育的目的

①通过死亡教育引导人们树立科学、健康的死亡观;②理解死亡是不可抗拒的自然规律,消除人们对死亡的恐惧、焦虑等心理,使人们能坦然面对死亡;③引导人们对生死进行思考,学习和探讨死亡的心理过程及死亡对人们的心理影响,为处理自我之死、亲人之死做好心理上的准备;④懂得尊重、维护和不伤害他人的生命;⑤加深人们对死亡的深刻认识,并将这种认识转化为对现世生活的重视、珍惜及感恩;⑥使人们正确地认识死亡的各种表象、情境和反应;⑦了解死亡的原因、预防与延缓死亡的措施。

（三）死亡教育的意义

1. 有利于树立正确的生命观 人生观是对人生的目的、意义和价值的根本看法和态度。死亡教育是死亡观确立的重要影响因素。死亡教育表面上是谈论生死，但实质上是在探讨人生，阐述生命的意义。因此，生死观的形成和发展对人生观的树立具有重要影响。

2. 有利于促进社会文明进步 死亡文明是反映社会文明的程度的缩影，包括3个环节：①文明终——临终期给予患者临终关怀，提升其生命质量；②文明死——人们能平静、安详地接受死亡现实；③文明葬——丧葬文明化改革。通过死亡教育提升死亡文明程度，促进社会文明进步。

3. 有利于人们珍惜生活 死亡教育的实施使人们意识到时间的宝贵，从而能更好地安排自己的生活，最终以自己一生的光辉成绩迎接死亡的到来。

4. 有利于临终关怀工作和器官捐献的普及 死亡教育帮助临终患者及家属逐步形成对死亡的正确认识，更新器官捐献的相关知识，促进临终关怀和器官移植的发展。

（四）我国死亡教育现况

我国由于受传统思想文化影响，国人迄今为止仍对"死"这个字眼讳莫如深、避之不及，极大阻碍了人们对死亡问题的正视与思考，导致我国死亡教育的发展速度缓慢，理论探讨极为薄弱。20世纪90年代以来，因癌症死亡人数不断上升、自杀现象严重、人口高龄化等问题，死亡问题越来越受到社会的普遍关注。但是死亡教育在我国几乎是空白，目前仍没有正式的关于实施死亡教育的系统课程，也没有在中小学开设死亡教育。

（五）医护人员在死亡教育中的作用

医务人员通过开展死亡教育让临终患者及家属认识疾病的严重程度和预后、认识影响终末期疾病的因素，指导他们采纳临终关怀行为，缓解他们躯体、心理、精神的困扰及痛苦。

二、死亡教育课程设置

（一）课程目标

（1）让受教对象了解与死亡有关的医学、伦理学、心理学、社会学和宗教学等方面的知识，认识到死亡是自然现象。

（2）学会调节和处理受教对象自己或他人面对死亡时的各种心理反应。

（3）充分认识到个人的人生价值。

（二）课程设计

1. 教育对象

（1）医护人员：是实施死亡教育的主体，既是受教育者，又是教育者。只有医护人员树立正确的生命观，才能维护临终患者的生命质量。

（2）临终患者及其家属：是死亡教育的主要对象。通过死亡教育可以降低临终患者对死亡的恐惧，使其安宁地离世。对于临终患者家属而言，死亡教育帮助他们正视亲人的死亡，平稳度过居丧期，重新开始新的生活。

（3）社区居民：向社区居民开展死亡教育是提高全民死亡教育水平的重要途径。由于社区居民的社会阶层、生活阅历、教育背景、经济状况等因素均存在较大差异,因此,面向社区居民进行死亡教育时,应根据受教人群的特点,有针对性地开展,便于他们接受、理解。

(4)学生:在校学生,尤其是医学院校的学生是开展死亡教育的重点对象,死亡教育应贯穿于他们的成长过程,使其成为死亡教育的实施者。

(5)社会志愿者(义工):社会志愿者是实施、开展临终关怀服务的重要组成,一般由大中学生、宗教人士及专职社工等组成的,共同为临终患者及其家属提供无偿服务。因此,面向社会志愿者开展死亡教育也是临终关怀中不可忽视的重要环节。

2. 教育的内容　死亡教育的内容相当广泛,凡是哲学、宗教、伦理学、心理学、社会学、人类学、医学、生物学、经济学、法学、文学艺术等学科中涉及临终、濒死及死亡领域的知识,都属于死亡教育的内容。

3. 教学形式与方法

(1)对非医学从业者开展死亡教育,需根据不同的人群采用不同的教学形式与方法。针对学生群体,可以采用校内知识性学习和校外社会实践结合的方式。校内知识性学习可以小组讨论的形式进行,需先确立一个学习的主题,如"如何预防青少年自杀"。接着需要收集与青少年自杀有关的原因、数据、研究报道及人们对此的看法和评论等资料,组织受教对象进行交流讨论。也可以专题讲座的形式,围绕一个主题进行讲解。校外社会实践根据不同年龄段及个人情况采用不同的教育形式。儿童可以通过观察小动物的死亡,让其体会动物死亡后没有感觉、听不到、看不见等死亡现象,了解死亡的真相。高年级学生可以通过参加葬礼、有条件的还可以去医院"参观",让他们真正感受到生命的珍贵和死亡是无法避免的,使他们有勇气面对死亡、思索死亡,了解死亡的本质。而成年人或老年人,更多的是采取专题讲座、展览、书报等形式,提倡公开讨论死亡相关的话题。

(2)对医学从业者开展死亡教育,应有别于一般非医学背景的受教人员,除了上述提及的教学方式外,还应坚持系统、长期的教育原则,以独特的教育方式展开。

1)坚持教育与自我教育相结合的周期性教育:对医学从业者开展的死亡教育需要贯穿基础学习阶段和临床学习阶段的始终,甚至将死亡教育作为毕业后教育的一部分,延续至整个职业生涯中。基础阶段的学习应以理论为主,学习了解各种死亡文化及相关知识。临床及工作阶段的学习应以实践为主,结合前期学习的理论,注重对临终关怀服务能力的培养,如病情告知技巧、与临终患者及家属沟通技巧等。

2)坚持教育内容的多学科整合:整合多学科理论对医学生开展死亡教育,教学内容要广博开放,注重多学科领域的渗透融通。对医学生的死亡教育可在独立开设死亡教育课程的基础上,把相关内容渗透于其他医学课程中,如医学伦理学、哲学、心理学等课程之中。

3)坚持教育场合的随机性:在具体的情境中对医学从业者进行死亡教育,采取随机渗透的形式,不局限于课堂或既定的带教中。只要与死亡相关的合适的场景都可以进行,如解剖课上面对尸体标本时、临床工作中遇到临终患者或死亡病例时。

4)坚持教育方式的多元性:死亡教育要想取得好的教学效果,需要采取更多元的教学方式,包括系统讲课、专题讲座、案例分析、主题讨论、情境模拟、情绪体验、参观实践等多种形式,各种形式可以相互结合、联合使用。面对一个案例,可以采用多种形式进行深入地学习教育,以加深受教对象对死亡教育的理解。

三、针对不同人群实施死亡教育的注意事项及技巧

(一) 医护人员针对临终关怀患者及家属开展死亡教育的技巧

首先,医护人员应对临终关怀患者及家属的基本背景资料有一定了解,在实施教育过程中使他们产生信任感,并且医护人员能根据不同的受教育者背景使用恰当的语言进行沟通。其次,医护人员熟悉死亡教育内容,需要准确判断、评估临终关怀患者及家属的心理反应,有针对性地进行死亡教育。最后,在教育过程中,医护人员要及时观察和了解临终关怀患者及家属对教育内容的反应,鼓励他们积极参与、交谈互动,需要给予他们充分的尊重与支持,使用恰当的语言安慰、鼓励他们把恐惧、忧虑等负面的情绪表达出来;同时医护人员要学会作一个聆听者,帮助他们舒缓紧张的情绪。一次教育内容不宜过多,要有针对性,避免泛泛而谈,要能把握谈话节奏及方向,避免谈话内容偏离主题。最后,教育结束时要小结本次教育内容及评估教育效果。

(二) 针对非医护人员开展死亡教育的技巧

1. 针对儿童开展死亡教育的技巧　父母与儿童探讨死亡的话题时,不能因为孩子对死亡的想法幼稚,便向他们隐瞒或敷衍他们的问题,需要以认真的态度回答他们的问题。根据不同年龄儿童的认知水平,结合孩子本身的兴趣和好奇心,或是孩子所经历到的死亡经验作为讨论死亡话题的基础,需要合理掌握分寸,不宜把死亡描述得十分可怕,也不要把死亡修饰得十分美好。父母要用爱消除他们心中对死亡的恐惧和误解。不管孩子们的反应如何,告诉他们公开讨论死亡这个事实是积极且有益的。

2. 针对青少年及成年人开展死亡教育的技巧　死亡教育的开展应贯穿于整个生命周期,不同于儿童,青少年及成年人在认知上更成熟,又因处于精力、体力最旺盛的时期,因此对死亡的恐惧较小,能更客观、理性地对待死亡。对青少年及成年人开展死亡教育,可以从其自身经历或周围人的死亡案例入手,给予其充分思考及表达的空间,以比较开放的方式与其共同探讨与死亡相关的话题,使其对死亡的认知能从感性上升到理论层面。

3. 针对老年人开展死亡教育的技巧　老年人或多或少对死亡存在焦虑心理,通过死亡教育引导他们在心理上接受死亡是有重要意义的。对老年人开展死亡教育,有必要先了解他们的文化素养和宗教背景,根据他们的具体情况,借助宗教的力量,运用生死学的知识,帮助老年人缓解对死亡的焦虑、恐惧和各种思想负担,使其能坦然面对死亡。

四、死亡教育评价

(一) 目的

检验教育过程是否增进学习者对死亡的认知与了解、减低了对死亡恐惧的程度,学习者是否能将所学知识、技能应用于生活中,是否解决了他们关于死亡的种种问题、建立了更积极的人生观,拥有更积极、有意义的生命。

(二) 效果评价的内容及方法

效果评价的内容分为 4 个维度,分别为:患者或家属参与死亡教育;患者或家属教育后

的表现;患者或家属在临终阶段对死亡态度;患者或家属能够以平静态度迎接死亡。每个纬度的评价需要进一步评估:是否达到死亡教育的目标;所提供的死亡教育是否为公众所需要;死亡教育目标及计划是否切实可行;执行死亡教育计划的效率和效果如何;是否需要修订死亡教育计划等。

(三) 评价方法

评价方法多样,可以采用直接观察患者法、对患者或家属询问法、患者自我评价、家属或社会评价、书面评分等方法进行评价,需要注意的是,效果评价应贯穿于死亡教育的全过程。

五、影响死亡教育开展的因素

(一) 传统死亡观的影响

儒、道、佛家思想对我国死亡观的影响深远。儒家的死亡观是重生恶死;道家主张顺应天理和自然之道,既不悦生,也不恶死;佛教的死亡观是消极的。总而言之,儒、道、佛家思想构成了我国特有的"重生忌死"的文化传统,即谈死是不吉利的。

(二) 传统医学观的影响

传统的医学人道主义认为,医学就是"救人活命"的技术。全力以赴抢救患者的生命是医生不可推卸的责任,即使对于濒临死亡的危重患者也必须全力抢救,因为放弃就意味着不人道。然而随着社会的发展,我们必须认识到传统的医学人道主义观点的局限性,它过分强调生命长度的重要性,却忽略了人的生命质量和尊严。

在现实中,部分临终患者或家属一味要求延长生命,忽略生命质量,并且阻碍医务人员开展死亡教育及临终关怀服务。

(三) 政府、社会、专业机构的重视不足

在传统死亡观及传统医学观的影响下,死亡问题在人们思想中淡化,人们意识不到死亡教育的重要性和必要性,并且这一问题仍未引起政府、社会、学校和机构的充分重视。一方面,唯恐死亡教育会引致消极、负面的影响;另一方面,现行的教育制度中也缺乏系统的死亡教育。而且目前我国缺乏死亡教育专业组织和队伍,这也成为制约死亡教育开展的主要因素。

(虞莹 刘瑶)

参考文献

[1] 卫生部脑死亡判定标准起草小组. 脑死亡判定标准(成人)(修订稿)[J]. 中国脑血管病杂志,2009,6(4):220 - 224.
[2] 宋岳涛,刘运湖. 临终关怀与舒缓治疗[M]. 北京:中国协和医科大学出版社,2014.
[3] 施永兴. 临终关怀学概论[M]. 上海:复旦大学出版社,2015.

第十三章
社会支持

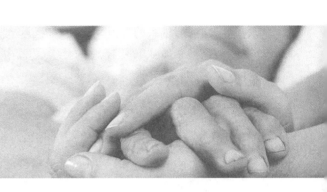

第一节　概述

一、社会支持的定义

社会支持与临终关怀之间整体属于相辅相成的关系,临终关怀作为一项社会公益性事业离不开社会支持,社会支持同时也推动着临终关怀的发展。

WHO 指出:临终关怀是对没有治愈希望的患者的整体性与积极性地照顾,目的在于保障患者及其家属最佳的生活品质。临终关怀为患者提供保守性的治疗和支持性的照顾,尽可能使患者在生命的最后阶段能有尊严、无痛苦地离开人世。临终关怀将临终患者和家属作为一个照护单元,在身体上、精神上和社会关系上为患者提供关怀服务,其中包括缓解临终者的病痛症状、在排解不良情绪时还应给予临终者家属一些心理上的支持服务,并在服务过程中挖掘患者的多维度社会支持网络。

社会支持作为一个专业术语于 20 世纪 60 年代被正式提出,它是一个包含环境因素和个体内在认知因素的多维度概念。社会支持作为一个科学研究对象,精神病学、社会学、心理学、医学等学科都有涉入其中,但其内涵并未在学科间达成共识。从社会学的角度来界定社会支持更为符合临终关怀发展的需要。社会支持就是指一定社会网络运用一定物质和精神手段对社会弱者进行帮助的一种选择性的社会行为。社会支持理论指的是,当事人拥有的社会支持越多,抵御风险的能力越高,应对问题、处理问题的能力也越高,两者之间呈正相关。社会支持理论最核心的思想是强调子系统间的互动关系,内容涉及生活、家庭、社交等多个方面。当个体遇到自身难以解决的问题时,充分运用各个支持层面的资源,发挥其优势,解决问题。

社会支持从性质上通常可分为两类:一类是客观的、可见的或实际的支持,如物质援助或者亲友帮助;另一类则是主观的、可体验到的情感支撑,这类社会支持与个体的主观感受密切相关。社会支持从来源上分为正式支持和非正式支持。正式支持是指国家直接干预并有制度和法律维系的规范性支持,如医院、学校、街道办事处以单位名义提供的服务;非正式支持则是指个体从其所拥有的社会关系中获得的精神和物质支持,如亲朋好友提供的帮助等。

二、社会支持的基本要素

社会支持是作用主体通过一定的手段将支持内容提供给客体的过程,它包括四大基础要素:即主体、客体、手段和内容。一旦将这四个要素界定清楚,我们就可以清晰地把握社会支持这一概念。

社会支持的主体是指社会支持的实施者。它源于个体相对稳定且持久的社会网络,具体包括亲属、朋友、邻居、同事、单位、工会等个人或组织。社会支持也可以根据主体划分为个人支持、群体支持及国家支持三种类型。临终关怀服务所涉及的医务工作者、社会工作者、药剂师、营养师、志愿者等群体构成了患者及其家属在入院之后的社会支持网络。这个支持网络从生理、心理、社会层面帮助患者,多维度满足其需求。临终关怀的社会支持力量也体现在其他医疗机构当中,通常以机构为主导,医护人员、护理人员、社会工作者、法律工作者参与其中,并作为一个团体为患者提供注射、伤口换药、疼痛控制、生活护理、心理支持、法律咨询等多方位服务。

社会支持的客体是指社会支持的接受者。因为社会支持不仅仅是一种单向的关怀或帮助,它在多数情境里也是一种社会交换,所以社会支持的被支持者是有选择性的。广义的社会支持服务于社会的所有成员,其客体就是普通的社会个体。狭义的社会支持客体则是个体中的特殊人群,主要聚焦于弱势群体。临终关怀服务的客体范围广泛,包括临终患者、患者家属、社区居民及社会大众,针对不同群体有不同的临终关怀服务内容。

社会支持的手段是指为社会支持的客体提供支持的方式,它既是链接社会支持主体与客体的纽带,也是两者互动的桥梁。一般而言,社会支持的手段主要包括人、财、物三方面。社会支持的内容与支持的手段也是内在统一的,支持的内容依赖相应的支持手段来实现。

社会支持的内容即提供给社会支持的客体什么样的支持,包括精神上与物质上的扶持与帮助。物质支持是社会支持的基本内容,包括金钱援助或者生活用品的提供等。精神支持也是社会支持的重要内容,是一个由心理支持、相互关系支持和成就支持组成的多层次结构体系。对于临终关怀服务而言,社会支持的手段和内容非常重要,它是一个资源链接的过程,也是激发患者内在优势的方式。

总而言之,社会支持是提供临终关怀服务的必备条件,临终关怀也为社会支持带来良性循环的作用。无论是在物质层面还是精神层面上,社会支持总能够通过其支持手段将支持内容提供给客体,是临终关怀服务的重要组成部分,两者共同致力于提高临终患者的生命质量。

第二节 临终关怀社会工作方法

生老病死是自然界不可抗拒的客观规律,如何让临终患者有尊严地离世越来越受到社会的关注。社会工作是以利他主义为指导,以科学的知识为基础,同时运用科学的方法进行职业性的助人服务活动。围绕医疗过程开展的社会工作称为医务社会工作,它是临终关怀服务的重要组成部分,是社会工作者在医疗、卫生、保健机构中运用社会工作专门的知识、方法和技巧,开发、利用社区和社会资源,协助患者及其家属解决与疾病相关的社会因素和心理因素,提高疾病治疗效果,增进人们对疾病的防治和对健康的保护。社会工作方法结合社会支持网络能够有效弥补临终关怀服务的缺陷,帮助患者及其家属解决问题,从而体现临终关怀真正的价值。在临终关怀领域,社会工作方法可分为三大类:个案工作、小组工作和社区工作。

一、个案工作

个案工作起源于19世纪70年代后期英国和美国的慈善组织运动,形成于20世纪初期,是最早的一种社会工作专业方法并沿用至今,逐渐成为医务社会工作方法的重要组成部分。

(一)概念

个案工作是以科学知识和专业技巧为基础,通过一对一的专业关系,帮助服务对象处理其与环境之间的关系,从而增进服务对象的社会福祉,提升全社会的福利水平。个案工作注重面对面的交流沟通,给予心理、环境各方面的支持,帮助服务对象充分了解他们所拥有的资源,了解自身所具有的潜力,促进他们提高适应和解决问题的能力,推动个人和家庭及两者之间的良性发展。在大多数情况下,尽管个案工作是以个体作为研究的对象,但它仍然可以将研究结果推广到一般情况。

医务社会工作者(简称医务社工)作为医生的助手、护士的伙伴、患者与家属的朋友、家庭的保护人和社区的组织者,根据需要会在不同健康照顾场所开展个案服务。医务社工在医院需要进入病房探望患者,了解患者的问题与需求,通过倾听、鼓励、解释、宣传、教育等手段,协助患者解决问题。医务社工通常采用观察、面谈、收集数据、描述统计、测验、问卷、图片、影片或录像资料等方法总结个案报告。通过个案总结进行重新回顾性研究,对医务社工和患者动态的相互作用过程和当时所处的情景脉络加以整理,全面摄取研究所需的信息,可以整合出完整的社会工作个案服务流程。医务社工为实现持续性的临终关怀服务会上门探访患者家庭,记录患者和疾病相关联的各类社会、经济、家庭、情绪等问题,通过与家庭会谈的方式收集资料,然后综合分析,找出问题的症结,建立社会心理诊断,并针对问题进行处置。

(二)服务流程

临终关怀个案服务过程一般分为接案期、预估期、计划期、介入期、评估期与结案期六个阶段。

1. 接案期　开展个案工作前,需要选择服务对象。个案的服务对象可以由其他医疗机构或者社会组织转介而来,也可以由服务对象自己主动求助而来。医务社工与临终患者及其家属进行面对面的交谈,目的在于协助服务对象表述需求,营造良好的沟通氛围。接案期的谈话聚焦于患者现阶段存在的问题、需求并澄清双方的角色期待。医务社工应在尊重患者意愿的前提下与患者签订个案服务协议,和患者建立专业的服务关系。

2. 预估期 临终关怀个案服务的对象一般都具有复杂多重的需求与问题,因此,医务社工需要和医护人员合作,对患者进行多方面的评估,掌握患者内在、外在的社会资源和支持力量。医务社工负责收集、分析、整合患者资料,建立患者个人档案,确认患者需求与问题的性质,从生理、心理和社会层面对患者进行需求评估。

3. 计划期 医务社工需要与患者共同确定个案目标,包括短期与长期目标。根据服务目标商讨一揽子的服务计划,链接患者的各方资源,并确定最佳服务方案。

4. 介入期 医务社工依照制订好的服务计划,为患者提供直接服务,同时还要扮演协调者的角色,将满足患者需求的资源进行链接与整合,将医院、医护人员、志愿者及家属有效地串联,共同为患者提供具有针对性的临终关怀服务,并帮助其解决相关问题。

5. 评估期 评估是指评定为患者提供的服务的有效性。医务社工要从临终患者需求、个案管理服务过程、个案管理服务效果三方面来评估整体服务方案,总结经验教训并加以改进。

6. 结案期 当临终关怀服务达到预期目标或遭遇不得不终止服务的情境时,医务社工需要向患者和家属说明情况,进行结案并处理分离情绪。此外,医务社工还应该征求患者意见,用以改善个案服务水平。

(三) 服务内容

1. 需求评估 医务社工通过接案期病房探访与沟通交流,了解患者及其家属的情况与问题,评估他们的困境与需要。结合资料进一步对需求进行分类与整合,建立个案服务档案,制订工作计划。

2. 情感支持 情感支持是医务社工能够提供给患者最直接有效的服务。很多时候,患者需要的只是有人能陪陪他们,听他们说说话,宣泄一下情绪。医务社工此时的专注倾听,对患者而言就是最好的支持。个案谈话需有目的,在注意把握住节奏的同时又不用太刻意,应从患者的一字一句间感受他的所思所想,同时在这个过程中提供恰到好处的安慰与鼓励,这样才会让患者有和医务社工深谈下去的兴趣与动力。在这个互动过程中,患者与医务社工是互相扶持的,也是共同完成服务目标的。另外,谈话过程中需要医务社工充分尊重患者及家属的个体差异,立足患者的需求,并以患者为本。

3. 心理疏导 医务社工给予患者心理疏导、情绪辅导和心理支持,不仅需要为患者提供心理疏导和支持,同时也要抚慰家属,呵护他们的心灵。

4. 召开家庭会议 医务社工、患者及家属之间的有效沟通是高质量临终关怀服务的一项基本要求。抛开单向与患者沟通的方式,医务社工在服务过程中可以征求患者和家属的意见,并将此过程作为一个小型的家庭会议。会议召开前,医务社工可以联合医护人员评估患者现阶段状态,了解患者和家属存在的主要问题与需求。会议开展过程中,医护人员介绍患者当前病情,医务社工介绍针对患者的临终关怀服务计划,并解答患者及家属的疑问。这一过程有利于促进医患沟通,满足照顾者需求,促进患者与照顾者之间的情感交流。

5. 生命回顾 生命回顾是指医务社工协助临终患者系统地回顾过往生命中的点点滴滴,以一种全新的观念去看待患者无论伤痛或是快乐的过往,并找出各种经历的意义。患者通过生命回顾可以发现新的感受,领悟生命的价值,从而以另一种视角来看待现阶段疾病带来的痛苦。

6. 链接资源　医务社工可以挖掘患者的内在与外在资源并将其充分利用。医务社工可以为患者链接社会资源,如为贫困患者家庭提供经济支援、协助申请公益金,为需要法律咨询的患者链接法律资源,解答关于法律上面的疑惑等。

7. 生前预嘱　医务社工可以通过生前预嘱帮助患者规划好自己的生命,在他们人生道路的最后阶段,可以自己做决定和安排。医务社工协助患者实现心愿,如提前与家属协商安排身后事务,包括财产公证、捐赠等。

8. 生命教育　医务社工帮助患者及其家属认识生命,探索生命的意义和实现生命的价值。可以通过一系列的宣教活动进行生命意识熏陶,促进生命关怀,并以家庭影响患者。

9. 灵性关怀　医务社工帮助患者探索临终前的灵性需求,并尽力协助其实现临终愿望,达至生死两相安。还可以运用医院关怀室资源或宗教伙伴群体力量,在患者临终之前满足其对信仰的追求。

10. 哀伤辅导　临终患者离世后,医务社工可以为家属提供人文关怀和哀伤辅导,其中应特别关注家属中的年长者、青少年及幼童。医务社工可以使用面对面交谈、电话热线和小组活动等形式,与家属共同纪念患者,减轻他们的哀伤和悲痛。

二、小组工作

(一) 概念

小组工作起源于 19 世纪中叶,到了 20 世纪 40 年代发展成为社会工作的重要方法之一。小组工作是一种以两人或多人构成的小组为服务对象的专业社会工作方法。它主要由社会工作者运用有目的的小组活动和组员间的沟通交流,来协助组员一起参加团体活动,从而使组员在这一过程中能够通过学习来提升处理与他人和环境之间问题的能力,进而实现行为的改变、个人潜能的开发、社会功能的恢复和发展等一系列目标。

小组工作的目的是既要解决服务对象的问题,又要促进他们的成长与发展。它既符合社会工作“助人自助”的宗旨,又是用来解决临终患者问题,满足患者、家属及医护人员需要的好方法。需要注意的是,在临终关怀领域,运用小组工作方法不可一概而论,应在认真分析的基础上有选择性地加以运用。

(二) 工作原则

小组工作旨在通过组内互动为组员提供沟通交流和学习的机会,使个体与团体在这一过程中获得经验和成长。在临终关怀小组开展过程当中,医务社工和组员都要注意遵循以下专业原则。

1. 个体化原则　人与人之间是存在较大差异的,因此,在小组活动过程中,医务社工要注意尊重每个人的个性,要意识到他们都是独特的个体。根据每个组员的不同需要,医务社工应采用有针对性的介入方法,并制订切实可行的工作目标与计划。

2. 接纳原则　医务社工应当真诚地接纳每一位组员。尽管每位医务社工都可以有自己看待他人的价值观念和行为方式,但在开展小组活动的过程当中,医务社工不能掺杂个人的价值观念,需要完整接纳每位组员。

3. 助人原则　医务社工要有目的的建立专业的助人关系,切实有效地协助组员解决实际困难,满足其现实需求。

4. 保密原则　小组活动伊始,医务社工就需要向组员宣读小组规范并要求组员严格保守组内的秘密,告知组员未经他人同意,不得透露任何其他组员信息和其活动表现。

5. 积极参与原则　医务社工要与组员制订小组契约,尽量运用小组规范来鼓励和引导组员根据自己的能力和特点积极参加小组活动,尝试各种新机会和解决问题的新方式。对于组员的偏离行为,也应该恰当地运用小组规范加以制约和修正。

(三) 工作技巧

专业的工作技巧有助于小组目标的达成,恰当的技巧也会促进小组活动的有序开展,同时有利于组员的共同成长。

1. 积极倾听　积极倾听既包括能够专注于说话者所说的语言和非语言信息,也包括通过语言和非语言途径让倾诉者了解你的倾听和关注。在面对面的交谈过程中,医务社工常用的方式有眼睛对视、观察、点头等共情式的回应等。

2. 反应　反应也称反馈,它建立在积极倾听的基础上,复述组员表达的内容并揭示其背后的情感。反应既能帮助发言组员更清楚自己所讲的内容和感受,又能让医务社工听懂他、了解他,并与之逐渐产生共情。

3. 植入希望　植入希望是组员观察到其他成员成长的时候,心中产生的一种乐观的个人经验感受,在这个过程中,希望一直伴随着组员走完小组工作的全程。在小组工作的开始阶段,当组员对陌生的环境感到恐惧或对治疗效果产生怀疑和不信任时,希望会支撑着他们;当小组工作发展到某一阶段,需要组员在认知和行为上有一些实质性的改变时,希望会帮助他们;当小组工作即将结束,成员不得不离开信任的医务社工和关心他的其他组员,独立面对生活时,希望同样也会支持着他们。

4. 澄清　澄清是指使用某些方法使组员陈述的内容和感受更加清楚和条理化。通常组员阐释情况时,情绪可能会比较激动,有时给出的信息可能是不连贯或者自相矛盾的。因此,医务社工在倾听时应注意观察,并通过询问来理清思路及问题,帮助组员把想表达的意思说得更清楚、明白。常用的澄清方式有:①运用开放式提问,留足组员自由回答的空间;②采用重复的方法,医务社工重复叙述组员的言语,将其中混杂在一起的信息重新排列;③请其他成员帮助澄清,共同整理组员的感受。

5. 总结　总结是将散落在交谈过程中的信息进行归类,以精辟、简洁的语言对组员的重要观点和内容予以陈述。

6. 鼓励和支持　鼓励和支持是指医务社工用温暖的话语、愉快的表情和放松的姿态来传达对组员的支持,包括及时回应来表达对组员的鼓励,从而使组员达到自我突破和自我发展。

7. 引导互动　引导互动是指医务社工运用一些活动或游戏来促进组员之间的互动,让组员感到一定程度的舒适和安全,营造和谐的群体交往空间。

8. 对质　对质是指在适当的情况下,出于助人的目的,医务社工对组员言行的不一致、内在冲突的外在表现或逃避事实等行为作出挑战,对组员的软弱、盲点、内心矛盾和冲突做直接接触,从而帮助组员达到自我成长。

(四) 小组类型

根据临终关怀服务对象的不同,小组可分为患者小组工作、家属小组工作和医护人员小组工作三类。

1. 患者小组工作

(1) 自助-互助小组:小组旨在为面临共同难题的组员提供交流病情和经验的机会,使小组成员相互鼓励、相互支持、相互影响,实现其态度和行为的转变,并依靠自己和同伴的力量来解决问题。

(2) 情感支持小组:小组为患者提供情绪宣泄的机会,通过组员之间的分享,可以了解他人的遭遇与感受,逐步对他人经历产生相似感,进而理解彼此,产生同伴支持力量。情感支持小组最终通过成员之间的良性互动过程来缓解疾病带给组员的一系列负面情绪,帮助组员解决问题。

(3) 社交康乐小组:医务社工在特殊节日,如春节、端午节、中秋节等组织开展主题活动,链接志愿者团体为组员进行活动策划及相关活动演出,带给组员欢乐与放松的感觉。

(4) 治疗小组:小组通过互动,协助组员改变认知、情绪或者行为问题。医务社工链接专业技术力量为患者开展音乐治疗、园艺治疗、香氛舒缓疗法等小组活动,帮助患者释放负面情绪,培养良好的积极情绪,建立正向的生活理念。

2. 家属小组工作

(1) 教育小组:用小组的方式帮助家属学习照护患者的医学知识与护理技巧,从而提升组员的照顾能力。医务社工还可以链接医护人员定期开展医学护理类型的讲座,帮助组员实时更新相关信息。

(2) 支持小组:医务社工通过前期筛选,选择符合小组要求的患者家属来开展支持小组,通过小组分享活动,缓解组员长期照护的压力,从而给处于压力环境下的组员一个释放压力、转换心情的契机,重塑良好的生活态度。支持小组还可以通过交流照顾患者的经验,发展出组员间的一致性,引导患者家属之间的互帮互助和相互支持。

3. 医护人员小组工作

(1) 教育小组:小组目的在于帮助组员学习、面对和坦然接受死亡,建立良好的生命观和正确直面生死的态度。小组可以提供平台和机会,引导组员述说照护患者的故事与经历,抒发情绪,达到共鸣并获得同伴的支持力量。

(2) 减压小组:小组有针对性地开展科学合理的减压活动,增强医护人员心理防御机制和应激能力。小组还可以传授沟通方面的技巧,构建组员社会支持网络,使他们能够更好地处理压力问题,增进对职业的热爱与期待。

(五) 服务流程

1. 前期准备　这个阶段是为实际开展小组工作作准备的阶段,医务社工的任务包括:①收集资料,分析组员情况,评估小组成员的需求,决定成立小组;②通过医护人员转介、组员主动求助、医务社工发掘潜在组员的方式,筛选评估符合小组要求的组员;③将小组的目标加以概念化,分列总目标与具体目标;④召集全体组员参加首次聚会,与组员初步接触,确定小组聚会的时间、地点、周期等具体内容;⑤根据小组目标制订内容灵活的小组计划书,计划书可以随着小组的发展和组员的改变而进行适当调整,以便更好地满足组员的需要。

2. 小组形成 在这一阶段,组员开始确立角色体系和行为模式,他们对团体的依赖和期待开始形成。医务社工的任务包括鼓励组员参与团体活动,协助组员产生对小组的归属感。医务社工还需要主动证明自己具有协助群体实现小组目标的意愿和能力,从而获得组员的信任与合作。在面对小组的冲突、挑战、排斥和依赖时,医务社工应当不间断地加以处理,从而推动小组持续良好地发展。

3. 沟通协调 在这一时期,团体可能发生整合、分化和再整合。一般来说,冲突是无法避免的,而且冲突对于小组而言,既有建设性,也可能有破坏性。有冲突并不可怕,此时需要医务社工的循循善诱和及时解决。临终关怀小组的成员情绪一般并不稳定,或许会对小组产生抗拒心理,医务社工应当有足够的耐心和敏感度、小心地处理组员情绪,给予他们时间,让他们有一个心理准备。医务社工对其他各类情况的出现都需要持包容态度,用客观、公正的态度对待小组的冲突或停滞。医务社工还需要体验组员的感受和情绪,分担他们的痛苦与犹疑,关注他们的实际困难和所思所想,并为他们提供实质性的援助。

4. 达成目标 在不断地沟通与协调之下,小组趋于稳定与成熟。在这一阶段,小组有足够的能量达成目标,小组的概念更加深入,组员与医务社工的关系也更加和谐。这个时候,医务社工就可以在一定程度上把自己从团体中抽离出来,让小组成员更多地参与团体活动,以确保团体不断产生新的效果,使小组目标最终得以全面地实现。

5. 结束工作 一个小组结束的标志有:①小组已经到了预定结束的时限;②小组完成了预定的任务;③组员已不再需要团体;④组员减少到不能实现预定的任务。

在这一阶段,医务社工应该做好结案工作:①回顾组员在小组中获得的成果,处理组员的分离情绪;②协助组员走进现实,锻炼他们独立解决问题的能力;③对小组工作的过程和效能进行评估,记录经验。

三、社区工作

(一) 概念

社区工作起源于19世纪英美的慈善组织会社时期,主要以社区和社区居民为服务对象,通过社会工作者的介入,旨在确定社区的问题与需求,发掘社区资源,动员和组织社区居民实现自助、互助和社区自治。

近年来,临终关怀事业已经从医院逐步拓展至以家庭为单位的居家照护。家庭是患者和家人最放松的场所,能够最大限度地发挥临终关怀服务的作用。以家庭为单位采取居家照护的临终患者,在居家过程中,主要由其家属提供持续性的生活照护,同时,医护人员定期上门巡诊护理。这样的服务模式既可以尊重患者的自主选择权,又有利于实现社区-家庭一体化的持续照护。巡诊护理团队由经过专业培训的医生、护士、药剂师、营养师、理疗师、心理咨询师、医务社工等多学科人员构成,能为患者提供包括药物注射、伤口换药、疼痛控制、生活护理、心理支持等在内的多方位服务。服务过程中,志愿者可在医务社工的指导下参与陪伴并提供支持。居家照护模式与社会工作的结合满足了一部分患者希望在生命最后的日子能和家人在一起的愿望,且费用比较低,也能部分缓解医院床位紧张的情况。

（二）工作原则

1. 以人为本的原则　社区工作追求的是社区居民的合作态度与能力的培养。只有居民对社区临终关怀事务有参与意识和责任感,愿意参与其中并与他人合作,才能凝聚成集体的力量去提高临终关怀的普及度与认同感,同时影响社会资源的分配,社区临终关怀服务的改变和发展也才能得以实现。

2. 居民参与的原则　社区居民的自主参与是社区临终关怀事业发展的重要推动力量,也是社区工作顺利进行并取得成效的基本保证。当社区居民走上自主谋求居家临终关怀的发展道路时,医务社工就可以以辅导者的身份引导他们意识到自己的价值和能力,共同解决现阶段临终关怀服务面临的问题。

3. 社区自决的原则　社区自决是指让社区居民自己决定自己社区的事情,让他们选择和决定自己社区的改变方式及行动路径。医务社工应当尊重社区居民自决的权利,在与他们沟通合作的过程中,不要将自己的价值观强加于他们,而是帮助他们理解临终关怀的含义与意义,与他们交换意见,使他们对临终关怀有一个全面的了解,在此基础上,帮助社区居民作出合乎实际的决定。

4. 因地制宜的原则　因地制宜是指医务社工应根据不同社区的具体情况和实际特点,制订有针对性的工作计划以促进社区改变。一般来说,不同社区对临终关怀有不同的问题和需要,不同社区的患者及其家属又有着不同的处事办法和能力,这就需要医务社工在充分熟悉社区情况的前提之下,制订符合实际和要求的服务计划。

（三）工作内容

1. 居家探访　医务社工与医护人员一同上门探访患者,根据临终患者评估情况,制订并实施临终关怀计划,持续提供整体服务。具体包括舒适护理、基础护理、饮食护理、心理疏导、死亡教育、家属宣教、哀伤辅导等内容。

2. 宣传教育　医务社工进行活动策划,组织医护人员深入社区,为社区内的居民进行健康教育活动,为居民解答相关疾病知识,使居民做好健康预防措施。还可以制订临终关怀服务宣传手册,利用大众来传播临终关怀的意义,促进社区层面对临终关怀的理解与认同。

3. 发动志愿者力量　临终关怀服务所需要的人力与财力是庞大的,面对的问题也是复杂多变的,不是有限的人力能够完全解决的。因此,需要借助志愿者的力量,志愿者的参与可以使临终患者得到更多的帮助。

（易春涛　杨芸峰　陈瑭）

参考文献

［1］王思斌.社会工作导论［M］.2版.北京:北京大学出版社,2011.

［2］刘继同.医务社会工作导论［M］.北京:高等教育出版社,2008.

［3］李迎生.社会工作概论［M］.2版.北京:中国人民大学出版社,2010.

［4］陆宇晗.我国安宁疗护的现状及发展方向［J］.中华护理杂志,2017,52(06):659-664.

［5］陈成文,喻名峰.论社会保障与社会支持[J].湖南轻工业高等专科学校学报,2000,(1):71-77.

［6］罗梦兰.社会支持视角下居家宁养老年人临终关怀个案研究[D].长春:吉林农业大学,2023.

［7］姚远.非正式支持:应对北京市老龄问题的重要方式[J].北京社会科学,2003,(4):71-76,83.

［8］袁泉,姚文兵.老年失能患者的生活质量及社会支持[J].中国老年学杂志,2017,37(19):4909-4910.

［9］徐永祥.社区工作[M].北京:高等教育出版社,2004.

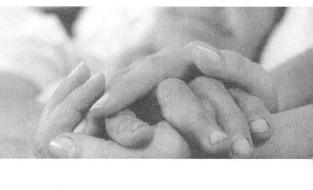

第十四章

临终关怀中的文化服务

第一节 概述

　　随着当代医学的迅猛发展，人类的寿命不断延长，但死亡仍是不可避免的生命终点。生死是人类永恒的话题，无论国家或地区、无论种族、无论经济地位、无论性别、无论年龄，人在面对死亡时或多或少存在恐惧心理。一个国家对"死"的劝慰之道反映出这个国家对"生"的珍视和尊重。西方的临终关怀模式起源于宗教及"来世"的概念。宗教作为一种文化载体，在社会关怀中扮演着重要角色，包括社会的精神、价值、信仰、文化、伦理、社会秩序等。宗教所提倡和实践的博爱、慈悲精神与临终关怀的目标和宗旨是相契合的。宗教是对神的信仰，不依靠自身而借助外力来摆脱困境，寻求心灵的慰藉。其本质是给人在精神上一种"终极关怀"，这种"终极关怀"就是人在面对死亡时所需要的精神上的慰藉，这是人最大的精神需求。在西方发达国家，从事临终关怀的人除了医护人员外，还有社会工作者、心理学家、神职人员等。宗教对西方临终关怀的巨大影响体现在对临终关怀精神的理解，并且已深入到实践层面。在美国，很多社区护理都包括临终关怀，提供临终顾问。我国的临终关怀体系应在尊重地方经济文化差异的基础上，结合传统文化，通过全民死亡教育提高自身、家庭、医疗机构、社会的临终关怀能力。

　　近年来，随着我国经济的快速发展导致人口迁移激增，从农村到城市，从内地到沿海，人口迁移数以千万计，这些流动人口带着鲜明的民族及地域文化特点，改变了城市原有的文化、习俗和宗教结构。而对外开放的扩大，使得不少城市医疗机构中来自不同国家、地区、民族、文化背景的临终患者数量迅速增加。社会文化的日益多元化必然导致临终关怀服务的多元化。一方面，文化发展的多样化导致服务需求的多样化；另一方面，临终关怀对象的多样化也导致服务需求的多层次、多元化。文化服务是指满足社会公众文化生活需求而提供的各种服务。文化习俗和精神信仰是公众生活的基础，对于具有不同文化背景的临终者，需要足够的文化胜任力和文化敏感度。比如，临终关怀的服务提供者需要清楚了解其服务对象的文化背景、民族宗教信仰、语言习惯、缓解疼痛的需求程度、自身所患疾病的接受程度、他们如何看待自身躯体疼痛、亲友对患者的关怀，等等。这些都是确保关怀服务有效的关键，如果忽略了这些问题，任何关怀和服务对于处在人生最脆弱时刻的临终者而言，可能不仅毫无帮助，反而会加深临终者及其家人和照护者的压力和焦虑，甚至造成矛盾和冲突。

我国是个多民族国家，除了汉族外，还有 55 个少数民族，这些民族占全国人口的 6.6%，分布在全国总面积 50%~60% 的土地上。不同民族宗教文化影响着临终者及其家人对死亡的态度和期望。据《中国保障宗教信仰自由的政策和实践》白皮书介绍，我国信教公民近 2 亿人，主要信仰佛教、道教、伊斯兰教、天主教和基督教等宗教。就佛教文化而言，佛教对死亡和生命有着特殊的理论，是以"超越轮回束缚"为目的，通过"往生净土、离痛得乐"来实现临终关怀。佛教倾向于"生死轮回"，强调现世与往生的因果报应，认为人只有此世积德行善才可通往往生的极乐世界，并通过对幸福往生的极致描绘，为临终患者提供强大的精神支持，延续了临终患者对于"生"的期望，并以积极乐观的心态过好现世，希冀通过往生来得到生命的另一种延续。而就道教文化而言，庄子的道家思想作为我国先秦时期的重要哲学思想之一，是道教思想的本源之一，对于生死问题的阐释有着独到见解。庄子以道家"道法自然"的核心论点为其生死观的内在依据，提出"贵生""重生""善死""乐死"等观点并最终引向其"生死齐一"的辩证生死观。道教更加注重现世的因果，更侧重把握当下，珍惜现有的生活。儒家则是以"乐生安死，生命传承"的理念，实践了我国传统的临终关怀模式。就基督教文化而言，基督徒相信有天堂和地狱的存在，信上帝的人死后去天堂，而那些不信上帝的人死后将赴地狱；人生在世只是永恒生命里的一瞬，他们死后会回天堂，一个无忧无虑、无比美好的地方，所以何时生、何时死，一切都在神的掌握之中，人不必忧虑，带着平安喜乐跟随神即可。比如摩梭人对待生死的态度和他们临终关怀的传统做法受到达巴教和藏传佛教两种文化的深刻影响，在摩梭文化中，通过各种宗教仪式和亲人之间的感情传递，慰藉生者、安送亡人，体现了从容坦然的生死观。再比如藏族中信仰藏传佛教的民众坚信生命的轮回，认为死并不意味着生命的终结，而是预示着新生命的开始，因此把大量的时间投入对来世关于最高生命价值的追求上，把生死看作是一种自然规律。回族中信仰伊斯兰教的民众认为生命是真主安拉所赐，人的死亡是真主安拉所召唤，都是事先安排好的，人无法改变，因此回族人对死亡有一种视死如归、顺服前定的态度。

虽然同处亚洲，但东南亚人的生死观也有其各自特点。如位于东南亚的菲律宾，其大部分居民具有马来血统，且大多信奉罗马天主教。对菲律宾人而言，死亡是生死循环的一部分，是自然现象，因年迈而死被认为是好事，人们认为死亡不只是悲伤和失去，快乐也是死亡的一部分，对患有不治之症者而言，死亡是最后一剂良药。菲律宾人会公开地讨论死亡，家庭、社会、经济背景决定了他们在面对死亡时的公开程度，富裕家庭通常比较低调，贫困的家庭会更多地依赖社区的支持。

所以说，无论是何种宗教，虽然它们的思想维度不同，但是作为一种文化载体都在临终关怀服务的发展过程中扮演着重要的角色。

在不同文化背景下，人们对有尊严的死法的看法也不一样。医疗机构中可能会遇到这样的情况，一个晚期癌症患者深受病痛之苦，医务人员为其开具了一些止痛药，然而患者家人并没有打算让医生为其减轻痛苦，因为其宗教信仰认为痛苦是有尊严死亡的一部分，痛苦是必须的,不仅仅是为了尊严,也是为了能有一个更好的来世。因此,文化的不同造成有尊严死亡方式的不同,然而,在世界上大部分地区,人们并不认为痛苦地死去是有一种有尊严的死亡。

同样的,不同民族对临终疼痛的反应也各不相同。美国的一项研究发现,纽约老兵医院的临终退伍老兵忍受疼痛的方式各不相同,这其中爱尔兰裔美国老兵会掩饰自己的疼痛,甚至在面对医生的时候也是这样,因为他们觉得疼痛可以带来有关过去的回忆,出于对逝去战友的敬意,他们必须忍受疼痛;而意大利裔美国退伍老兵则对疼痛表现剧烈,他们常常喊叫、抱怨,因为他们的文化允许他们对疼痛表现得夸张,并且他们更加关注当下而非将来,因此希望能够用止痛剂来抑制疼痛;犹太裔美国退伍老兵也同样对疼痛反应强烈,但疼痛常被看作是命运的警示,会引发他们思考自身存在的意义和终极末世问题。

总体而言,临终关怀作为我国一项重要医学事业,其发展受我国传统文化等多方面制约。发展与建立与传统文化相适宜的临终关怀文化服务体系,以及提高临终关怀专业人才的文化胜任力,有助于提高临终患者及家属的生命质量,增强临终关怀团队成员的职业自信心,促进社会大众对临终关怀事业的关注。

第二节　文化服务在临终关怀中的价值体现

在面对无法治愈的疾病和不可避免的死亡时,为了保证患者临终阶段的生活质量、减轻患者痛苦,文化服务在其中扮演着至关重要的角色。文化关怀服务的引入不仅拓宽了临终关怀服务的应用渠道,而且还维护了患者临终阶段的尊严,一定程度上提高患者及其家属的生命质量。在充分了解患者的宗教信仰、语言、民族、文化习俗和禁忌的前提下,所提供的文化服务有助于临终关怀的顺利实施。

文化服务在临终关怀中的重要性不言而喻。它可为临终者提供安静、舒适的起居环境,给予临终者心灵抚慰,让他们在释放情感的同时,缓解焦躁的情绪,减轻精神痛苦,保持积极、乐观的心态;让他们在生命的最后阶段得到充分的关怀与陪伴,在生命的最后时刻感受到温暖和尊重。

与临终关怀有关的文化服务的意义是多方面的。首先,有助于人们更深刻领悟死亡的本质及意义,从而树立正确的生死观;其次,通过分析临终者的心理变化过程,更好地帮助临终者认识并调整自己的心理状态,减轻对死亡的恐惧感;最后,通过临终关怀中的文化服务可以使其家属尽快适应角色,更好地理解患者的需求和情感,缓解自身压力,更好地陪伴患者走过人生最后一段旅程,并在临终者死后帮助其家属尽早走出悲痛、回归社会。而对于临终关怀团队而言,由于文化服务会在一定程度上影响个人及其家庭对生命的认识及对临终的看法,影响临终阶段治疗方案,甚至影响死亡时间和地点的选择,因此对临终关怀团队的服务也提出了更高的要求。团队成员需要具备跨文化交流的能力和敏感度,以便更好地与患者及其家属沟通、交流。另外,对于社会而言,文化服务可以促进临终关怀体系的发展,通过提高社会民众对临终关怀的认知,从而对临终这个人生必经阶段有更准确地了解,削弱对死亡的恐惧,以更平和的心境去面对死亡,进而推动相关政策和社会支持体系的完善,为更多的患者提供更好的关怀和服务。

一、淡化临终者的死亡恐惧,有效利用有限生命

文化服务在临终关怀中起着重要作用。它可以影响临终者对于生死的看法,淡化对死亡的恐惧,并帮助他们重新认识生命的意义。通过提供文化服务,可以帮助临终者以更积极、乐观的心态度过有质量的余生,从而达到临终关怀的最终目的。

随着年龄的增长,人体功能衰退是不可避免的。对疾病乃至生死的认知深刻影响着临终者的就医行为,包括其就医方式、就医地点选择、医疗开支等方面。研究表明,人群的文化程度和自身健康关注度呈正相关,文化程度高的人更加关注生命质量,因此他们可能更愿意接受临终关怀并寻求对身心的照顾。现代临终关怀更加注重临终者的心理和精神状态,不管人们多么努力地去抑制对死亡的感觉,仍然会出现焦虑、抑郁、冲突和压力等情绪。根据伊丽莎白·库伯勒·罗斯的死亡心理发展理论,在得知即将死亡时,人类不可避免地会经历否认期、愤怒期、协议期、绝望期、接受期几个阶段。而不同文化背景的群体,在临终阶段的心理状态变化曲线是不一样的。

现代社会,人们过于追求成功、年轻、健康和活力,导致许多人对患者、老人和临终之人的排斥。与死亡本身相比,人们往往更害怕死亡的过程:痛苦、孤独、体力和精神活动的丧失、退化到对别人的极度依赖。随着死亡的医学化,临终患者往往住在相对隔离的病房里,需要药物或仪器的支持,感受更多的是与社会的隔绝。人们在临终阶段面对死亡的恐惧时,或多或少都会寻求某些宗教文化信仰来支撑自己的生存信念。临终关怀团队可以通过提供文化服务,正确引导和强化临终者的信仰,使其能够客观看待生死,并感受到被认同、被尊重。通过信仰所衍生出的情感寄托,可以减少临终者对现实世界的执念与不安,缓解临终时的焦虑情绪,塑造宁静淡泊的心态,减轻精神痛苦和社会隔绝感,更好地接受当下状态,并愿意迎接下一个阶段,愿意花时间去思考、去整理自我、去完成未完成的事,比如和亲人、朋友告别,立遗嘱,弥补犯过的错误等,还可以和医生讨论关于自己预后的想法,制订一些计划。当临终者意识到生命即将结束时,常会回顾过往,有时是回顾自己的生活经历,有时是重返早年生活过的地方,重拾当时的美好回忆。通过回顾思考,他们明白什么才是生命中最重要的东西,并与他人一起分享,以积极的心态迎接死亡,这样的态度和行为也会给家人及照护者带来安慰和启示。

二、缓解临终患者家属的压力、焦虑和哀伤

临终患者的家属既是临终关怀的提供者,也是临终关怀的对象。面对亲人临终,他们既要照料与陪伴患者,又要协助求医、通告坏消息等。此时,临终关怀中"全人、全家、全程、全队"的"四全照护"模式为患者家属提供了一道温暖的支持,有助于舒缓他们的压力与焦虑。

一方面,临终患者家属在照护过程中承受了许多压力。通常告知临终者病情时,常选择较为含蓄的态度,甚至会隐瞒病情,以期减轻患者的心理负担。但面对亲人饱受病痛折磨且不久于人世,患者家属所承受的心理压力不亚于临终者本身,因此,临终患者家属同样需要关怀。另一方面,患者家属不应该只是临终关怀的关注对象,也是临终关怀的提供者。临终关怀的大多数服务对象是老人,家庭养老是我国的传统养老方式。儒家把生活与家庭甚至

家族紧密联系起来,儒家所重视的人伦使得亲人的陪伴对临终者尤为重要,对临终者是一个莫大的安慰。相对于医生来说,患者家属更了解患者的心理状态、生活方式、性格,更容易满足临终者的心理及生活需求。

我国台湾屏东大学林其贤教授在相关论文中指出,关怀生命的提升与解脱是佛教关于临终关怀的核心内容。在佛教净土宗的信念中,亲人远逝并非真正意义的消失,而是摆脱现世的折磨,去了更为祥和的极乐净土,使得亲人逝世所带来的伤痛与不安情绪得以缓解。这给予了家属莫大的安慰,帮助他们从心理上接受亲人即将离世的事实。在西方宗教中,基督徒死后的追思礼拜是神圣且隆重的仪式,葬礼的举行则是为了帮助亲友与死者告别,使他们能正视亲人离去的事实。临终关怀团队通过提供文化服务为临终者的家属进行临终关怀与生死观辅导,使其能够接受患者不久于人世的事实,并尽量增加家属与患者的相处时间,指导家属参与患者的生活护理,让他们帮助患者调节心理状态,提高患者的生活质量。同时,在确认患者进入临终状态至患者过世后的居丧期里,对患者家属给予心理辅导和精神支持,使家属能接受亲人过世的事实,并从丧亲的悲伤、哀痛中振作起来,恢复正常的生活和工作。

从临终关怀角度出发,团队成员不仅需要关注临终者的身心状况,更要延伸至其家庭。通过文化服务的方式,让患者家属更容易接纳亲人离世的事实。如此,临终关怀团队共同守护着每一个生命,让他们在最后阶段得以安详、有尊严地离去。

三、提升临终关怀团队的知识技能并增强自信心

在面对临终关怀这一复杂而敏感的领域时,跨学科的临终关怀团队显得尤为重要。这个团队由医生、护士、社会工作者、宗教神职人员和志愿者等组成,各自在其专业领域发挥专长,共同为临终患者及其家属提供全面关怀。团队是以患者及其家属为中心,医生负责患者的治疗并开具处方;护士负责患者治疗的协调工作;社会工作者则主要负责对患者和其家属进行陪伴,促进家庭成员之间的交流;宗教神职人员为患者及其家属提供教牧关怀;经过专业培训的志愿者提供对患者的照顾,如提供交通服务、陪伴患者好让其家属可以暂时离开一下、搬运物品等,或者在患者死后向其家属提供丧亲咨询。

对于临终关怀团队的各级人员来说,在面对来自不同地域、不同文化背景,甚至是不同信仰、不同语言习惯的关怀对象时,如何克服文化、语言等障碍,进行有效的沟通尤为重要。如果对不同文化、不同信仰的认知深度不足或完全缺失,或者缺乏有效的语言沟通能力,就容易忽略对方真正的需求,造成双方的压力和焦虑。除了文化差异外,团队成员还需面对的是如何应对临终患者的能力问题。这并不是一项与生俱来的能力,如果没有很好进行相关知识和技能的培训就很难胜任。与临终患者建立良好关系的关键是正确地看待死亡和良好的沟通技巧,所以要通过系统的培训和实践来逐渐培养相关能力,加强临终关怀相关的文化服务,团队成员才能更好地应对临终患者的各种需求,提供更加贴心、专业的服务。

在我国,古代医者对于生命及医德的重视为现代临终关怀提供了宝贵的启示。我国第一部医学典籍《黄帝内经》中指出"天覆地载,万物悉备,莫贵于人",以及药王孙思邈所言的"人命至重,有贵千金,一方济之,德逾于此"无不展现出我国医者对于生命及医德的重视。儒家所倡导的"仁"是古代医学伦理思想的核心,其将"仁心仁术"作为准则,强调作为医生的自身道德修养及自我规范。在医德方面,孙思邈在《大医精诚》中有经典论述:"凡大医治

病，……先发大慈恻隐之心，誓愿普救含灵之苦。有疾厄来求救者，不得问其贵贱贫富，长幼妍媸，怨亲善友，华夷愚智，普同一等，皆如至亲之想。"其要求医者须有高尚的品德修为，对待患者要拥有慈悲、恻隐之心，不分贵贱、不分种族，要从患者至亲的角度为患者考虑。从临终关怀角度，这也启示医护人员应该给予临终患者家人般的关怀照顾。古代中医的整体观与辨证观同样在临终关怀方面对医者提出要求，希望医者可以在照顾临终患者身体疾患的同时，兼顾对临终患者及其家庭的情感支持，同时根据年龄、心理状态、所处临终阶段的不同，多方面、多维度制订更为个性化的临终关怀服务。中医中强调的是"顺应自然""因势利导"的观点，认为死亡是生命中不可逃避的一部分，应采取坦然面对的态度，并告诫我们在陪伴临终患者的整个过程中，应避免过度医疗，而更多的应该是顺应自然规律，提高患者的生命质量。面对疾病，尤其是恶性程度较高的肿瘤，我国医生为了减轻临终者的心理负担，通常不会直接告知患者诊断的结果及预后情况，这可能会对后续的沟通带来困难。临终关怀服务在整个医疗体系中占了一席之地，医疗机构及其工作人员应以一种理性、负责的方式为患者及其家属提供有价值的临终关怀服务。

现代临终关怀起源于西方文化，伴有浓厚的宗教背景，其在我国本土的消化吸收需要一个循序渐进的过程。西方的临终关怀团队会有牧师，牧师会给临终者及其家属进行教牧关怀，给临终关怀团队其他成员提供精神方面的建议。从临终关怀角度出发，应了解临终者对于死亡的看法、了解其信仰情况，对于信仰不同的人采取相应的文化渗透服务，采取相应的处置方案，避免因信仰冲突而加剧临终者的身心痛苦，进而提高临终关怀服务质量。临终关怀团队成员要做的不是改变临终者的信仰，而是帮助临终者从他们的信仰中获益，从而提高临终者及其家庭的生命质量。社会工作者在临终关怀中也发挥着重要作用。社会工作者首先要帮助临终患者减轻因面对死亡而产生的负面情绪，协助患者应对死亡焦虑；若患者有遗憾之事，社会工作者可以协调其家属、医护人员和社会资源，尽量帮助其完成心愿。此外，社会工作者还可协助进行患者姑息治疗、整合社区资源。若患者对生命价值的态度消极，社会工作者可采取方法，帮助其寻找生活的意义，还要对患者家属进行哀伤辅导。临终文化关怀也需要更多的志愿者参与，经过专门训练的志愿者是不可或缺的。许多志愿者都经历过亲人的死亡，因此，更懂得如何安慰和支持临终患者。志愿者虽然来自不同专业背景，但都支持临终关怀的理念，且希望帮助临终之人缓解痛苦、对抗死亡。关于临终关怀教育，无论是学校的理论教育，还是医院的培训和再教育，均应强调医护人员要树立正确的死亡观并加强临终关怀知识的储备。临终关怀团队成员除了具备本专业技能外，还要具备充足的文化胜任力才能满足临终关怀工作的要求，如与患者良好地交流、沟通，安慰患者，陪伴临终患者一起面对死亡，同时安慰其家属，减轻因家人离开带来的悲伤。

四、唤醒公众对临终关怀事业的关注

在生命的尽头，临终关怀成为了一道温暖的光。随着社会老龄化的步伐不断加速，这个话题逐渐引起了公众的广泛关注，人们更愿意公开讨论死亡的话题。这不仅是勇气，更是一种对生命的尊重。随着文化传播工具日益多样化，电影、电视节目、报纸、杂志、畅销书、广播和网络等在讨论临终话题；死亡咖啡馆在欧美国家相继出现，人们在那里可以畅所欲言，展开关于临终、死亡、丧亲之痛的讨论；一些大学开设了关于临终、死亡的课程；医学中的安乐死问题之前还鲜为人知,现在已经是常见新闻话题之一。

临终关怀文化服务体系的发展如同一股清泉,滋润着无数心灵。它不仅唤起了公众对临终关怀事业的关注,更让人们看到了生命尽头应有的尊严和温暖。随着社会人口老龄化加剧,我国相继颁布了多项法律法规及相关政策推动临终关怀服务在我国的发展。积极推进养老模式变革,改变我国社会的伦理环境,树立新的孝道观,是发展我国老年临终关怀的重要措施。这不仅意味着在物质上给予临终者关心和照顾,更是在精神上给予他们陪伴和慰藉。树立新的孝道观可以从以下两方面入手:一是要积极培育新的伦理道德体系;二是要建立老年濒死者与医护人员、社会之间和谐的伦理关系。让老年人在生命的最后阶段,能够有尊严地生活,这无疑是子女行孝的最佳体现。不应当把老年临终关怀单纯地归结为传统的伦理需求,而是要考虑老年濒死者的伦理价值诉求。老年濒死者一般来说要追求"善终",但家中有临终患者会给家庭带来压力,主要护理任务者会感到身体和心理上的疲惫,一些家庭成员还会面临经济上的压力。当家属把临终患者送进临终护理医院后,可以得到志愿者的帮助,从而减轻自身压力。

临终关怀的推进和实施不仅依靠家庭和医院的参与,还需要全社会的广泛认可和积极响应。临终者及其家属可以从社会中获得对老年临终者的服务。社会机构通过宣传和鼓励老年临终者参与临终关怀服务,提供临终家庭直面死亡的伦理资源,并围绕临终者在最后阶段的伦理要求和如何提高老年临终者的尊严和生命意义提供积极帮助。就社会工作而言,2016年民政部发布《老年社会工作服务指南》,国家大力扶持临终关怀社会工作者人才队伍,树立了"以人为本"的工作理念;运用社会工作的理论方法,促进服务的专业化、系统化和科学化;创新多元结构的思维框架;促进专业机构的萌芽兴起,包括中国生命关怀协会、临终关怀社会工作专业委员会等;开启了学科合作的服务模式等,都在为临终关怀事业的发展助力。2006年中国生命关怀协会成立,中国安宁疗护事业取得历史性的跨越;2017年安宁疗护服务被写入《基本医疗与健康促进法》之中,服务机构对象由单一机构点扩展到医养结合机构、康复医院、专科医院、社区卫生服务中心等;上海市率先将临终关怀纳入现行的基本医疗保险体系之中,并在政策中明确提出,要合理增加临终关怀试点机构的医保支付总额,进行专项补贴。目前,临终关怀机构提供的服务日益多元化,不仅为患者提供医疗与护理,还提供推拿、理发、休闲活动等各种服务,这些都是临终姑息治疗不可分割的部分。此外,还协助处理一些个人事务,如墓地选址、遗体化妆、葬礼音乐及其他一些殡仪服务。近年来,社会上有关"生前预嘱合法化"的呼声日渐增加。一些临终关怀民间组织及政协提案均有提及,希望能由相关部门统一制作有法律效力的"生前预嘱"文书,让医院可以在患者神志清醒时,征询其意见,让患者预先选择"临终不插管"等终末抢救措施,倡导人们正确认识生死,理性对待临终救治,让患者能够有尊严地离去。这不仅是对个人权利的尊重,更是对生命尊严的捍卫。

总之,现阶段我国急需开展有关临终关怀的文化教育,将临终关怀与传统文化中的精华相结合,塑造并发展符合我国国情、具有我国传统文化底蕴和民族特点的临终关怀文化服务体系,切实提高我国临终关怀服务水平,从社会层面做好临终患者的关怀。

(方宁远)

参考文献

［1］刁生虎.道家生死观的理论内涵及现代价值[J].佛山科学技术学院学报(社会科学版),2003,(2):8-11.

［2］王雨,王岳.我国安宁疗护十年回顾与展望[J].中华现代护理杂志,2023,29(6):710-716.

［3］王树生.超越孤寂:文明进程中的临终关怀及死亡[J].社会科学,2020,(12):79-89.

［4］王星明.西方主要国家临终关怀的特点及启示[J].医学与哲学,2014,35(1A):40-42.

［5］文集,谢林伸,樊均明.宗教心理学在临终关怀中的应用[J].医学与哲学(A),2012,33(10):29-31.

［6］吕方芳,王丰硕.佛教与生命关怀的实践——"生死学与生命关怀"国际学术论坛成果综述[J].法音,2019,(1):72-75.

［7］刘彦权,曾小五,唐焕文.生命优逝与临终关怀之哲学思辨[J].医学与哲学,2023,44(2):35-39.

［8］杜佳慧,江晨曦,方琼,等.中华传统文化中临终关怀的独特智慧[J].医学争鸣,2015,6(02):58-62.

［9］李滨,马怡乐.老龄化社会临终关怀的国际经验比较[J].护理学报,2022,29(11):25-30.

［10］何平月,黄崎.传统文化视域下我国临终关怀发展现状探究[J].江西电力职业技术学院学报,2020,33(08):160-161,168.

［11］余娟.中国临终关怀服务现状及发展策略[J].现代医药卫生,2022,38(17):2950-2954.

［12］张英.儒家生死观的现代解读[J].学术交流,2008,(12):29-32.

［13］张鹏.传统生死孝道观与老年临终关怀[J].医学与哲学,2014,35(06):34-36.

［14］陈龙.大陆安宁疗护的法治化探索[J].医学研究与教育,2019,36(03):55-61.

［15］陈雷.推进文化治理与生死观教育 提升机构老年人临终关怀服务质量[J].中国社会工作,2020,(31):29-30.

［16］周薇.临终关怀老人的医疗保险制度完善研究[D].上海:华东理工大学,2019.

［17］赵忻怡,金昌晓,付芳.临终患者的死亡恐惧及临终关怀社会工作的任务[J].社会建设,2020,7(05):48-57.

［18］黄晨熹.我国临终关怀照护:现状、困境与对策建议[J].人民论坛,2023,(7):68-72.

［19］常子奎,管健.社会工作介入临终关怀的研究[J].中华医院管理杂志,2003,(1):54-55.

［20］谢琼.死得其安:临终关怀服务体系的构建与完善[J].中国行政管理,2019,12:28-32.

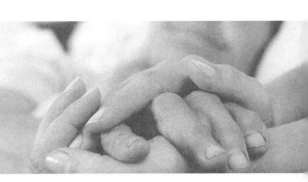

第十五章
安宁疗护案例分享

第一节　1例晚期癌痛患者疼痛管理病例分析

一、一般资料

患者女性,72岁。因"确诊胰腺肿瘤1年,上腹部疼痛2个月"就诊。患者2021年9月开始出现不明原因的进行性消瘦,体重减轻10 kg,外院就诊腹部CT检查提示"胰腺恶性肿瘤(T_4NxM_1,Ⅳ期)"。经患者和家属自行商议,放弃抗肿瘤治疗。2022年6月起,患者出现上腹部持续性疼痛,至2022年8月疼痛逐渐加重,外院就诊开始服用硫酸吗啡缓释片(10 mg、口服、q12 h)镇痛治疗,患者近1周疼痛情况控制不佳,门诊拟"胰恶性肿瘤"收住入舒缓疗护病房。患者发病以来,一般情况差,精神萎靡,进食量减少,夜眠一般,大小便量少,体重减轻约10 kg。

患者性格外向,自主性强,自行决定入住安宁疗护病房。患者长期单独居住,和女儿情感表达含蓄僵硬,兄弟姐妹散落世界各地。入院前患者乐于参加社区志愿服务,并结识了较多好友,入院后逐渐和朋友断了联系。患者已接受自身病情,自述心态"坦然,只想好好活下去"。

二、检查

1. **体格检查**　KPS评分40分,疼痛评分[数字评分法(NRS)]8分,ID疼痛量表评分4分。神志清楚,精神萎靡,恶病质状态,对答切题,听力减退,反应迟钝,结膜轻度苍白,腹部平坦,双下肢浮肿,双上肢肌力Ⅴ级,双下肢肌力Ⅵ级。

2. **疼痛的全面评估**(根据简明疼痛评估量表及ID疼痛量表)

(1) 疼痛部位(图15-1):前腹部A、B位置主要痛;后腰部B、D位置次要痛。

(2) 疼痛时间:持续性疼痛。

(3) 疼痛性质:前腹部以胀痛及钝痛为主,后腰部为针刺样及电击样疼痛。

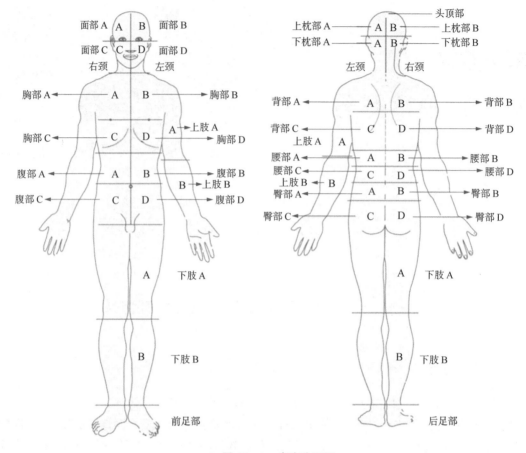

▲ 图 15-1 疼痛分区图

（4）疼痛强度（0 代表不痛，10 代表最痛）：①过去 24 小时内疼痛最剧烈的程度为 8；②过去 24 小时内疼痛最轻微的程度为 3；③过去 24 小时内疼痛的平均程度为 5；④当前疼痛程度为 8。

（5）加重因素：深呼吸、用力。

（6）缓解因素：右侧卧位，吗啡缓释片 10 mg、口服、q12 h。

（7）过去 24 小时内镇痛治疗后疼痛缓解程度：30%。

（8）近 1 周受疼痛影响程度（0 代表无影响，10 代表完全影响）：日常活动为 5；情绪为 7；行走能力为 4；日常工作为 7；与他人的关系为 7；睡眠为 6；生活乐趣为 8。

（9）ID 疼痛量表评估：后腰部既往有针刺、烧灼感、麻刺及触电感，评分达 4 分，高度考虑神经病理性疼痛。

3. 辅助检查

（1）肿瘤指标：糖类抗原 199 1 023 IU/mL，糖类抗原 125 265.5 IU/mL，糖类抗原724 8.155 IU/mL。

（2）生化指标：谷氨酰氨基转移酶 107.4 U/L，谷丙转氨酶 75.7 U/L，谷草转氨酶46.5 U/L，前白蛋白 167 mg/L，糖化血红蛋白 6.9%，尿素 6.6 mmol/L，尿酸 235 μmol/L，肌酐 58.8 μmol/L。

（3）胰岛功能:胰岛素<0.20 μIU/mL,C肽0.26 ng/mL。

（4）腹部常规超声(含肝、胆、胰、脾):胰尾部不均质低回声占位,提示胰腺恶性肿瘤;胰腺体部低回声占位;肝、胆、脾、双肾未见明显异常。

（5）胸片:两中上肺野小结节,建议CT进一步检查。两侧轻度胸膜增厚粘连。

（6）患者SAS焦虑自评量表得分52分,为轻度焦虑;SDS抑郁自评量表得分46分,为正常。

三、诊断

1. 医疗诊断　胰腺恶性肿瘤(T_4NxM$_1$,Ⅳ期);2型糖尿病;原发性高血压病3级(很高危);肝功能损伤。

2. 患者社会心理需求评估　需要女儿更多的关注和爱。

四、治疗经过

(一) 症状控制

入院后予安宁疗护科专科护理,低盐、低脂、忌糖饮食,卧气垫床;完善相关检查;德谷胰岛素控制血糖;兰索拉唑抑酸护胃;当飞利肝宁胶囊保肝;胸腺肽增强机体免疫力;胰酶肠溶胶囊助消化;益力佳、维生素C营养支持;中医逐水方外用缓解水肿不适。

入院后予多维度疼痛评估。根据简明疼痛评估量表及结果提示,患者入院前长期采用硫酸吗啡缓释片(10 mg、口服、q12 h)镇痛治疗,当前镇痛效果欠佳,深呼吸及用力时疼痛明显加重。患者腹部主要为胀痛及钝痛,伴背部针刺及电击样疼痛,右侧卧位及用药可缓解。患者日常疼痛维持在5分。此次入院时患者出现明显疼痛,疼痛评分达8分,为重度疼痛,考虑疼痛控制不佳,予口服即释吗啡缓解,根据患者既往药物使用情况,该患者为阿片药物耐受,根据《NCCN成人癌痛指南》,结合患者镇痛需求,入院后予以快速滴定,详见表15-1。

表 15-1　疼痛滴定情况

时间	疼痛评分	药物及剂量	治疗后评分	不良反应
08:00	8	硫酸吗啡缓释片 10 mg	6	无
09:00	6	即释吗啡片 5 mg	6	无
10:00	6	即释吗啡片 5 mg	5	无
11:00	5	即释吗啡片 5 mg	4	无
12:00	4	即释吗啡片 5 mg	3	无
20:00	4	硫酸吗啡缓释片 10 mg	3	无

最后24小时吗啡需求量为40 mg,故调整硫酸吗啡缓释片20 mg、口服、q12 h,患者背部针刺、电击样疼痛,根据ID疼痛量表评估为4分,高度考虑神经病理性疼痛,予普瑞巴林75 mg、q12 h、口服缓解,并辅以乳果糖润肠通便,予口服铝碳酸镁咀嚼片改善恶心、反酸症状,经治疗后,患者症状缓解。此后患者疼痛基本控制在2~3分。2周后,患者再次出现剧烈疼痛,疼痛评分(NRS)最高达8分,予盐酸吗啡注射液10 mg皮下注射后,疼痛评分可降至3分,考虑出现爆发痛,针对1周内的爆发痛情况,应用爆发痛评估工具(BAT)进行评估,

具体评估结果如下。

(1) 疼痛部位(参考图 15-1):前-腹部 A、B 位置。

(2) 每天爆发痛的频率:很少 0～1 次。

(3) 诱发爆发痛的因素:剧烈咳嗽及翻身用力时。

(4) 改善爆发痛的因素:应用阿片类镇痛药物。

(5) 爆发痛持续的时间:30～60 分钟。

(6) 爆发痛最剧烈时评分(NRS):8 分。

(7) 爆发痛一般疼痛评分(NRS):7 分。

(8) 爆发痛带来的困扰程度:7 分。

(9) 爆发痛对正常生活的影响程度:7 分。

(10) 哪些镇痛药可以改善爆发痛:盐酸吗啡片 5 mg 口服。

(11) 通常使用治疗爆发痛的药物的效果:8 分。

(12) 镇痛药控制爆发痛的时间:>30 分钟。

(13) 使用镇痛药后是否有不良反应:便秘及恶心。

(14) 镇痛药物不良反应的程度:6 分。

患者 1 周内共出现 3 次爆发痛,每天爆发痛频率较低,均于咳嗽及翻身等用力活动后出现,疼痛最高达 8 分,予即释阿片类药物后可迅速缓解,明确为爆发痛(事件型),继续当前镇痛方案,如后续再次出现该情况,可予以盐酸吗啡片及时解救并再次进行评估。入院 1 个月后,患者胃肠道反应明显,出现频繁呕吐,无法口服药物。根据《NCCN 成人癌痛指南》进行镇痛药物剂量转换,调整为芬太尼透皮贴剂 4.2 mg/72 h 外用缓解疼痛,胃复安针止吐。镇痛方案调整情况详见表 15-2。

表 15-2　疼痛评分、药物调整及评估情况

日期	疼痛评分	诱发因素	药物及剂量	给药方式	伴随症状及措施	疼痛评分
2022-08-10	8	无	硫酸吗啡缓释片 10 mg	q12 h 口服	便秘(乳果糖口服)	6
2022-08-10	患者入院时疼痛控制欠佳,予疼痛滴定,调整镇痛方案					
2022-08-11	4	无	硫酸吗啡缓释片 20 mg,普瑞巴林 75 mg	q12 h 口服	便秘(乳果糖口服)、恶心反酸(铝碳酸镁咀嚼片)	3
2022-08-25	8	咳嗽	盐酸吗啡片 5 mg	st! 口服	便秘(乳果糖口服)、恶心反酸(铝碳酸镁咀嚼片)	3
2022-08-27	7	翻身	盐酸吗啡片 5 mg	st! 口服	便秘(乳果糖口服)、恶心反酸(铝碳酸镁咀嚼片)	2
2022-08-31	7	翻身用力	盐酸吗啡片	st! 口服	便秘(乳果糖口服)、恶心反酸(铝碳酸镁咀嚼片)	3
2022-08-31	一周后予爆发痛评估工具(BAT)进行评估,明确为爆发痛,予临时解救					
2022-09-08	恶心、呕吐明显,无法口服药物,调整为芬太尼透皮贴剂镇痛					
2022-09-08	3	无	芬太尼透皮贴 4.2 mg	q72 h 外用	恶心、呕吐(胃复安肌注)	2～3

注:st 为立刻执行。

（二）舒适照护

1. 评估　根据安宁疗护舒适照护量化分层及动态评估,高需求包括疼痛护理9分、协助进食和饮水8分、病室环境管理8分,协助进食和饮水由3分升至8分;中需求为:病床单位管理6分、体位转换4分,体位转换由1分升至4分;低需求为:床上擦浴2分。

2. 计划

（1）症状护理:遵医嘱予芬太尼透皮贴剂4.2 mg/72 h镇痛治疗,密切观察疗效及不良反应;恶心、呕吐频繁,告知医生,及时止吐,观察用药效果。

（2）舒适照护:按舒适照护清单给予量化分层评估,疼痛护理需求度最高,其次是协助进食和饮水、病室环境管理,结合舒适照护内容,给予个性化舒适护理。

（3）心理护理:患者个性强势,自主意愿强,沟通时予倾听为主,言语轻柔。母女关系紧张,了解原因,缓和或解决紧张关系,予芳香疗法及松弛疗法缓解患者的紧张、焦虑情绪。向患者及家属详细介绍安宁疗护及相关治疗,缓解其不安情绪。

（4）社会支持:社工链接社会资源,给予一定的社会支持,满足患者生前最后的愿望及需求。

（5）加强家属的哀伤辅导,做好患者死亡的准备,做好自我调整、重新振作、过好自己丰富有价值的生活。

3. 实施

（1）疼痛护理:①按医嘱规范使用芬太尼透皮贴剂4.2 mg/72 h。使用前,用温水清洁贴剂部位皮肤,贴剂不能剪开或破损,贴在干燥、无皱、平整、无体毛的地方,并远离热源,轻轻按压贴剂,使其紧贴皮肤,准确记录时间,72小时后及时更换新的贴剂,动态评估疼痛变化,密切观察有无呼吸抑制、头晕、恶心、呕吐、瘙痒、便秘等不良反应。②指导患者及其家属使用芳香疗法(甜橙味精油)＋呼吸松弛疗法,缓解疼痛。

（2）协助进食和饮水:与患者一起制订个性化饮食结构,每天牛奶250 mL、1个甜炖蛋、1个橙子,白粥根据当天胃口适量进食,均需要加热至温度适宜。进食后,患者可床边坐或者搀扶行走15～20分钟。

（3）病室环境管理:根据患者喜好及性格,调整安静、光线柔和的病房,每天协助患者梳头,整理衣服平整、整洁。

（4）哀伤辅导:陪伴患者填写"生命关怀纪念册",了解患者"身、心、社、灵"的需求,协助患者完成与女儿的和解,解开心结。鼓励患者及家属现场诉说"爱"的语言及拥抱。

4. 效果

（1）疼痛评分保持2～3分。

（2）食欲增加,恶心、呕吐症状缓解。

（3）情绪稳定,睡眠改善。

（4）生前愿望完成,无遗憾舒适地走完最后一程。

（三）人文关怀

（1）干预目标:社工通过深度参与式观察,制订患者及其家属的核心干预目标,即改善患者与女儿的沟通方式,提高沟通质量,促进母女间亲情互动。

（2）干预策略:社工与患者女儿通过面谈,了解到其对母亲关心的态度。社工向其传达患者对女儿爱的诉求,但女儿对于和母亲沟通自评有较大压力。社工考虑到女儿工作节奏快、空闲时间有限,为降低女儿心理障碍,向患者女儿推荐通过预约病区"云探视"系统,以定期和母亲云视频。这样既可以主动关心母亲近况,也可以限定沟通频次。经过反复劝说,女儿同意尝试云视频探视。在多次视频沟通中,患者女儿就不能频繁入院的探视规定和自身工作问题进行解释,得到患者的谅解,并在视频中通过隔空"拥抱、亲吻"等形式,传达了彼此的爱意。

五、治疗结果

患者 NRS 评分小于 3 分,24 小时爆发痛小于 3 次,明显改善患者舒适度及生活质量。

六、讨论

疼痛是一种与实际或潜在的组织损伤相关的不愉快的感觉和情绪情感体验,或与此相似的经历。疼痛是患者的主观体验,所以患者的主诉是疼痛评估的"金标准",应该得到充分的理解和尊重。疼痛是一种适应性和保护性感受,不同程度地受到生物学、心理学及社会环境等多方面因素的影响,可对患者的身体功能、心理健康和社会功能产生不良影响。有临床研究发现,在医院离世的清醒患者中,约 50% 存在中、重度疼痛。另外一项研究显示,约 64% 晚期肿瘤或转移癌的患者及 59% 接受抗肿瘤治疗的患者均会发生疼痛,约 33% 的肿瘤患者在完成抗肿瘤治疗后仍存在疼痛。由此提示,癌症疼痛管理不佳在晚期肿瘤患者中是普遍存在的现象。

而癌症疼痛管理不理想涉及多种因素,其中评估不全面是重要的阻碍因素。使用疼痛测量工具是主要的评估手段,但有研究显示,疼痛测量工具在临床实践中并未得到广泛使用。一项欧洲调查显示,仅有 15% 的患者说临床医生使用疼痛量表评估他们的癌症疼痛。国内研究结果显示,不足 60% 的全科医生在临床实践中使用疼痛测量工具,其中最常用的是只能评估疼痛强度的单维度工具,如数字评分法和视觉模拟法。与传统的单维度量表相比,多维度疼痛评估量表涵盖多个方面,包括生理、心理、社会、功能和行为等维度的疼痛情况,然而国内大多数全科医生缺乏对多维度评估量表的认识,因而无法全面评估患者疼痛情况。本案例使用简明疼痛量表(BPI)详细描述了患者疼痛强度和疼痛对生活质量的影响,使用 ID 疼痛量表诊断神经病理性疼痛,使用数字评分法、爆发痛评估工具(BAT)评估爆发痛,以制订个体化镇痛治疗计划。

在晚期肿瘤患者中,虽然使用了阿片类药物,但仍会出现短暂的剧烈疼痛,需引起高度重视,鉴别爆发痛及剂量末期疼痛的情况。爆发性疼痛(breakthrough pain,BTcP)是指在患者接受背景疼痛治疗的基础上,突然发生且剧烈的疼痛,通常分为事件性 BTcp 和自发性 BTcP 两种亚型。根据我国《癌性爆发痛专家共识(2019 版)》,BTcP 的诊断标准和条件包括:①患者已经接受了背景疼痛治疗;②近周疼痛得到充分控制(NRS≤3 分);③疼痛迅速出现且剧烈,通常 5~10 分钟达到峰值,疼痛性质或强度上升,超过了背景疼痛的平常水平(NRS≤4 分)。剂量末期疼痛(end-of-dose pain)是指由于镇痛药物剂量不足导致临近下次用药时,镇痛药物的血药浓度降低(低于镇痛最低浓度)而导致的疼痛,两者有显著差别,详见表 15-3。

表 15 - 3　爆发痛和剂量末期疼痛的鉴别

特征	爆发痛	剂量末期疼痛
诱因	咳嗽、活动等可预测因素(事件性 BTcp) 无任何特定活动,不可预测(自发性 BTcP)	镇痛药物半衰期
发生时间	突然发作	基础镇痛药物浓度不足时
治疗方法	使用速释镇痛药物	调整基础镇痛药物剂量或频次

明确疼痛的性质和诊断对于制订个体化镇痛方案及提高镇痛管理水平尤为重要。本案例患者刚入院时疼痛控制不佳,予滴定后背景疼痛控制良好,患者咳嗽及翻身后突发疼痛、程度剧烈,NRS 评分 8 分,考虑为爆发痛,迅速予口服即释吗啡片进行解救,经治疗后疼痛显著缓解。

吗啡是传统一线镇痛药物,但口服吗啡的起效作用较慢,比较适用于发作缓慢、持续时间超过 60 分钟或者是可预测的爆发痛。新型快速起效阿片类药物已被证实具有更有效、更迅速的镇痛效果,并被推荐作为治疗爆发痛的首选。然而在社区卫生服务中心中,吗啡是唯一可选择的解救药物,因此全科医生在治疗爆发痛时往往开具吗啡,而不是阿片类药物。在给予口服即释吗啡时,初始治疗剂量建议为每天背景阿片类镇痛剂量的 5%～20%,同时根据监测的疼痛水平和不良反应来进行逐步滴定,以实现最佳的疼痛控制效果。

疼痛的产生是一个复杂的过程,针对单一的镇痛机制不足以达到理想的镇痛效果,因此需要多模式镇痛,即通过不同作用机制药物或镇痛方法的相加或协同,使其发挥最佳镇痛效应。有研究表明,神经病理性疼痛在癌痛中占比达到了 15.3%～44%,神经病理性疼痛表现为灼痛、酸痛、放射性疼痛或针刺样疼痛。该患者后腰部出现针刺、烧灼感、麻刺及触电感,ID 疼痛量表评分达 4 分,高度考虑合并神经病理性疼痛。普瑞巴林(pregabalin)作为 γ-氨基丁酸(GABA)类似物,可调控钙离子通道,缓解神经病理性疼痛,同时抑制中枢敏化,本案例应用阿片类药物的基础上联合普瑞巴林后,患者症状得到缓解。

在心理健康方面,针对患者轻度焦虑的情况,医护人员主动提供情感支持,日常中指导渐进肌肉松弛等放松技巧,成功地舒缓患者的焦虑情绪,减轻躯体紧张感,进一步改善疼痛。此外,本案例使用中医逐水方外敷,有效减轻下肢水肿,综合运用中医和西医的理念和方法,为患者提供个体化治疗。

本案例通过全面评估和规范化诊断明确疼痛程度及性质,从而为患者提供更精准的个体化治疗,构建了完整的疼痛管理框架,显著提升了癌痛患者的生活质量。

第二节　1 例晚期癌症患者舒适照护病例分析

一、一般资料

患者女性,82 岁,出生于上海市,丧偶,育有 2 子 1 女,中学学历,机电公司职员。因"上腹部胀痛 10 余年,食欲缺乏 2 个月,加重 1 周"就诊。患者 2013 年起出现上腹部胀满,伴有胃部疼痛,自行口服胆宁片缓解。2 个月前,患者出现吞咽困难,进食后上腹部胀痛明显,伴精神萎软,就诊于复旦大学附属中山医院(简称中山医院),明确诊断:胃部恶性肿瘤伴多发性转移。因患者广泛多发转移,且年事较高,未行放、化疗等积极治疗,仅予护胃、抑酸、利尿、营养支持等对症治疗。此后患者食欲缺乏呈进行性加重,发展至仅能进食少量流质,近 1 周食欲缺乏,腹痛明显,消瘦,周身乏力不适,伴咳嗽、咳痰、痰不易咳出,复至中山医院就诊,应用芬太尼贴外贴镇痛。鉴于患者病情趋于终末期,目前腹痛持续,故住院行舒缓改善性治疗,拟以"胃恶性肿瘤"收入本科。

补充患者信息:受制于腹痛、呕吐等症状,患者情绪较为低落,精力不佳,对周边环境、人事关注淡漠。患者退休后从老家河南投亲至上海,除子女外,其他近亲属均在老家。因工作、身体、照顾家庭等原因,患者子女不能长期近身陪护,患者自请"1 对 1"护工 24 小时入院陪护,入院照顾费用主要由子女均摊支付,表示无经济压力。

二、检查

(一) 体格检查

神志清晰,营养不良,消耗面容、贫血貌,对答不切题。双肺呼吸音粗,双下肺可闻及湿啰音,心律齐,未闻及病理性杂音,全腹凹陷,腹壁静脉未见,腹式呼吸存在,胃肠蠕动波未见,全腹轻压痛,无反跳痛。肝肋下未及,剑突下未及,脾肋下未及,无移动性浊音,肾区无叩击痛,肝区无叩击痛。肠鸣音正常,约 4 次/分。右侧腹股沟深静脉置管带入,全身中度水肿,四肢肌张力正常,四肢肌力查体无法配合。安宁疗护专科检查:①KPS 评分 40 分;②疼痛评估评分 5 分(面部表情疼痛评分量表)。

(二) 辅助检查

1. **血常规** C 反应蛋白 17.90 mg/L,白细胞计数 $10.34×10^9$/L,红细胞计数 $2.10×10^{12}$/L,血红蛋白 74.0 g/L,红细胞压积 21.60,平均红细胞体积 102.9 fL,淋巴细胞百分比 10.8%,中性粒细胞百分比 84.3%,中性粒细胞 $8.72×10^9$/L。

2. **心肌酶** B 型钠尿肽前体 836.12 pg/mL。

3. **生化检查** 白蛋白 29.6 g/L,总蛋白 58.6 g/L,γ-谷氨酰基转移酶 200.3 U/L,谷丙转氨酶 35.6 U/L,天门冬氨酸氨基转移酶 131.4 U/L,天门冬氨酸氨基转移酶/谷丙氨酸氨基转移酶 3.69,碱性磷酸酶 256.3 U/L,总胆红素 40.24 μmol/L,直接胆红素 20.4 μmol/L,总胆汁酸 4.7 μmol/L,线粒体抗体阴性,尿素 3.8 mmol/L,尿酸 243.0 μmol/L,肌酐 67.1 μmol/L,估算肾小球滤过率 85.75 mL/(min·1.73 m²)。

4. **肿瘤指标** 糖类抗原 199 70.34 IU/mL,糖类抗原 125 356.2 IU/mL,糖类抗原 724 237.2 IU/mL。

5. **量表评分** 患者及主要照顾人 SAS 焦虑自评量表评分 56 分,为轻度焦虑;SDS 抑郁自评量表评分为 50 分,正常。

三、诊断

1. **医疗诊断** 胃恶性肿瘤(肝、淋巴结、腹盆腔转移);肺部感染。

2. 患者及家属社会心理需求评估 陪伴患者平稳度过终末阶段。

四、治疗经过

(一) 症状控制

入院后予安宁疗护专科护理,自备低盐、低脂饮食,卧气垫床,吸氧;完善相关检查;评估疼痛状况,继续予芬太尼 12.6 mg/72 h 外贴,患者出现爆发痛,疼痛最高达 8 分(面部表情疼痛评分量表),予盐酸吗啡 10 mg 皮下注射、立刻执行,后疼痛可降至 3 分;予奥美拉唑护胃抑酸;静脉滴注维生素、氯化钾等进行营养支持、维持内环境平衡。呋塞米利尿消肿、减轻心脏负荷;哌拉西林钠抗感染治疗。

(二) 舒适照护

1. 评估 根据安宁疗护舒适照护需求层度评分(表 15-4):卧位护理 10 分、协助进食和饮水 9 分,病室环境管理 8 分。

表 15-4 安宁疗护舒适照护需求层度评分表

姓名　　　　　床位号　　　　　住院号

项目	分值	需求层度
病室环境管理	8	高
床单位管理	4	中
口腔护理	6	高
肠内营养	0	中
肠外营养	0	无
静脉导管	5	中
导尿管护理	0	中
会阴护理	0	低
床上擦浴	2	中
床上洗头	2	低
协助进食和饮水	9	低
排尿异常护理	3	低
排便异常护理	4	中
卧位护理	10	高
体位转换	0	低
轮椅和平车使用	0	无

评分说明:按 0~10 分由安宁专职护士打分,0 代表无需求,10 代表需求层度最高。其中 1~3 分需求层度低,4~6 分需求层度中,7~10 分需求层度高。

2. 计划

(1) 症状护理:遵医嘱予芬太尼透皮贴剂 12.6 mg/72 h 及盐酸吗啡注射液镇痛治疗,密切观察疗效及不良反应;恶心、呕吐频繁,医嘱予护胃治疗,密切观察呕吐物的颜色、性质、量的变化；全身中度水肿，及时告知医生，予利尿治疗，观察尿量及水肿变化。

（2）舒适照护：按照舒适照护需求层度评估，卧位护理需求度最高，其次是病室环境管理、协助进食和饮水，结合舒适照护内容，给予个性化舒适护理。

（3）心理护理：患者是跟小儿子一起生活，对小儿子在生活及感情上更依赖一些，其他儿女一样跟妈妈感情很好，女儿因自身家庭（6个月孙女）与照顾母亲之间很难平衡、无法兼顾而焦虑，希望能为母亲多做些事，让母亲舒适一些走完最后一程。针对患者及家属的心理特征，制订个性化的护理措施，予多陪伴、倾听患者及家属的心理需求，予以芳香疗法缓解患者紧张、焦虑情绪。

（4）社工链接社会资源，给予一定的社会支持，满足患者最后需求。

（5）重视家属的哀伤辅导，对家属做好预期性及辅助性哀伤辅导，指导患者死亡的准备，做好自我调整，允许情绪、想法来来去去，给自己空间重新振作，友善对待自己，过好自己丰富有价值的生活。

3. 实施

（1）卧位护理：患者腹部中量腹水，容易受压引起腹部疼痛及恶心、呕吐，抬高床头8°，垫一个软度高一些的枕头是她不易受压的状态；左侧卧位比右侧卧位舒适，尤其后背垫一个平一些的三角枕，1/2的后背平躺在床上，是她舒适的状态；每天平卧位及左侧卧位2小时更替1次；每天擦浴后予尿素霜全身外涂，保持皮肤的湿润。四肢由专职护士指导家属及护理员每天早晚2次徒手用精油进行淋巴按摩，予守护精油（薰衣草、玫瑰草、芳樟、大西洋雪松、红橘、乳香、绿花白、千层、广藿香）涂抹并轻柔按摩至吸收，由远心端至近心端向心按摩；四肢各垫一个稍高的垫枕，促进循环，缓解肿胀，减轻水肿，增进卧位时身心的舒适；更换卧位时动作轻柔，避免拖、拉、拽引起不适。

（2）病室环境管理：患者喜欢吃柑橘类水果，病房设置了每天4次、一次3小时的芳香疗护（2滴甜橙＋2滴真实薰衣草精油），让患者感受甜橙的气味，同时舒缓紧张、放松心情、缓解情绪痛，帮助消化、镇静、安眠。了解到患者的职业及性格，为她准备了之前一直使用的梳子，协助其每天3次梳头，并让患者自己握在手上10分钟，感受以往美好的岁月。患者喜欢观看室外风景，给她调整到靠窗的病房，拉开窗帘，让她每天能够看到窗外的世界。

（3）协助进食和饮水：患者恶心、呕吐频繁，调整饮食结构，分次进食米汤、牛奶、蛋白粉、水，每次约20 mL，少量多次。予抚触精油（1滴甜橙＋1滴大西洋雪松）对腹部及后腰脾胃区进行每天2次轻柔抚触，由护理员及护士完成，缓解腹胀、恶心、呕吐的症状。同时密切观察呕吐的次数、量、性质、颜色变化。口干时用棉签及润唇膏湿润口唇，喂4～5滴水湿润口腔；张嘴呼吸时，使用湿润纱布单层覆盖嘴唇，保持口腔湿润，减少口腔干燥引起的不适。

（4）哀伤辅导：①预期性哀伤辅导。评估时出现了少尿，足底出现轻度发绀，立即与患者的女儿沟通，告知这是濒死期早期症状，后期可能还会出现谵妄、幻视、幻听等症状，让家属及护理员不要害怕；聆听女儿对母亲的内心需求，了解到女儿对母亲有很多话想说，但母亲很久没有说过话，不知道该如何补偿母亲，还能为她做什么。立即指导家属与患者的沟通交流。"多来看望，坐在患者身侧握着她的手，或者抚摸着身体，与她诉说，聊聊以往开心相处的日子，展望今后幸福的时光，她不仅能够感受到家人的陪伴及关爱，而且会有安全感。遇到她不停嘀咕、双手乱抓不要害怕，后期这些症状都可能出现。"听到护士的建议，女儿立马安排家人一个个过来探望,尤其是最喜欢的小儿子,特意请假陪伴患者一下午。子女们的陪伴让患者享受了人生最后一程的温馨。②辅助性哀伤辅导。指导家属取得死亡诊断书、与殡仪馆的联络及(警署)证明、指导火葬准备,以及家属之间可以敞开式地谈谈患者,如实地表达自己内心的情感,减轻哀伤带来的痛苦。

4. 效果

(1) 卧位时,身心舒适,呼吸通畅。

(2) 进食、饮水时,恶心、呕吐症状有所缓解。

(3) 情绪稳定,睡眠改善。

(4) 家属有充分时间告别,不给自己与患者留遗憾。

(5) 患者感受了温馨的最后一程。

(三) 人文关怀

人文关怀与舒适照护同步进行哀伤辅导。

五、治疗结果

2023 年 10 月 11 日 03:54 分,患者因胃恶性肿瘤致多器官功能衰竭死亡。

六、讨论

2017 年,国家卫生与计划生育委员会颁布的《安宁疗护实践指南》指出:安宁疗护实践以临终患者和家属为中心,以多学科协作模式进行,主要内容包括疼痛及其他症状控制,舒适照护,心理、精神及社会支持等。明确规定舒适照护共 16 项目,包括病室环境管理、病床单位管理、口腔护理、肠内营养的护理、肠外营养的护理、静脉导管的维护(PICC/CVC)、留置导尿管的护理、会阴护理、协助沐浴和床上擦浴、床上洗头、协助进食和饮水、排尿异常的护理、排便异常的护理、卧位护理、体位转换、轮椅与平车使用。这些项目基本包含了安宁疗护患者的各种护理需求。在《"健康中国 2030"规划纲要》中,强调了安宁疗护、长期护理等连续医疗机构的建设问题,强调要为患者提供精准、更高质的医疗服务。作为安宁疗护服务中舒适照护主要内容担当的护士,如何更快、更精准、更高质地为患者提供个性化的舒适照护是其工作重点。

Novak 等开发安宁疗护舒适量表(hospice comfort questionaire,HCQ),用以帮助护士了解安宁疗护患者及照护者的整体舒适度。本量表具有良好的信度,适用于对安宁疗护患者及照护者进行标准化的舒适评估,有助于安宁疗护患者舒适问题的发现及解决,并准确地评估干预措施的有效性。本科室借鉴 HCQ 量表的量化设计一套安宁疗护舒适照护需求量表,参照疼痛 11 点数字评分法(the 11-point numeric rating scale,NRS-11)14,用 0~10 这11 个点来描述各项舒适护理需求的强度,0 表示无需求,需求强时增加点数,10 表示最剧烈的需求。各项分值由安宁护士根据评定时患者的具体情况进行评分、记录,并动态测定。量化后的舒适照护各项目不仅数值直观,更加大大减少了护士的日常工作量,让护士更快地了解患者高需求的舒适项目。在做好各个舒适项目的常规护理时,发现患者舒适项目进展缓慢,为此笔者团队增加了各种辅助性的治疗方法。

在首要的卧位护理中,全身中度水肿是影响其卧位舒适的关键,识别影响舒适项目的症状是至关重要的。本案例中患者四肢水肿部位紧绷、沉重感明显,且不对称;腰背部水肿部位组织增厚,出现明显的内衣压痕,这是典型的淋巴水肿,而不是癌症晚期患者常出现的凹陷性水肿。恶性肿瘤及其相关治疗可造成患者局部淋巴管狭窄、闭塞及纤化等病变,导致淋巴回流障碍引起软组织非凹陷性水肿。除水肿常规护理,如抬高受累肢体、皮肤护理、加压、监测患肢小腿及大腿周径等,增加了徒手精油淋巴按摩。徒手按摩是操作者运用按摩手法,作用于患者的经络腧穴,从而达到改变淋巴液流动方向,使受阻组织到达健康淋巴管,其主要目的是促进淋巴回流。按摩时只需要轻轻按压,使组织间液压稍微升高即可牵拉毛细淋巴管壁,组织液进入淋巴管腔后,沿集合淋巴管的向心方向间歇性的体外轻压,能够提高淋巴管的收缩性,增强其运输淋巴液的能力,从而达到清除局部感染、减轻水肿的作用。

精油疗法也称芳香疗法,是利用从植物中天然提取的芳香精华来平衡、协调和促进身体、心灵及精神健康的艺术和科学。美国整体芳香疗法协会(The National Associationfor Holistic Aromatherapy,NAHA)建议,精油应混合1‰～5‰的稀释液,即每5 mL载体油中滴入1～5滴精油。常用精油种类:薰衣草、大西洋雪松、甜橙、薄荷、柠檬、佛手柑、乳香、桉树、姜、天竺葵、甜马郁兰、葡萄柚等。研究表明,薰衣草具有良好的镇静、促眠作用;佛手柑可以减轻压力和焦虑;姜油可控制恶心;天竺葵具有抗菌、抗真菌活性、抗氧化和杀螨效果;甜马郁兰油则可有效控制疼痛。另外,精油的香气也可对抗临终患者出现的坏死性溃疡等恶臭气味,如桉树精油。

通过2周的徒手精油淋巴按摩,患者双小腿周径(膝下10 cm)下降2～3 cm,四肢紧绷感减轻,正常活动时间增多,每个卧位时间延长30分钟,卧位舒适感增加。患者与家属都非常满意精油与按摩结合的辅助性疗法效果。

胡春艳等研究认为,使用辅助性疗法,如芳香精油按摩等对临终或重症患者的益处较大,可减少临终患者服用某些止痛药物的剂量,缓解焦虑和抑郁症状,促进身心舒适,提高生活质量。

2周后的舒适照护需求层度评分(表15-5)中,卧位护理由10分降为8分。从表15-5中可以看出卧位护理不再是患者首要舒适需求,为之后患者舒适需求护理措施动态调整提供了直观、客观的依据。让护士更快、更精准地了解每位患者舒适项目需求的主次,既减少了人力,又减少了工作时间,大大提高了工作效率;在常规舒适护理的同时,添加辅助性的治疗方法,加快患者舒适护理的进程,三者结合,让临终患者更加舒适地走完人生的最后一程。

表15-5 安宁疗护舒适照护需求层度评分表

姓名	床位号		住院号	
	项目	分值		需求层度
	病室环境管理	6		高
	床单位管理	9		中
	口腔护理	5		高
	肠内营养	0		中
	肠外营养	0		无

（续表）

项目	分值	需求层度
静脉导管	4	中
导尿管护理	0	中
会阴护理	0	低
床上擦浴	2	中
床上洗头	2	低
协助进食和饮水	10	低
排尿异常护理	3	低
排便异常护理	2	中
卧位护理	8	高
体位转换	3	低
轮椅和平车使用	0	无

　　评分说明：按 0～10 分由安宁专职护士打分，0 代表无需求，10 代表需求层度最高。其中 1～3 分需求层度低，4～6 分需求层度中，7～10 分需求层度高。

第三节　1 例晚期癌症患者人文关怀病例分析

一、一般资料

　　患者男性，39 岁，上海人，未婚，本科学历，职业为中学教师。患者 2023 年 4 月因"体检发现肾上极肿块"就诊于复旦大学附属肿瘤医院（简称肿瘤医院），确诊为左肾恶性肿瘤伴多发性转移（肺、淋巴结、骨）。2023 年 6 月 2 日开始阿西替尼联合免疫治疗，患者无法耐受，更换为舒尼替尼靶向治疗，经治疗 1 周后，出现乏力、食欲缺乏加重，反复发热，伴水肿，予螺内酯 60 mg/d、苏麦卡 15 mg/d 口服利尿消肿和退热对症治疗，症状稍有好转。目前患者仍有反复疼痛，疼痛评分（数字评分法）最高为 7 分，予多瑞吉 7.5 mg/3 d 镇痛，咳嗽、胸痛、气喘明显时加用泰勒宁 1 粒口服缓解，疼痛维持在 3～5 分，辅以右美沙芬、复方甘草口服药、强力枇杷露等止咳治疗，但止咳效果欠佳。患者食欲缺乏、全身乏力，双下肢水肿逐渐加重，门诊拟以"肾肿瘤"收治入院。

　　1. 患者人格特征　患者无宗教信仰，但相信灵异事件，随着病情的进展和身体功能日趋退化，患者心理议题不得已出现了飞跃。根据埃里克森假设的人类发展阶段理论，患者在没能处理好繁衍的议题就要面对死亡议题，自身表现出了失望、沮丧、恐惧死亡的特征。

　　2. 患者情绪及行为表现　入院时患者表示想暂时休养，调整因前期治疗对身体造成的伤害，适当恢复食欲后，再回肿瘤医院进行下一阶段治疗。患者还因家属过于积极的治疗取向"未兼顾自己身体实际情况"感到痛苦，在肿瘤医院积极治疗期间曾出现自杀的想法。

　　3. 家庭及经济状况　患者家庭有能力支付其医疗费用，既往患者在家庭投资中扮演重要角色,因患者生病,现有家庭投资缺少管理,家庭经济抗风险能力不足。

4. 社会支持网络 对家系图(图 15-1)的补充:患者为家中独子,未婚。在家庭生活中,奶奶和父母健在,父亲罹患帕金森病,母亲为其核心照顾人,家庭经济基础良好,但因为父母文化水平有限,链接资源能力较差,患者家庭与父系亲属、母系亲属关系均较融洽,能够提供必要的支持。患者生病后主动切断了与朋友和同事的联系。

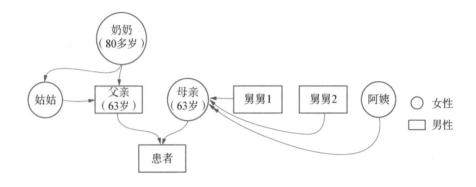

▲ 图 15-1 患者家系图

注:"奶奶"表示与患者亲属关系为祖孙。○→○表示关系融洽;○→→表示看护。

二、检查

1. 体格检查 心率 105 次/分,神志清晰,营养差,贫血貌,结膜苍白,两侧瞳孔正大等圆,直接及间接对光反射存在。外耳道无畸形,耳道无溢液,乳突区无压痛。右肺呼吸音低,左肺呼吸音粗,未闻及明显干湿啰音。双下肢明显水肿,双上肢肌力 5 级-,双下肢肌力 4 级。

安宁疗护专科检查:KPS 评分 40 分,疼痛评分 3 分(数字法)。

2. 辅助检查

(1) 血常规:C 反应蛋白 107.29 mg/L,红细胞计数 2.29×10^{12}/L,血红 65.0 g/L,红细胞压积 20.60,血小板计数 314.0×10^9/L,淋巴细胞百分比 9.6%,中性粒细胞百分比 83.1%。

(2) 生化检查:白蛋白 37.6 g/L,γ-谷氨酰基转移酶 57.2 U/L,谷丙转氨酶 22.1 U/L,天门冬氨酸氨基转移酶 15.1 U/L,尿素 2.8 mmol/L,尿酸 372.0 μmol/L,肌酐 36.9 μmol/L,估算肾小球滤过率 259.33 mL/(min·1.73 m²)。

(3) 电解质:钾 3.32 mmol/L,氯 95.00 mmol/L,血清磷 0.80 mmol/L。

(4) 肿瘤指标:血清甲胎蛋白 122.7 IU/mL,糖类抗原 125 99.1 IU/mL,糖类抗原 125 99.1 IU/mL,血清甲胎蛋白 122.7 IU/mL,癌胚抗原 16.95 mIU/mL,糖类抗原 199 12.8 IU/mL,糖类抗原 125 99.1 IU/mL,鳞状细胞癌相关抗原测定 0.735 ng/mL,糖类抗原 724 2.122 IU/mL。

(5) 心肌酶:B 型钠尿肽前体 >30 000 pg/mL,肌红蛋白(Myo)114.923 ng/mL,肌钙蛋白-I(cTnI)0.061 ng/mL。

3. 量表评估　患者 SAS 焦虑自评量表评分为 60 分,中度焦虑;SDS 抑郁自评量表评分为 62 分,轻度抑郁。

三、诊断

1. 医疗诊断　左肾恶性肿瘤伴多发性转移(肺、淋巴结、骨)。

2. 患者及家属社会心理需求评估

(1) 患者核心诉求:自述因临终(突发性气促、夜间谵妄)等身体原因而产生的死亡焦虑情绪。自述需要在病情突发时得到医护等工作人员的及时响应。

(2) 患者家属核心诉求:①不愿意放弃治疗,不能接受患者处于临终阶段的现实;②社区安宁疗护服务供给不能满足患者家属期望,医嘱依从性不高;③在医患共同决策过程中,患者及家属的应对能力不足;④24 小时贴身照顾,患者母亲背负着巨大的身体和精神压力。

四、诊疗计划

(一) 症状控制

入院后予安宁疗护科专科护理,半流质,卧气垫床,吸氧;定期复查相关指标;患者中度贫血,予生血宝合剂补血益气;心动过速,酒石酸美托洛尔片 50 mg 口服 bid,心率维持在 100～110 次/分;芬太尼 7.5 mg/3 d 外用联合氨酚羟考酮片 1 片口服 qd 缓解;螺内酯 60 mg 口服 qd 联合呋塞米 40 mg 静推 qd 联合苏麦卡 15 mg 口服 qd 利尿消肿;头孢呋辛钠抗感染治疗;氯化钾、维生素静脉滴注补钾对症及营养支持治疗;该患者符合中医适宜技术,故予行五音情志疗法,辅助改善生存质量。

(二) 舒适照护

1. 评估　根据安宁疗护舒适照护量化分层及动态评估,高需求包括:卧位护理 10 分、体位转换 9 分、病床单位管理 7 分,病床单位管理由 5 分升至 7 分;中需求:病室环境 6 分、静脉导管 5 分、排尿异常护理 4 分,病室环境由 3 分升至 6 分;低需求:口腔护理 3 分、导尿管护理 2 分、会阴护理 2 分、协助进食和饮水 2 分,协助进食和饮水由 7 分降至 2 分。

2. 计划

(1) 症状护理:遵医嘱予芬太尼透皮贴剂 2.5 mg、5 mg 交替使用,密切观察用药的效果及不良反应;全身重度水肿,及时告知医生,予利尿治疗,观察尿量及水肿变化;腹部大量腹水,密切观察腹围的变化。

(2) 舒适照护:按舒适照护清单给予量化分层评估,卧位护理需求度最高,其次是体位转换、病床单位管理,结合舒适照护内容,给予个性化舒适护理。

(3) 心理护理:患者出现过自杀倾向,确保病房无锐器及绳索物品,制订针对性安全护理措施,予多陪伴、倾听患者的心理需求,予以松弛疗法缓解紧张、焦虑情绪。家属出现逃避心理,不愿承认患者病情,焦虑情绪明显,向患者及家属详细介绍安宁疗护及相关治疗,缓解焦虑情绪。

(4) 社会支持:社工链接社会资源,"手牵手"志愿者每周的陪伴满足患者生前害怕的需求。

（5）哀伤辅导：由于患者是家中独子，可以预见的是，当患者过世后，其父母将成为失独父母，这一群体的哀伤程度相对较高，需加强对家属的哀伤辅导。

3. 实施

（1）卧位护理：每天抬高床头 50°～70°，头部垫四折毛巾，臀部垫三折软被，当抬高 50°时，小垫枕抬高双下肢；高于 50°时，双下肢平放，在足底垫一层四折大毛巾。由于疾病的原因，患者只能平卧，每 20 分钟需要两人及以上协助其水平移动，减少同一部位受压时间。

（2）体位转换：由卧位转至坐位，需要三人协助，一人扶住上身，一人先抬右足，抬右小腿、右大腿，再抬左足、左小腿、左大腿，两人搀扶双肩及腰部，一人搀扶臀部及腿部，一起搀扶缓慢行走 2～3 分钟，再坐于宽而大的沙发上，使用 25 cm 高度的小凳子，上面垫一薄枕，抬高双下肢，双手放于沙发两侧。

（3）病床单位管理：每天 2 次晨晚间护理，保持病床单位清洁、干燥、平整，盖薄而软的大毛巾，两侧床栏保护。

（4）病室环境管理：将其携带的水果刀、剪刀、绳索交予护理员保管，不让患者知晓并触碰，配置可移动的马桶于床旁，避免因无力引起护理安全问题。

（5）哀伤辅导：患者数次出现自杀想法，每天多次陪伴并倾听患者内心的想法及需求，了解到亲人、朋友并不理解他内心真正的需求。比如不想进食时，亲戚、朋友强加意愿给自己食补，导致后期自己见到食物就反感，甚至 1 周没有进食，身体的痛苦加上心理的痛苦，导致其出现一死了之的想法。经过一段时间的关注及沟通，患者出现了想继续"活"的勇气。

父母不愿承认儿子即将离开人世的事实，焦虑、抑郁情绪严重，开导其慢慢接受儿子即将离世的事实，向其介绍患者病情进展及安宁疗护相关治疗，让其缓解焦虑、抑郁情绪。指导父母做好患者死亡的准备，若有需要，可以联系所在街道的计生干部开展后续干预服务。

4. 效果

（1）卧位舒适时间延长。

（2）体位的转换减少了患者身体受压的不舒适，让其身心愉悦。

（3）患者住院期间未再出现自杀想法，完成了最后的遗愿，父母焦虑情绪仍然存在。

5. 平行病例　"舒适一些活着，从绝望到自杀，到现在有了想再努力活下去的期盼。这两天吃的东西比之前多了不少，主要是心态上的放松，之前有 1 周滴水未进，就是不想活了，也不想吃，但这两天你们团队让我的心态发生了巨大变化，原来医院里可以这样温暖，还能有这样轻松的氛围，之前的情绪都是压制的，大家都在劝我吃这个、那个，没有人站在我的角度考虑，其实没有人不想活，只是痛苦到绝望了，而你们是真的从我的角度考虑了我真正的需求。"看着他努力表达他的感激之情，即使有点气喘，也要对我说，"要不我们换个体位，吸点氧气再聊""袁姐姐我没事，是真得很开心，我之前以为安宁疗护就是让人一直处于昏迷状态到死，也做好了准备，没想到来到这里给了我惊喜，即使短暂地活着，我也是开心、舒服地活着。"听着他的表述，管床护士既惊讶又感动。惊讶的是，医务人员只是做了分内的事，却让他从崩溃的边缘走出来；感动的是，这些小事是患者所需的，走入了他的心里，并建立了信任和依赖，让他感受到了我们团队的温暖，这无疑是对我们工作的最大肯定。

人生是短暂的，医务人员或许不能阻止他的死亡或是为其延长生命，但可以在有限的生命里给予他陪伴，给予心理慰藉，用爱陪伴、真诚守护，让他感受到身边的温暖，逝去如秋叶般静美!

（三）人文关怀

社工通过深度参与式观察,明确患者及其主要照顾人均应纳入人文关怀服务范围,干预目标包括:一是促进患者及家属进一步理解安宁疗护医疗选择的意义,二是缓释患者应激状态下的死亡焦虑,三是舒缓主要照顾人的照顾压力。

患者在上级医院行化疗不耐受,经患者激烈反抗后,患者母亲最终同意停止化疗并下转至社区卫生服务中心安宁疗护病房,患者入院时表示不想再经历前期高强度化疗的痛苦,自己已经放弃了对癌症的后续治疗,想平静离开。患者入院之际,其个人意识和语言表达能力仍处于正常状态,所以入院的基本调查多是由跟患者交流展开。当患者和家属在治疗方案中存在分歧之际,作为家中独子的患者,其个人的治疗态度基本将影响其后续的治疗方向,但面对着即将老年丧子的家庭,社工深知聆听患者父母的表达也很重要。在和患者母亲,也即患者主要照顾人确认患者病情及预后时,患者母亲表示主要为了照顾儿子情绪,才同意暂停化疗,让患者静养身体,状况改善后,适当时机时还考虑新的治疗。

1. 干预目标一:促进患者及家属进一步理解安宁疗护医疗选择的意义

入院评估阶段,发现患者及家属对安宁疗护的概念及内涵都未能做到真正的理解。患者母亲则表示入院前对安宁疗护一点也不了解。患者母亲不接受患者进入终末期的生命进展事实,还有较高的潜在治疗动机,随着患者终末症状加剧,显然未来中心安宁疗护病房的服务供给不能满足患者母亲的期待,也不能达到患者自身所期望的"长期安睡状态"。医疗团队的服务供给与患者及其家属入院主张间的客观差距,表明双方并没有从真正意义上建立起安宁疗护医疗服务供需关系。在安宁疗护服务中,如果没有互相信任的基础,在猜疑埋怨中,患者和家属很难实现平静,安宁疗护团队的服务也难出成效。

在介绍中心安宁疗护团队的服务供给内容及预期效果后,患者选择在院安宁疗护的预后成为社工和患者及其家属第一时间沟通的话题。安宁疗护服务对癌症疾病本身不再进行干预,重点针对患者罹患癌症这一疾病后出现的身心症状,如疼痛、水肿、气促、焦虑等问题。基于社区医院自身的医疗能力进行干预,医疗团队会尽可能控制症状、提供舒适护理,但只能达到适度缓解的效果,并不能从根本上解决问题,后续水肿、气促等身体症状还会让人很不舒服,因为癌症始终存在,并在加剧进展中。但可以放心的是,无论何时,医疗团队始终都在患者及家属身边,准备提供帮助和支持;坦诚告诉患者及家属医疗服务的局限性,以及最终他们不得不面对的"无技可施"的疾病处境,既是引导患者及家属再次思考安宁疗护医疗抉择的合理性,也在适当地降低患者及家属的医疗预期,回归到生命终末期阶段生命本身。

刚进入安宁疗护病房的前两天,患者入院适应良好,水肿症状较之前变化不大,胃口也有所改善,患者、家属、医护团队嘴角都挂上了笑意。但好景不长,患者水肿、气促等临终症状进行性加重,还出现了突发性濒死焦虑、谵妄,家属因为患者身体和精神状况急转直下也出现了应激反应。患者母亲24小时在院贴身陪护,因焦虑紧张,出现自行停用药、放任患者停止吸氧等医疗自决行为,给医疗团队带来了较大的工作挑战。

2. 干预目标二:缓释患者应激状态下的死亡焦虑

在院间歇性谵妄和突发性焦虑期间,患者有两个明确的诉求,一是焦虑发作时需要周边人通过身体接触等形式对其鼓励,二是患者自主探索出了无规则对数的游戏方式舒缓自己的焦虑,需要有人积极配合和他一起对数字,分散注意力。而且患者自述母亲的响应不足以安抚他的内心,根据患者的主观需求,为了陪同患者和缓地度过死亡焦虑,工作团队适当地增加了日间陪伴的时间,并通过抚背、握手等形式增加与患者身体接触。在患者因突发性焦虑急性气促时,陪伴的医护人员通过"感受呼吸""深深吸气""停顿一下""再来一次"等话语提示引导其呼吸频次回到正常轨道。同时,医护团队尝试和患者讨论死亡话题,将必然死亡这一结果过程化,和患者具化交流死亡之旅过程中的遗憾、恐惧和需求,对患者讲述的未婚遗憾、生病惩罚等想法进行了适当的引导。

3. 干预目标三:舒缓主要照顾人的照顾压力

患者父母是患者的主要照顾人,两人均年事已高,患者父亲因早前煤气中毒和罹患帕金森病,不能从事重体力劳动,所以照顾患者的主要责任实际落在了患者母亲身上,在院 24 小时贴身陪伴患者,给予生活照料、情绪支持。随着患者身体症状加重,患者母亲自身睡眠严重不足,精神压力巨大。为患者母亲提供支持已经成为了一项紧迫性任务。为了进一步改善患者母亲在院照护期间的陪护质量、适当缓解陪护疲劳,医疗团队联系了社会志愿者团队,志愿者定期每天下午来病房陪伴患者,给患者母亲适当整理个人卫生、午后休息的时间。为患者母亲改进患者照顾体验提出个体化建议,引导家属转变患者必须进食的执念,转变"高声调"的照护细节,提醒患者母亲给予患者表达死亡焦虑的自由。

另一方面,通过链接资源缓解遗产的顾虑,降低压力。患者生病前手头有大额的个人资产,如果患者生前能自主归置资产将免去因患者离世产生的财产公证等一系列麻烦。在后续的陪伴中,患者母亲主动向医疗团队提出想请医疗团队和患者沟通一下患者的个人资产,考虑到患者家属的实际需要,医疗团队联系到金融专家等志愿者资源,支持患者家属将患者支付宝、微信余额提现,协助患者家属整理出了银行存款、基金、股票等不同资产存量,为电子银行和理财账号重置密码,梳理徐汇、闵行两区农业银行服务时间和服务地点,链接公益公证资源,为不能及时提现资产公证提供便利。

五、治疗结果

患者死亡焦虑得到缓解,在为家属提供适当照护喘息服务过程中,进一步协助家属整理了家庭资产账户,患者在多专业团队成员的爱与关怀下、在家人陪同下去世。

六、讨论

安宁疗护末期照顾是一个劳动密集型投入,亲属 24 小时的陪护对主要照顾人的体力、精力、心理韧性均提出了较高的要求。在此案例中,照顾压力表现尤为突出,一是本案例中患病的是中年一代,提供照顾的是老年一代,照顾者受限于年龄,照顾供给能力本就不足;二是患者家庭是独生子女家庭,其为家中独子,"心疼儿子、一定要治好儿子"是自患者生病以来,患者母亲自然而然的想法,但面对癌症愈演愈烈的攻势,随着儿子气促、水肿症状越来越明显,无力、无措、绝望又是这位母亲最真实的处境。也正是基于此,安宁疗护人文关怀服务才显得如此必要,安宁疗护团队适当地介入,一是为患者及其母亲赋能,做他们最牢靠的拐杖,陪他们一起面对生命力消退直至失去的现实;二是为患者的主要照顾人,也就是患者的母亲提供必要的人力支持,用"人力换人力"这种简单朴素的方式,为其提供必要的喘息服务,适当缓解其紧绷的神经和恢复必要的体力。

(韩妹　沈赟　袁艳　陈雯　银甲　程明明)

参考文献

[1] 中国抗癌协会癌症康复与姑息治疗专业委员会难治性癌痛学组,中华医学会疼痛学分会癌痛学组.癌性爆发痛专家共识(2019年版)[J].中国肿瘤临床,2019,46(6):267-271.

[2] 李敏清.薰衣草芳香疗法提高老年髋部骨折患者术后睡眠质量的临床研究[D].广州:广州中医药大学,2017.

[3] 张培华.临床血管外科学[M].北京:科学出版社,2003:646-647.

[4] 张璐,伍晓琴,黄月霖,等.晚期癌症患者心理痛苦的安宁疗护管理最佳证据总结[J].护理学杂志,2023,38(7):75-81.

[5] 国家卫生和计划生育委员会.国家卫生计生委办公厅关于印发安宁疗护实践指南(试行)的通知.北京:国卫办医发〔2017〕5号[EB/OL].(2017-01-25)[2023-11-17].http://www.nhc.gov.cn/yzygj/s3593/201702/83797c0261a94781b158dbd76666b717.shtml.

[6] 胡春艳,董旭婷,赵梅.芳香疗法在临床护理工作中的应用[J].护理研究,2013,27(6C):1793-1796.

[7] 蔡珍珍,毛宇星,姜嫚,等.手法淋巴引流的临床运用研究进展[J].中国康复理论与实践,2017,12(23):1411-1414.

[8] ASGARPANAH J, RAMEZANLOO F. An overview on phytopharmacology of pelargonium graveolens L [J]. Indian J Traditi Know, 2015,14(4):558-563.

[9] BENNETT M I, RAYMENT C, HJERMSTAD M, et al. Prevalence and aetiology of neuropathic pain in cancer patients: a systematic review [J]. Pain, 2012,153(2):359-365.

[10] HAGEN N A, FISHER K, VICTORINO C, et al. A titration strategy is needed to manage breakthrough cancer pain effectively: observations from data pooled from three clinical trials[J]. J Palliat Med, 2007,10:47-55.

[11] KEYHANMEHR A S, KOLOURI S, HEYDARIRAD G, et al. Aromatherapy for the management of cancer complications: a narrative review [J]. Complement Ther Clin Pract, 2018,31:175-180.

[12] KNAUS W A, CONNORS A F, DAWSON N V, et al. Joanne Lynn a controlled trial to improve care for seriously ill bospitalized patients. The study to understand prognoses and prelerences for outcomes and risks of treatments (SUPPORT) [J]. JAMA, 1905, 274(20):1591-1598.

[13] NAVARRA M, MANNUCCI C, DELBO M, et al. Citrus bergamia essential oil: from basic research to clinical application [J]. Front Pharmacol, 2015,(6):36.

[14] NOVAK B, KOLCABA K, STEINER R. Measuring comfort in caregivers and patients during late end-of-life care[J]. Am J Hosp Palliat Care, 2001,18(3):170-180.

[15] REIS D, JONES T. Aromatherapy: using essential oils as asupportive therapy [J]. Clin J Oncol Nurs, 2017,21(1):16-19.

[16] REIS D, JONES T T. Frankincense essential oil as a supportive therapy for cancer-related fatigue a case study [J]. Holistic Nursing Practice, 2018,32(3):140-142.

[17] ROBERTO A, DEANDREA S, GRECO M T, et al. Prevalence of neuropathic pain in cancer patients: pooled estimates from a systematic review of published literature and results from a survey conducted in fififty Italian palliative care centers [J]. J Pain Symptom Manage, 2016,51(6):1091-1102.

[18] SEKSE R J, GIENGEDAL E, RHEIM M. Living in a changed femalebody after gynecological cancer [J]. Health Care Women Int, 2013,34(1):14-33.

[19] VAN DEN BEUKEN-VAN EVERDINGEN M H, DE RIJKE J M, KESSELS A G, et al. Prevalence of pain in patients with cancer: a systematic review of the past 40 years [J]. Ann Oncol, 2007,18(9):1437-1449.

[20] YING Y, PANPAN Z, DANXIA C S. et al. Knowledge and practice of the management of breakthrough cancer pain among general practitioners providing palliative care in Shanghai, China: a cross-sectional survey.

[J]. BMJ open, 2023,13(9):e073670.

[21] ZORBA P, OZDEMIR L. The preliminary effects of massage and inhalation aromatherapy on chemotherapy-induced acute nausea and vomiting: a quasi-randomized controlled pilot trial [J]. Cancer Nurs, 2018,5(9/10):359 – 366.

附录 1
国家出台的临终关怀相关文件

1994 年,卫生部出台了《医疗机构基本标准(试行)》,要求护理院、护理站要对临终患者、晚期的绝症患者展开临终护理。

1994 年,卫生部的第 35 号令《医疗机构管理条例》和《医疗机构诊疗科目名录》中,明确临终关怀科作为卫生行政部门核定医疗机构诊疗科目可以进行登记注册。

1996 年,《中华人民共和国老年人权益保障法》鼓励为老年人提供保健、护理、临终关怀服务,规定保障老年人临终关怀服务需求。

2000 年,《卫生部关于印发城市社区卫生服务机构设置原则等三个文件的通知》中国家卫生行政部门规定城市社区卫生服务中心可开展临终关怀服务。

2006 年 6 月 29 日,卫生部中医药管理局制定了《城市社区卫生服务机构管理办法(试行)》,要求有条件的城市社区卫生办事机构可设置临终关怀科。

2011 年,卫生部在《中国护理事业发展规划纲要(2011—2015 年)》中首次提到要将临终关怀纳入长期医疗护理中。

2011 年,卫生部颁布《护理院基本标准(2011 版)》(卫医政发〔2011〕21 号)规定,临终关怀科是护理院必须设立的科室,而且在该科室中应增设家属陪伴室。

2012 年,《中华人民共和国老年人权益保障法》提倡为年老者开展临终关怀服务。

2013 年,《国务院关于促进健康服务业发展的若干意见》提出:力争到 2020 年基本建立覆盖全生命周期、内涵丰富、结构合理的健康服务体系,并积极发展康复医院、护理院、临终关怀医院。

2015 年 11 月,国务院办公厅转发的《关于推进医疗卫生与养老服务相结合指导意见的通知》中,明确提出建立健全医疗卫生机构与养老机构合作机制,整合医疗、康复、养老和护理资源,为老年人提供治疗期住院、康复期护理、稳定期生活照料以及临终关怀一体化的健康和养老服务。

2016 年,国家卫生健康委员会印发《"健康中国 2030"规划纲要》,提出"为老年人提供治疗期住院、康复期护理、稳定期生活照料、安宁疗护一体化的健康和养老服务"。

2016 年 12 月,国务院印发《"十三五"卫生与健康规划》(国发〔2016〕77 号),提出提高基层医疗卫生机构康复、护理床位占比,鼓励其根据服务需求增设老年养护、安宁疗护病床。

完善治疗-康复-长期护理服务链,发展和加强康复、老年病、长期护理、慢性疾病管理、安宁疗护等接续性医疗机构。支持养老机构按规定开办医疗机构,开展老年病、康复、护理、中医和安宁疗护等服务。

2017 年 1 月出台的《国家卫生计生委关于印发安宁疗护中心基本标准和管理规范(试行)的通知》,安宁疗护进入政策视野,明确安宁疗护中心是为疾病终末期患者在临终前通过控制痛苦和不适症状,提供身体、心理、精神等方面的照护和人文关怀服务,以提高患者生命质量,帮助患者舒适、安详、有尊严离世的医疗机构。

2017 年 1 月 25 日,国家卫生和计划生育委员会制定《安宁疗护实践指南(试行)》,明确指出:"安宁疗护实践以临终患者和家属为中心,以多学科协作模式进行,主要内容包括疼痛及其他症状控制,舒适照护,心理、精神及社会支持等。"

2017 年 3 月,国家卫生和计划生育委员会首次就老年健康问题制定国家级专项规划,联合 12 部门印发《"十三五"健康老龄化规划的通知》,明确提出推动安宁疗护服务的发展。支持有条件的养老机构按相关规定申请开办康复医院、护理院、中医医院、安宁疗护机构或医务室、护理站等,重点为失能、失智老人提供所需的医疗护理和生活照护服务。

2017 年 4 月,国家卫生和计划生育委员会第 12 号文《医疗机构管理条例实施细则》在医疗机构的类别中新增了安宁疗护中心。

2017 年 10 月,《关于开展安宁疗护试点工作的通知》选定北京市海淀区、吉林省长春市、上海市普陀区、河南省洛阳市和四川省德阳市作为全国第一批安宁疗护工作试点市(区),进行了试点探索。

2018 年 8 月 29 日,国务院办公厅《关于印发深化医药卫生体制改革下半年重点工作任务的通知》指出:在建立优质高效的医疗服务体系中,将开展安宁疗护试点作为重点工作任务进行部署,国家首批安宁疗护试点工作奠定了开展全国第二批安宁疗护试点的基础。

2019 年 5 月,国家卫生健康委员会确定第二批试点,上海市为第二批全国安宁疗护试点省(市),北京市西城区等 71 个城市(区)为第二批全国安宁疗护试点市(区)。

2019 年 10 月,国家卫生健康委员会等八个部委联合印发了《关于建立完善老年健康服务体系的指导意见》明确指出:加快安宁疗护标准化、规范化建设,探索建立机构、社区安宁疗护联动工作机制,形成通畅合理转诊制度和建立完善安宁疗护多学科服务模式。

2019 年 11 月,中共中央 国务院印发《国家积极应对人口老龄化中长期规划》提出:积极推进健康中国建设,建立和完善包括健康教育、预防保健、疾病诊治、康复护理、长期照护、安宁疗护的综合、连续的老年健康服务体系。

2019 年 12 月,《中华人民共和国基本医疗卫生与健康促进法》第 36 条:各级各类医疗卫生机构应当分工合作,为公民提供预防、保健、治疗、护理、康复、安宁疗护等全方位、全周期的医疗卫生服务。国家已将安宁疗护上升到法律层面加以推动。

2019 年 12 月 23 日,国家卫生健康委、民政部、国家中医药管理局《关于印发医养结合机构服务指南(试行)的通知》中对医养结合机构的安宁疗护进行了规范。

2020 年 12 月 11 日,国家卫生健康委员会发布《关于印发医疗卫生机构与养老服务机构签约合作服务指南(试行)的通知》(国卫办老龄发〔2020〕23 号)中指出,安宁疗护作为医疗卫生机构为签约养老服务机构入住老年人提供的 14 个医疗卫生服务项目之一:有条件的医疗卫生机构可安排专业医疗卫生人员为签约养老服务机构内处于生命终末期的老年人提供症状控制、舒适照护、心理支持和人文关怀等服务,指导签约养老服务机构对临终老年人家属进行情绪疏导、哀伤辅导等心理关怀服务。

2020 年 12 月,国家卫生健康委员会办公厅、国家中医药管理局办公室发布《关于加强老年人居家医疗服务工作的通知》中提到"安宁疗护"是其中一个方面的内容。把它作为老年人居家医疗服务的一个环节,予以提及;并要求这一环节与其他环节一样,应纳入规范化。

2021 年 11 月 18 日发布的《中共中央　国务院关于加强新时代老龄工作的意见》中提到:稳步扩大安宁疗护试点。

2022 年 2 月 7 日,国家卫生健康委等 15 个部委联合发布《关于印发"十四五"健康老龄化规划的通知》(国卫老龄发〔2022〕4 号)提出:要以"健康优先,全程服务"为基本原则,提供包括健康教育、预防保健、疾病诊治、康复护理、长期照护、安宁疗护等在内的老年健康服务。

2022 年 2 月 21 日,国务院发布《国务院关于印发"十四五"国家老龄事业发展和养老服务体系规划的通知》(国发〔2021〕35 号)中提出"支持社区和居家安宁疗护服务发展,建立机构、社区和居家相衔接的安宁疗护服务机制"。

2022 年 4 月 29 日,国家卫生健康委员会关于印发《全国护理事业发展规划(2021—2025年)》的通知(国卫医发〔2022〕15 号)中提到:主要任务之一要加快发展安宁疗护。

2023 年 7 月 12 日,国家卫生健康委员会办公厅发布《国家卫生健康委办公厅关于开展第三批安宁疗护试点工作的通知》(国卫办老龄函〔2023〕128 号),根据《中共中央　国务院关于加强新时代老龄工作的意见》中关于"稳步扩大安宁疗护试点"的要求,在前两批安宁疗护试点工作的基础上,我委决定继续扩大试点范围,自本通知印发之日起在全国开展第三批安宁疗护试点工作。

附录 2
安宁疗护（临终关怀）告患者（家属）书

患者（家属）：

　　您（家属）因病接受我院的安宁疗护（临终关怀）服务，我们深刻理解您的状况，并将竭力为您提供周到、称心、满意的医护照料服务。在服务期间，真诚地希望得到您和家属对我们工作的理解、支持及配合。

　　安宁疗护（临终关怀）不是针对疾病的积极治愈性治疗，而是强调症状控制和缓和医疗、护理的服务。

　　我们将针对您的具体情况制订安宁照护计划，并真诚地希望您（家属）能参加安宁照护服务过程，共同参与患者照料，而且完全尊重您（家属）的宗教信仰，为您（家属）提供信仰需求的方便尽最大努力。

　　如您（家属）同意的话，请签署安宁疗护（临终关怀）协议书，谢谢您（家属）的理解和支持！

您的朋友：床位医生：

安宁护士：

年　　月　　日

患者/家属（监护人）与患者关系：

您在我们详细解释说明后，已充分了解并同意，承诺执行下列项目：

1. 安宁疗护（临终关怀）是缓和医疗措施及护理方法，尽可能缓解患者的身心痛苦，并提高患者的生存质量。

2. 安宁疗护（临终关怀）照护团队包括执业医师、执业护士、社会工作者等，提供患者及家属所需要的照顾。

3. 为避免增加患者临终时的折磨及痛苦，您同意放弃：

□胸外心脏按压

□强心药物

□呼吸兴奋剂

□静脉补液（静脉营养补液）

□升血压药物

□气管插管

□气管切开

□呼吸机辅助通气

4. 为了使安宁疗护（临终关怀）团队能够给您及家属提供更完善的医疗和照顾，请您及家属务必做到：

4.1 患者确定知道：

诊断：□是 □否

病情严重程度：□是 □否

4.2 患者接受安宁疗护（临终关怀）舒缓护理模式□

4.3 家属接受安宁疗护（临终关怀）舒缓护理模式□

患者/家属（监护人）签字：＿＿＿＿＿＿＿＿

身份证号码：＿＿＿＿＿＿＿＿

联系电话：＿＿＿＿＿＿＿＿

联系地址：＿＿＿＿＿＿＿＿

医生：＿＿＿＿＿＿＿＿

年　　月　　日

附录 4

麻精药物使用知情同意书

姓名：　　　　身份证号：　　　　病历号：

《麻醉药品和精神药品管理条例》于 2005 年 8 月 3 日公布，2016 年 2 月 6 日第二次修订。为了提高疼痛及相关疾病患者的生存质量，方便患者领用麻醉药品和第一类精神药品（以下简称"麻精药品"），防止药品流失，在首次建立病历前，请您认真阅读以下内容：

1. 患者所拥有的权利

1.1　有在医生、药师指导下获得药品的权利。

1.2　有从医生、药师、护士处获得麻精药品正确、安全、有效使用和保存常识的权利。

1.3　有委托亲属或监护人代领麻精药品的权利。

1.4　权利受侵害时向有关部门投诉的权利。

受理投诉卫生行政主管部门和电话：

2. 患者及其亲属或监护人的义务

2.1　遵守相关法律、法规及有关规定。

2.2　如实说明病情及是否有药物依赖或药物滥用史。

2.3　患者不再使用麻精药品时，应立即停止取药并将剩余药品无偿交回建立门诊病历的医院。

2.4　不向他人转让或贩卖麻精药品。

3. 重要提示

3.1　麻精药品仅供患者因疾病需要而使用，其他一切用作他用或非法持有的行为，都可能导致您触犯刑律或其他法律、规定，要承担相应法律责任。

3.2　违反有关规定时，患者或者代办人均要承担相应法律责任。

以上内容本人已经详细阅读，同意在享有上述权利的同时，履行相应的义务。

服务单位：

患者（或家属）签字：

谈话医生/护士：

年　　月　　日

图书在版编目(CIP)数据

临终关怀与姑息医学/祝墡珠,江孙芳主编.
上海:复旦大学出版社,2025.1. -- ISBN 978-7-309
-17616-2
Ⅰ. C913.9;R459.9
中国国家版本馆 CIP 数据核字第 2024QT1412 号

临终关怀与姑息医学
祝墡珠　江孙芳　主编
责任编辑/王　瀛

复旦大学出版社有限公司出版发行
上海市国权路 579 号　邮编:200433
网址:fupnet@fudanpress.com　http://www.fudanpress.com
门市零售:86-21-65102580　　团体订购:86-21-65104505
出版部电话:86-21-65642845
上海盛通时代印刷有限公司

开本 787 毫米×1092 毫米　1/16　印张 15.5　字数 368 千字
2025 年 1 月第 1 版第 1 次印刷

ISBN 978-7-309-17616-2/R·2118
定价:78.00 元